FIT *nicht erst* ab 50

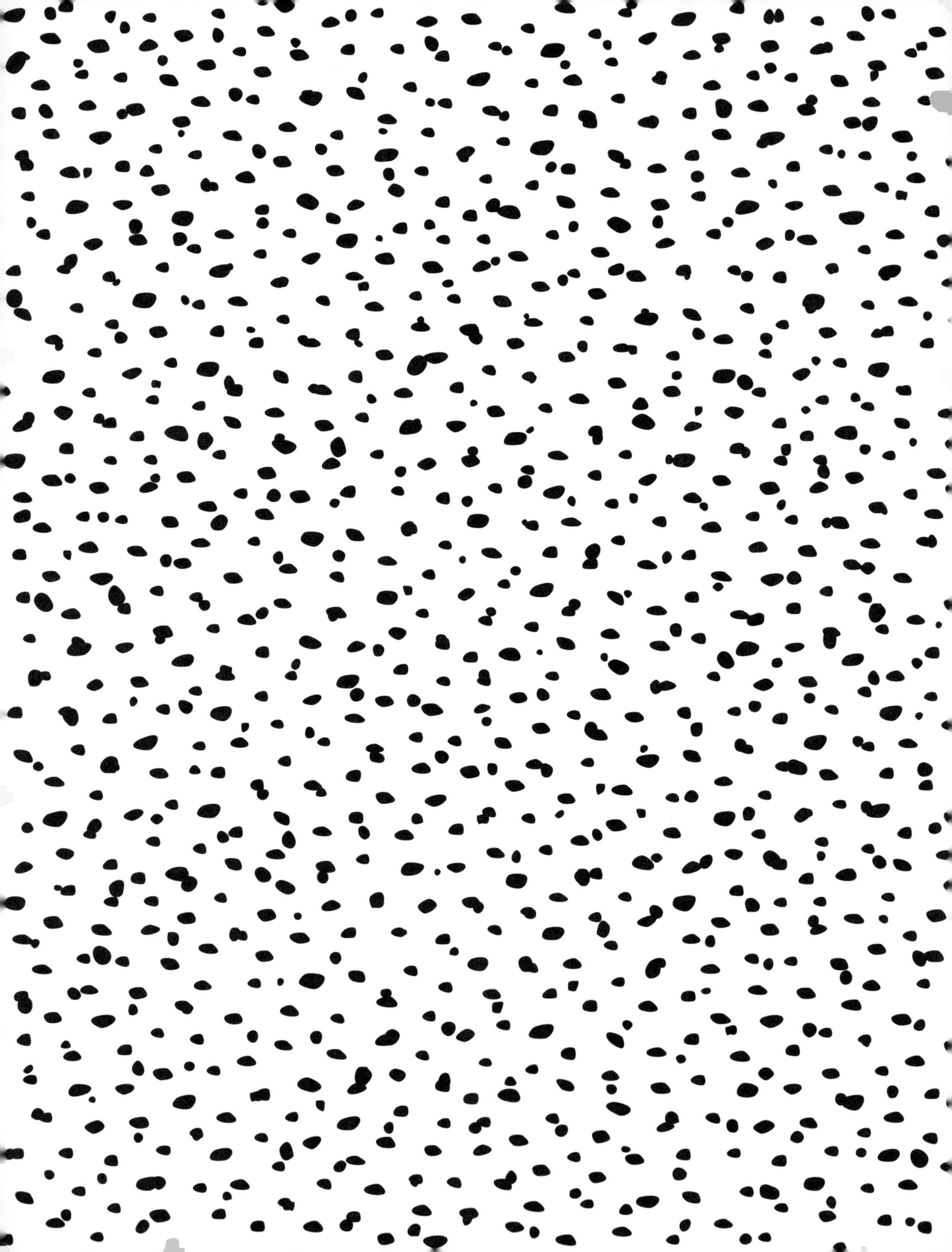

DK

CAROLINE IDIENS

FIT *nicht erst* ab 50

DEIN LEITFADEN FÜR EIN STÄRKERES, FITTERES UND GLÜCKLICHERES ICH

Mit **6-Wochen-Programm** und **Rezepten**

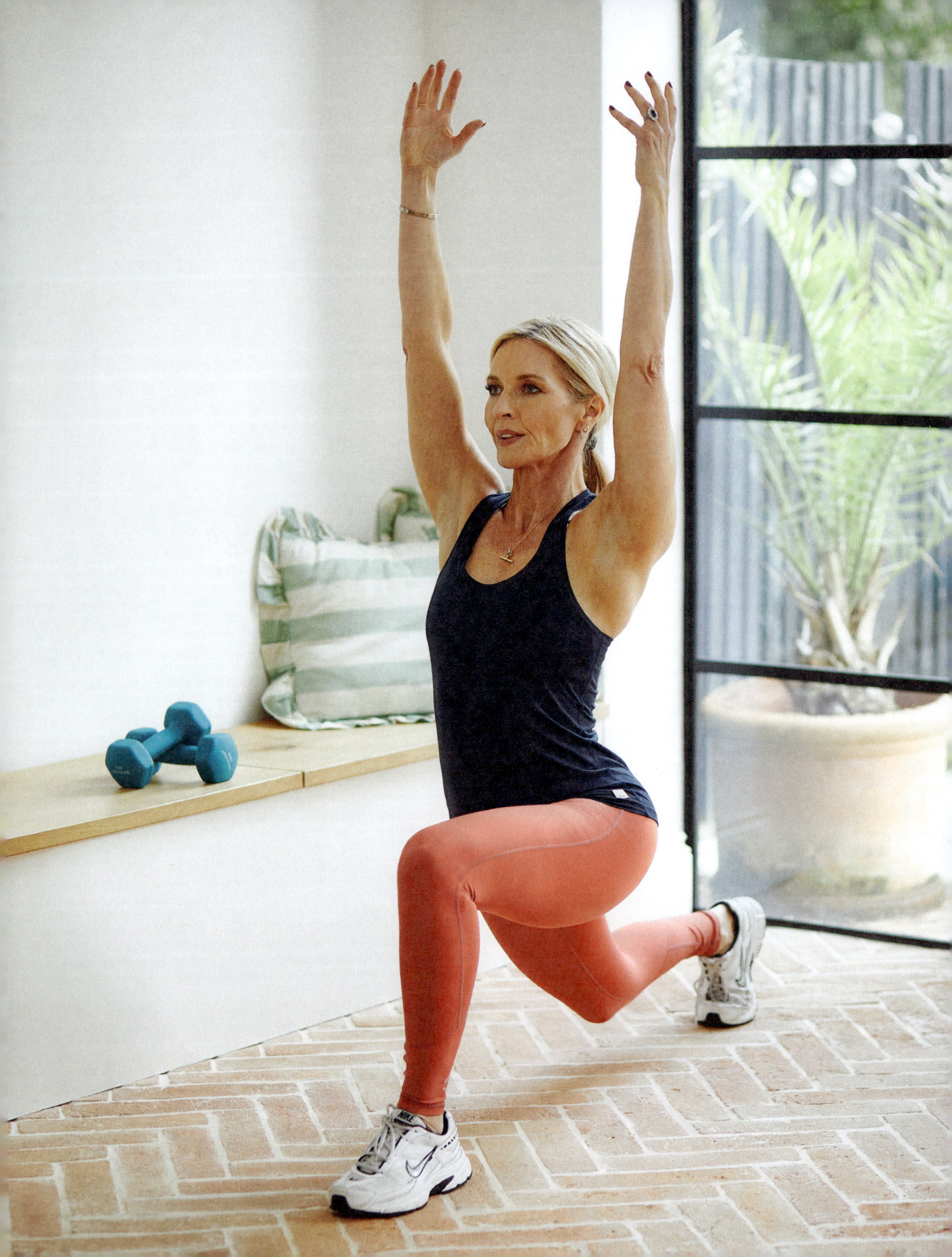

INHALT

WILLKOMMEN.

Ich bin Caroline, Mutter von zwei Kindern und Gründerin von Caroline's Circuits, einer Online-Fitnessplattform mit Schwerpunkt auf Krafttraining. Manche von euch kennen mich vielleicht aus meinen Online-Kursen oder den sozialen Medien. Jetzt freue ich mich sehr, meinen ganzheitlichen Ansatz auch in einem Buch präsentieren zu können. Auf den folgenden Seiten möchte ich all das wertvolle Wissen weitergeben, das ich in 25 Jahren als Trainerin gesammelt habe und das mein Leben und das meiner Kundinnen verändert hat. Als Coach möchte ich dich motivieren und dir dabei helfen, die Freude an der Bewegung zu entdecken und auch in der Lebensmitte stark zu sein. Ich möchte dich ermutigen, kleine Änderungen in deinem Lebensstil zu vorzunehmen, die deine Gesundheit und dein Wohlbefinden positiv beeinflussen werden. Dieses Buch ist nicht einfach nur ein weiteres Trainingsprogramm, das schnelle Erfolge verspricht. Hier geht es um *dich*. Und obwohl ich mich an Frauen in der Lebensmitte wende, ist es eigentlich ein Buch *für Frauen jeden Alters* – für unsere Töchter, unsere Enkelinnen, unsere Freundinnen und unsere Kolleginnen. Es geht um starke Frauen und das, was uns dazu macht.

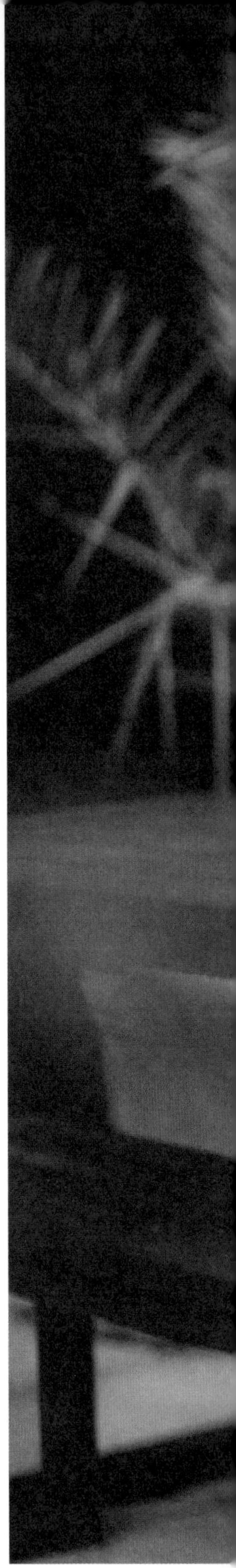

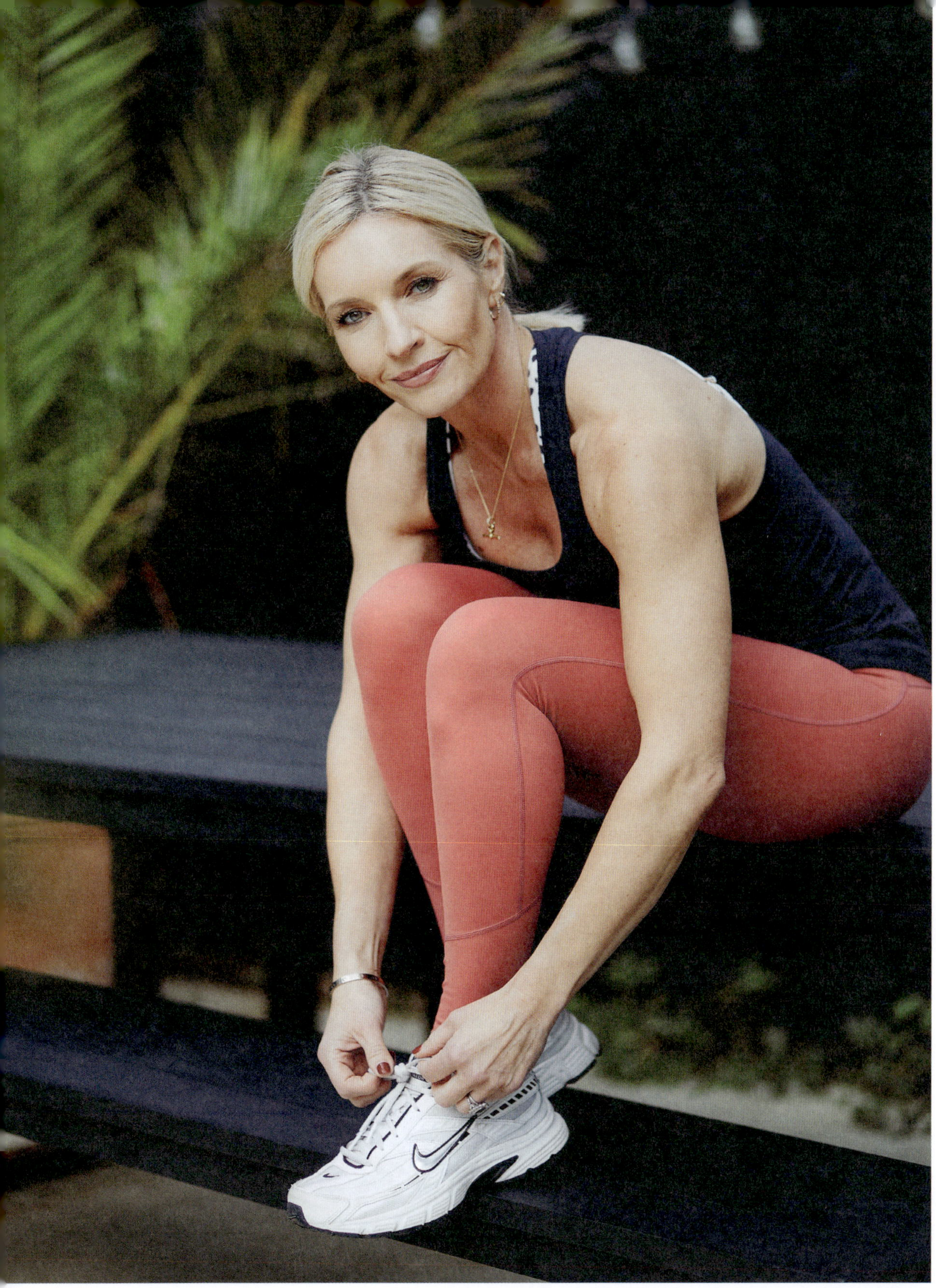

»AUF CAROLINES WORKOUTS FREUE ICH MICH IMMER, WEIL ES MIR DANACH VIEL BESSER GEHT.«

In diesem Buch präsentiere ich einen Sechs-Wochen-Plan mit Zielen, die jede erreichen kann. Er umfasst ein Trainingsprogramm, Rezepte und viele Ratschläge und Tipps für den Alltag. Training und Ernährung gehen Hand in Hand, und gemeinsam können sie nicht nur viel für deine Fitness bewirken, sondern auch für deine Stimmung. Nach sechs Wochen wirst du spürbare Ergebnisse wahrnehmen, davon bin ich überzeugt.

Ich habe viele Jahre als Personal Trainer gearbeitet und beobachtet, wie sich die Fitnesslandschaft verändert hat. In meinen Zwanzigern und Dreißigern drehte sich alles um Kalorienverbrennung, Ästhetik, verrückte Diäten und Trainingsprogramme, die auf lange Sicht nicht durchzuhalten waren. Damals lag mein Schwerpunkt auf dem Ausdauertraining. Mit zunehmendem Alter, der Hormonumstellung und dem Abbau von Muskeln und Knochen ist aber ein anderes Training notwendig. Nun ist es wichtig, den Körper zu kräftigen, die richtigen Nährstoffe aufzunehmen und besser zu schlafen. Und es geht nicht nur um körperliche Kraft, sondern auch um geistige Stärke.

Mit diesem Buch möchte ich, wie auf meiner Online-Plattform, dazu anregen, in der Lebensmitte die eigenen Lebensgewohnheiten zu betrachten und neu auszurichten. So viele Frauen fühlen sich in dieser Phase ihres Lebens verloren, ungesehen, ungehört, und oft fehlt es ihnen an Selbstvertrauen. Ich möchte Frauen zeigen, wie sie gerade in dieser Zeit neue Stärke entwickeln und neues Vertrauen in ihren Körper gewinnen können. Immerhin verfügen wir über eine Menge Lebenserfahrung. Wir können auch in diesem Alter fit sein und der Welt beweisen, dass es ein fabelhaftes Alter ist. Dieses Buch zeigt, wie das geht: indem wir uns konsequent auf unsere Lebenseinstellung und unser Bewegungsverhalten konzentrieren.

In Zusammenarbeit mit der Ernährungsberaterin Laura Clark habe ich Rezepte entwickelt, die leicht nachzukochen sind und keinen Verzicht bedeuten. Meine Workouts sind manchmal herausfordernd, aber immer machbar, und du kannst bequem zu Hause trainieren. Denn nur was gut umsetzbar ist, wird man längerfristig durchhalten. Ich möchte praktische und realisierbare Wege aufzeigen, um Veränderungen im Alltag vorzunehmen und langfristig bessere Gewohnheiten zu entwickeln. Auch ich bin eine Frau in der Lebensmitte mit einem hektischen Alltag. In dieser Lebensphase geht es darum, sich selbst in den Mittelpunkt zu stellen. Das haben wir uns verdient. Und fit sein können wir mit 40, mit 50, mit 60, mit 70 und darüber hinaus.

ÜBER DIESES BUCH

Dieses Buch ist wie ein Werkzeugkasten für den Erfolg. Und das sind die Schwerpunkte:

1 **BESTANDSAUFNAHME**
Was willst du erreichen? Wie geht es dir, und was erhoffst du dir von diesem Buch? Ist dein Leben im Gleichgewicht? Schreibe die Antworten auf.

2 **DAS WICHTIGSTE**
Die tragenden Säulen eines gesunden Lebens: Bewegung, Ernährung, Schlaf, Lebenseinstellung.

3 **DER SECHS-WOCHEN-TRAININGSPLAN**
Alles, was du brauchst, um anzufangen. Ein Plan mit Schritt-für-Schritt-Anleitungen für jede Übung und ein Sechs-Wochen-Programm für den Kraftaufbau, mit Variationen, Empfehlungen für Gewichte und Tipps, um Verletzungen vorzubeugen. Außerdem geht es um das richtige Aufwärmen und Abkühlen, denn auch das gehört dazu.

4 **DIE RICHTIGE ERNÄHRUNG**
Empfehlungen einer qualifizierten Ernährungsberaterin, Tagespläne und köstliche, leicht umsetzbare Rezepte helfen dir, deinen Körper optimal zu versorgen.

5 **WIE GEHT ES WEITER?**
Schau dir an, wie weit du schon gekommen bist! Ich habe Tipps, wie du dein Fitnesslevel halten und weiter steigern kannst.

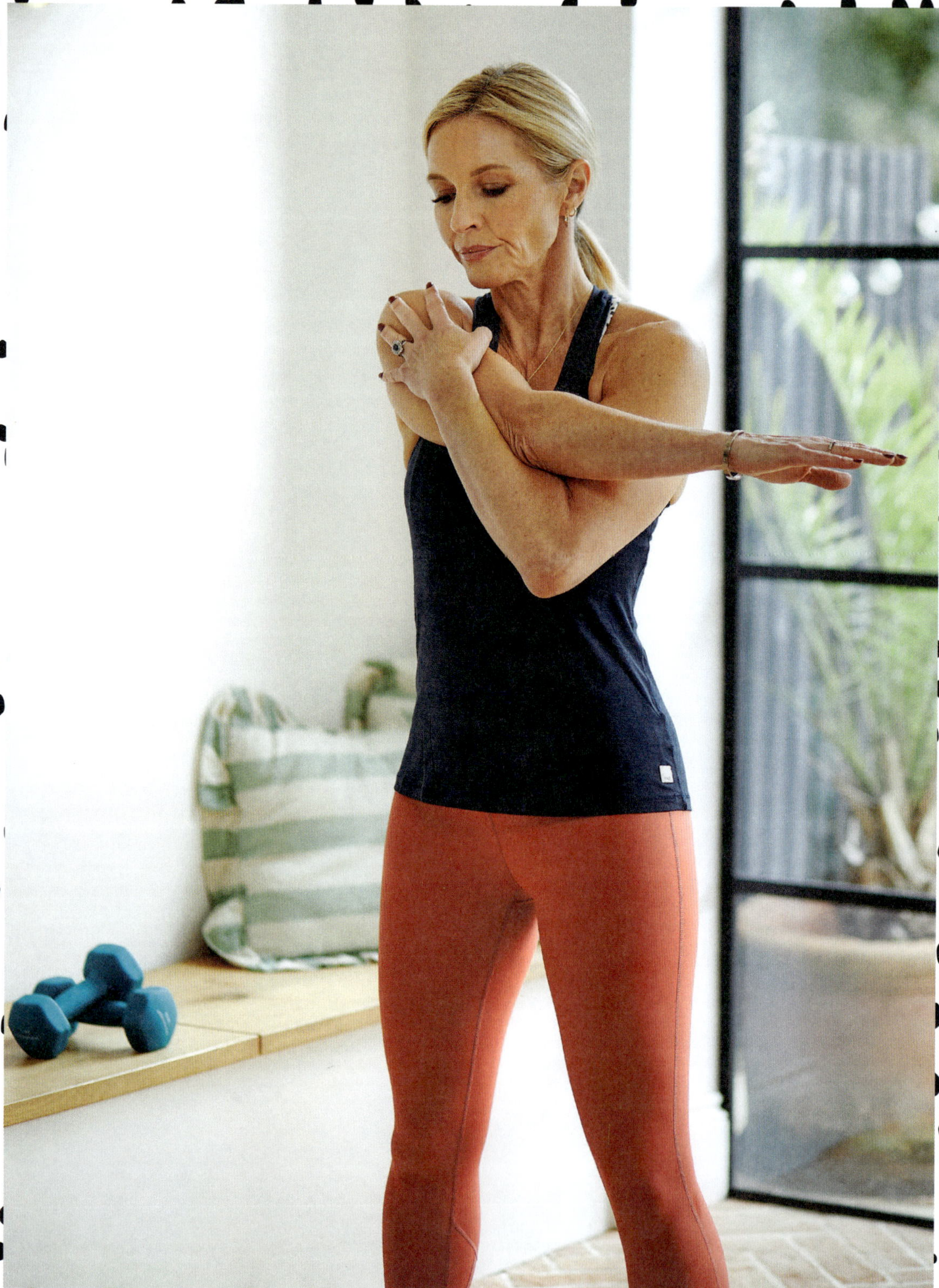

DIE GRUNDLAGEN

Fangen wir ganz von vorne an. Mit meinem Trainingsprogramm und den Rezepten kann jede Frau innerhalb von 6 Wochen ihre Gesundheit nachhaltig verbessern.

Ich verspreche dir hier kein »neues Ich«. Was ich anbiete, ist ein Leitfaden für Bewegung und Ernährung. Ich möchte dir zeigen, dass (und wie) man mit kleinen alltäglichen Schritten seine Lebensweise verändern kann. Es gibt viele Bewegungs- und Ernährungspläne, bei denen man denkt: »Das schaffe ich nie!« Hier geht es aber nicht um schnelle Gewichtsabnahme, die Bikinifigur oder Kalorien zählen. Es geht vielmehr darum, langfristig gesunde Gewohnheiten zu entwickeln, die von der Lebensmitte an wirklich einen Unterschied machen.

Mein sechswöchiger Trainingsplan basiert auf Kraftübungen, die als Circuit angelegt sind. Die Übungen werden Schritt für Schritt erklärt, und sie können bequem zu Hause durchgeführt werden. Du brauchst dafür keine oder nur minimale Ausrüstung. Die Workouts beginnen mit 20- bis 25-minütigen Einheiten, damit sie gut in den Alltag passen. Es sind die Übungen, die ich selbst regelmäßig mache, und sie haben sich in den letzten 20 Jahren für meine Klientinnen bewährt.

Ergänzt werden die Workouts durch Rezepte – von Snacks und Smoothies bis hin zu Hauptmahlzeiten, die der ganzen Familie schmecken, ist alles dabei, um den Körper optimal zu versorgen. Ich habe Klientinnen, die jetzt 40, 50 oder 60 sind und sich fitter und glücklicher fühlen als in ihren Zwanzigern oder Dreißigern. Für eine Veränderung ist es nie zu spät.

Um die Lebensmitte verändert sich der Körper. Die Menopause geht bei vielen Frauen mit Beschwerden einher, von einer schleichenden Gewichtszunahme über Gelenkschmerzen bis hin zu Hitzewallungen, allgemeiner Lethargie, Angstzuständen und Stimmungsschwankungen. Bewegung und gesunde Ernährung können gerade in diesem Lebensabschnitt dazu beitragen, dass wir uns körperlich und geistig besser fühlen.

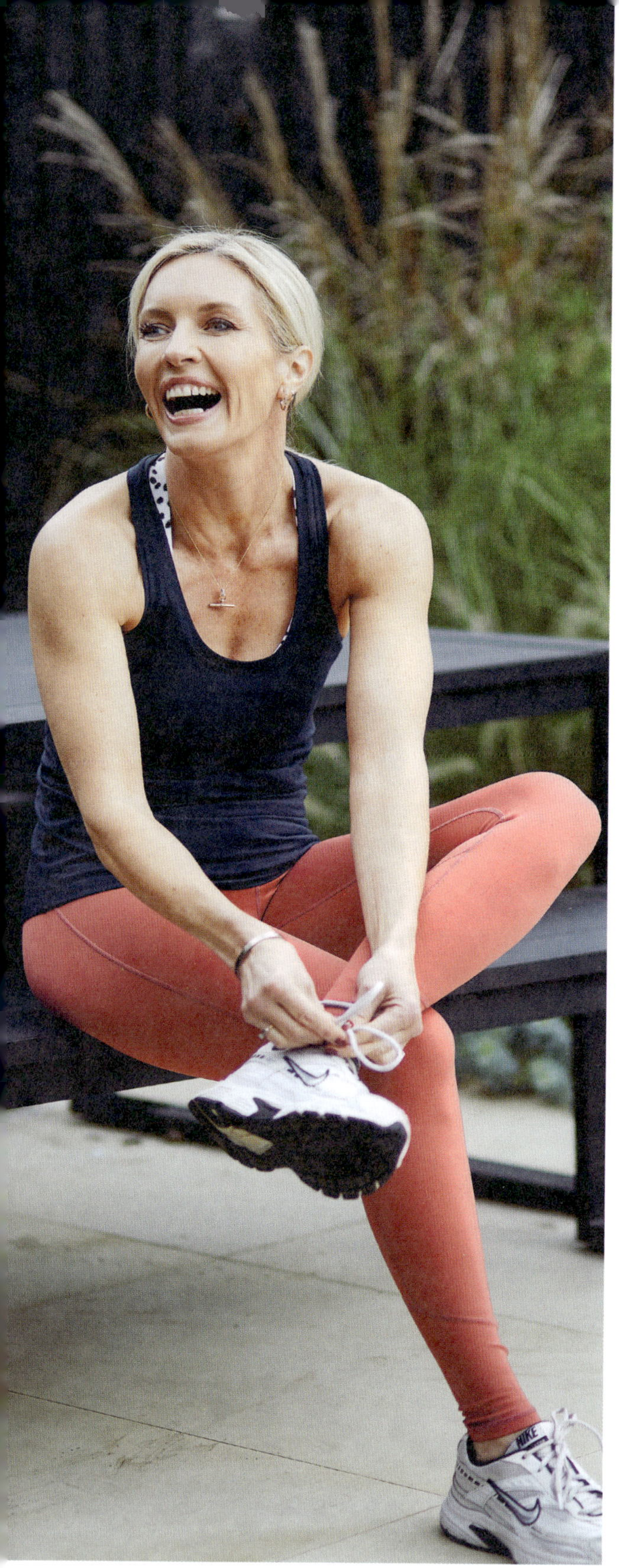

WIE FANGE ICH AN?

Motivation und Willenskraft – reicht das aus, um die notwendigen Veränderungen vorzunehmen? Auch Routine ist wichtig. Es sind die kleinen, aber konsequenten Änderungen des Lebensstils, die einen großen Unterschied für das langfristige Wohlbefinden machen können. Sie müssen zur täglichen Routine werden.

Unser Alltag ist hektisch, und wir wollen immer schnelle Lösungen. Grund genug, einmal innezuhalten und einen Blick auf unser geschäftiges Leben zu werfen – und zwar aus jedem Blickwinkel. Denn Veränderungen wirken am besten, wenn sie ganzheitlich ansetzen.

BALANCE UND WOHLBEFINDEN IN DER LEBENSMITTE

Nimm dir fünf Minuten Zeit, um über die nebenstehenden Fragen nachzudenken. Betrachte deinen jetzigen Lebensstil und deine Gewohnheiten. Es gibt keine richtigen oder falschen Antworten, denn jeder Mensch ist anders. Es geht vielmehr darum, ein Gleichgewicht zu finden. Nimm dir einen Moment, um zu überlegen, was das für dich bedeuten könnte.

»ALS ANFÄNGERIN STAUNE ICH, WIE VIEL FITTER ICH IN NUR DREI MONATEN GEWORDEN BIN.«

BEVOR DU LOSLEGST, BEANTWORTE BITTE DIESE FRAGEN

BEWEGUNG

Treibst du Sport?

Wie wichtig ist Bewegung in deinem Leben?

Ist Sport für dich ein Vergnügen oder eine lästige Pflicht?

ERNÄHRUNG

Wie ernährst du dich?

Was isst du mehr oder weniger täglich?

Wie regelmäßig sind deine Mahlzeiten?

Isst du unterwegs oder nebenbei?

Isst du mit der Familie?

Kochst du gern?

Wie viel Wasser trinkst du?

SCHLAF

Wie viele Stunden schläfst du durchschnittlich?

Wie ist es um deine Schlafqualität bestellt?

Isst du spät am Abend?

Beeinflussen deine Bildschirmgewohnheiten deinen Schlaf?

LEBENSEINSTELLUNG

Ziehst du regelmäßig Bilanz?

Bist du zufrieden?

Bist du gern im Freien?

Was macht dir gute Laune?

Schreibst du Tagebuch?

WIE ERLEBST DU DIE LEBENSMITTE?

Leidest du an Wechseljahrsbeschwerden?

Hast du Gelenkschmerzen?

Leidest du an Kopfschmerzen, Stress oder nervöser Anspannung?

Wie steht es um deine Darmgesundheit?

Möchtest du dich stärker fühlen?

DIE VIER SÄULEN

Vier Faktoren sind ausschlaggebend für ein langes, gesundes Leben. Und sie müssen in Balance sein.

BEWEGUNG

Bewegung ist nicht nur für die körperliche Gesundheit wichtig, sondern auch für die geistige. Bewegung stärkt Muskeln, Knochen, Gehirn und Herz und senkt unser Krankheitsrisiko. Gleichzeitig verbessert sie Selbstvertrauen, Stimmung und Konzentration.

ERNÄHRUNG

Eine ausgewogene Ernährung ist von großer Bedeutung für ein gesundes Leben. Sie versorgt uns mit allen notwendigen Nährstoffen, liefert Energie, stärkt das Immunsystem, verbessert die geistige Klarheit und verringert das Risiko chronischer Krankheiten.

SCHLAF

Schlaf ist wichtig für körperliches und geistiges Wohlbefinden. Im Schlaf kann sich der Körper reparieren und erholen. Auch für Konzentration, Stimmung und Abwehrkräfte ist guter Schlaf essenziell.

LEBENSEINSTELLUNG

Eine positive Einstellung wirkt sich auf das körperliche und geistige Wohlbefinden aus. Sie hilft uns, einen gesünderen Lebensstil zu wählen, Herausforderungen und Stress besser zu bewältigen, und sorgt dafür, dass wir auch im Alter motiviert und erfüllt bleiben.

ZIELE SETZEN

Realistische, erreichbare Ziele sind wichtig, um eine gute Balance zu finden.

Du kannst meinen Trainingsplan an deinen Alltag anpassen. Die folgen Tipps sollen dir helfen, deine Ziele zu erreichen.

1 **Klein anfangen** Beharrlichkeit zahlt sich aus, um kleine Veränderungen allmählich zu festen Gewohnheiten zu machen. Das gilt für die Ernährung und auch für die Fitness. Veränderungen brauchen Zeit!

2 **Langfristig denken** Wie viel Zeit hast du, um dein Ziel zu erreichen? Möchtest du zufriedener und fitter werden? Oder dich in der Lebensmitte selbstbewusster fühlen?

3 **Finde etwas, das dir Spaß macht.** Dann ist es viel wahrscheinlicher, dass du dabei bleibst. Mein Trainingsplan gibt dir einen Rahmen vor, erlaubt aber auch Flexibilität. Du kannst dann trainieren, wenn es gut in deine tägliche Routine passt. Vielleicht hast du vor dem Frühstück 15 Minuten Zeit für Dehnübungen. Sehr hilfreich ist es auch, eine neue Aktivität regelmäßig mit einer bestehenden Gewohnheit zu verknüpfen. Zum Beispiel könntest du, deine Trizeps-Dips machen, während du am Abend das Bad einlaufen lässt!

4 **Finde Zeiträume und Orte, die zu dir passen.** Vielleicht gibt es ein bestimmtes Zeitfenster, das für dich passt. Du könntest dich morgens mit 10 Minuten Cardio-Training auf Trab bringen oder deinen Tag mit einem Stretching nach der Arbeit abschließen.

5 **Auch diese Tipps können helfen:**

- Nutze den Tag und starte früh.
- Geh vor dem Frühstück spazieren.
- Lege die Sportsachen am Vorabend bereit.
- Stelle den Wecker 10 Minuten früher.
- Verabrede dich mit einer Freundin zum Spazierengehen oder belegt gemeinsam einen Kurs.
- Notiere deine Übungen und deine Fortschritte.
- Überfordere dich nicht. Steigere dich langsam, dann ist es wahrscheinlicher, dass du dranbleibst.

BEWEGUNG IN DER **LEBENSMITTE**

Jede Frau durchläuft Perimenopause und Menopause unterschiedlich, aber für alle ist es wichtig, in dieser Zeit gut für sich zu sorgen. Regelmäßige Bewegung kann die allgemeine Gesundheit und das Wohlbefinden erheblich verbessern.

WARUM SPORT GERADE JETZT?

Für mich als Frau über 50 hat regelmäßiger Sport viele Vorteile. Ich kann mir ein Leben ohne Bewegung nicht vorstellen. Warum also ist Bewegung in dieser Zeit so wichtig?

Erhalt und Aufbau von Muskelmasse Mit zunehmendem Alter kommt es zu einem natürlichen Rückgang der Muskelmasse und -kraft. Er beginnt um das 30. Lebensjahr und kann sich nach dem 60. Lebensjahr beschleunigen. Krafttraining hilft, diesem Rückgang entgegenzuwirken, indem es den Erhalt und das Wachstum der Muskulatur anregt. Wenn wir unsere Muskeln stark halten, beugen wir Verletzungen vor, und alltägliche Aktivitäten fallen leichter.

Verbesserung der Knochendichte Wenn in der Lebensmitte der Östrogenspiegel sinkt, steigt bei Frauen das Risiko, an Osteoporose zu erkranken. In den ersten fünf Jahren nach der Menopause können Frauen bis zu 10 % ihrer Knochenmasse verlieren. Die Knochen sind geschwächt, das Risiko von Knochenbrüchen steigt. Krafttraining fördert das Wachstum neuer Knochenzellen und hilft, die Knochendichte zu erhalten. Das verringert das Risiko von Knochenbrüchen. Neben dem Krafttraining empfehle ich gelenkschonende Sportarten wie Radfahren, Schwimmen und Walking.

Verbesserung der Beweglichkeit Etwa ab 40 müssen wir unseren Gelenken und Knochen mehr Aufmerksamkeit schenken. Mit zunehmendem Alter werden die Gelenke steifer und weniger beweglich, da die Schmierflüssigkeit in den Gelenken abnimmt und der Knorpel dünner wird (Arthrose). Die Bänder verkürzen sich und verlieren an Flexibilität, sodass sich die Gelenke steif anfühlen. Krafttraining stärkt einzelne Muskelgruppen und entlastet so die Gelenke. Außerdem kann es die Nährstoffversorgung des Knorpels verbessern. Funktionstraining verbessert die Beweglichkeit der Gelenke und hilft so, bei den täglichen Aktivitäten Verletzungen im Alter vorzubeugen. Mehr dazu auf Seite 36–37.

Gleichgewicht und Beweglichkeit erhalten Körperhaltung, Beweglichkeit und Koordination können sich mit zunehmendem Alter verschlechtern, was zu einem erhöhten Sturz- und Verletzungsrisiko führt. Die Stärkung unserer Rumpfmuskulatur und anderer Muskelgruppen durch Krafttraining verbessert nicht nur die Haltung, sondern stabilisiert auch den Körper und entlastet den Rücken. Eine starke Rumpfmuskulatur verbessert das Gleichgewicht und hilft, alltägliche Aufgaben problemlos zu bewältigen.

Gewichtsmanagement und Reduzierung des Körperfetts Hormonelle Veränderungen in der Lebensmitte können bewirken, dass sich der Stoffwechsel verlangsamt. Der reduzierte Östrogenspiegel verändert die Fettspeicherung – Körperfett verlagert sich von den Hüften und Oberschenkeln zum Bauch. Krafttraining erhöht die Muskelmasse, was wiederum den Grundumsatz steigert. Ein höherer Grundumsatz bedeutet, dass der Körper im Ruhezustand mehr Kalorien verbrennt. Das unterstützt Gewichtsmanagement und Fettabbau.

Stärkung des Herz-Kreislauf-Systems In der Lebensmitte ist es wichtig, den Cholesterinspiegel und das Herz-Kreislauf-System im Blick zu behalten. Cardiotraining wie Laufen wird traditionell zur Erhaltung der kardiovaskulären Gesundheit empfohlen. Aber auch Krafttraining kann bei der Senkung des Blutdrucks und der Verbesserung des Cholesterinspiegels eine entscheidende Rolle spielen. Die Kombination von Krafttraining und regelmäßigem Ausdauertraining sorgt dafür, dass das Herz gesund bleibt.

Verbesserung des mentalen Wohlbefindens Aufgrund einer Kombination aus hormonellen, körperlichen und emotionalen Veränderungen steigt das Stressniveau in den Wechseljahren häufig an. Sport setzt Endorphine frei, die als natürliche Schmerzmittel und Stimmungsaufheller wirken. Krafttraining ist besonders wirksam bei der Senkung des Cortisolspiegels. Cortisol wird von den Nebennieren als Reaktion auf Stress ausgeschüttet. Regelmäßiges Krafttraining kann dem Körper helfen, den Cortisolspiegel zu senken, Stress zu bekämpfen und die psychische Gesundheit zu verbessern.

Stärkung des Immunsystems Mit zunehmendem Alter wird das Immunsystem schwächer. Umso wichtiger ist es, durch gute Gewohnheiten gegenzusteuern. Krafttraining trägt dazu bei, das Immunsystem zu stärken und sicherzustellen, dass es besser gegen Krankheiten gewappnet ist.

Verbesserung der Schlafqualität Während der Perimenopause und der Menopause können nächtliche Schweißausbrüche, Hitzewallungen und allgemeines Unwohlsein auftreten und den Schlaf stören. Krafttraining kann helfen, den Hormonhaushalt zu regulieren, Stress abzubauen und das Gewicht zu kontrollieren – alles Faktoren, die sich auf unseren Schlaf auswirken. Bewegung verbessert auch die Schlafqualität, was wiederum das Immunsystem stärkt, die Stimmung hebt und das Energieniveau für den nächsten Tag erhöht.

FIT FÜR DIE ZUKUNFT

Die Workouts in diesem Buch zielen einerseits auf einzelne Muskelgruppen ab, wir trainieren aber auch komplexe Bewegungsabläufe. Sie tragen dazu bei, dass Knochen und Gelenke noch lange gut funktionieren. Aktiv zu bleiben ist das Beste, was wir für unsere Gesundheit tun können.

- **Anfangs nur mit dem eigenen Körpergewicht trainieren.** Geeignete Übungen sind Squats und Ausfallschritte (Seite 54).
- **Beweglichkeit trainieren.** Zum Aufwärmen immer mit 5–10 Minuten dynamischen Dehnübungen beginnen, um die Gelenke zu lockern, die Durchblutung anzuregen und den Körper auf das Training vorzubereiten.
- **Körperhaltung, Aufrichtung und Gleichgewicht tragen dazu bei, die Gelenke zu schützen und Stürze zu vermeiden.** Dafür sind Übungen zur Stärkung der Körpermitte wichtig.
- **Die Skelettmuskulatur ist von größter Bedeutung** – darum ist es unerlässlich, dass wir sie gesund erhalten.
- **Den Po nicht vergessen!** Die Kräftigung der Gesäßmuskulatur kann dazu beitragen, Schmerzen im unteren Rücken vorzubeugen, die Körperhaltung und das Gleichgewicht zu verbessern und die allgemeine Leistungsfähigkeit zu steigern.

»ICH BIN GERADE 50 GEWORDEN UND HABE MUSKELN, DIE ICH NOCH NICHT KANNTE. ICH HABE MICH NOCH NIE SO FIT UND SCHLANK GEFÜHLT.«

WAS BRINGEN KURZE WORKOUTS?

Sie bringen VIEL! Die Workouts in diesem Buch nehmen nicht mehr als 30 Minuten in Anspruch.

Es kann schwer sein, ein neues Trainingsprogramm zu beginnen. Vielen fällt der Einstieg mit kurzen Workouts leichter. Und die sind aus vielen Gründen effektiv. Jede Bewegung zählt, und sie alle summieren sich!

KONZENTRATION

Es ist leichter, sich über einen kurzen Zeitraum zu konzentrieren. Hier geht es um Qualität statt Quantität. Ein qualitativ hochwertiges Training von 10–15 Minuten Dauer lässt sich gut konzentriert absolvieren.

Kurze Trainingseinheiten lassen sich zudem leichter in den Alltag einbauen. Das hilft, neue Gewohnheiten zu entwickeln. Was mit einer kurzen Trainingseinheit beginnt, kann allmählich zu einer Gewohnheit und einer langfristigen Änderung des Lebensstils werden.

MOTIVATION

Kürzere Trainingseinheiten sind gut und motivierend für den Einstieg. Wer aber nur 10, 15 oder 20 Minuten trainiert, sollte darauf achten, dass dennoch die Herzfrequenz steigt und der Stoffwechsel angeregt wird. Übungen mit dem eigenen Körpergewicht sind dafür gut geeignet. Man braucht dafür keine Geräte und kann sie gut zu Hause durchführen.

Du könntest beispielsweise am Schreibtisch 10 Minuten für Dehnübungen einplanen, um deine Beweglichkeit zu verbessern. Oder du konzentrierst dich jeweils nur auf eine Muskelgruppe: morgens 10 Minuten für den oberen Körper, nachmittags 10 Minuten für den unteren. Denkbar ist auch ein kurzes Cardio-Training mit fünf Einheiten von Hochintensivem Intervalltraining (HIIT).

Diese Mikro-Workouts haben viele gesundheitliche Vorteile, beispielsweise verbessern sie Blutzuckerspiegel und Herzgesundheit. Grundsätzlich sollte das Training Spaß machen, denn dann bleibt man leichter dabei. Auch Gartenarbeit, der Wocheneinkauf, Treppensteigen, Hausarbeit und andere Tätigkeiten sind Bewegungseinheiten, die zählen. Wie wäre es mit Kniebeugen, während das Bad einläuft? Oder mit Ausfallschritten im Garten? Kleine Veränderungen der Alltagsroutine können helfen, neue Gewohnheiten zu festigen.

Auch wenn das Training kurz ist: Regelmäßig sollte es sein. Das langfristige Ziel sind zwar 30 Minuten, aber auch ein kürzerer Zeitrahmen ist ein guter Anfang.

Fordere dich selbst heraus und schau, wie weit du kommst!

ERNÄHRUNG IN DER LEBENSMITTE

Eine gesunde Ernährung muss auf die Bedürfnisse des Körpers abgestimmt sein, die sich in der Lebensmitte verändern.

Einer der Grundpfeiler meines Plans ist die Ernährung. Für dieses Buch habe ich mit der Ernährungsberaterin Laura Clark zusammengearbeitet, die sich auf Ernährung in der Lebensmitte und in den Wechseljahren spezialisiert hat.

Bewegung ist zwar wichtig für die Erhaltung einer guten körperlichen und mentalen Gesundheit und kann bei der Gewichtskontrolle helfen, aber Sport kann eine schlechte Ernährung nicht kompensieren. Das gilt es in einer Zeit, in der sich die Körperzusammensetzung und die Ernährungsbedürfnisse ändern, also beispielsweise in den Wechseljahren, besonders zu berücksichtigen.

Jetzt ist nicht die Zeit für Einschränkungen oder Kalorienzählen. Viel wichtiger ist die richtige Gewichtung der Nährstoffe, um unseren Körper in der Lebensmitte mit Energie zu versorgen. Darauf haben wir bei der Entwicklung der Rezepte in diesem Buch geachtet. Aber nun zu den Grundlagen.

DIE GRUNDLAGEN

1 **KOHLENHYDRATE** beeinflussen unseren Blutzuckerspiegel. Kohlenhydrate aus Vollkorn setzen Energie langsamer frei, beugen also Blutzuckerspitzen vor und schützen auch vor Herz-Kreislauf-Erkrankungen, die nach der Menopause häufiger auftreten können. Ballaststoffreiche Kohlenhydrate sind wichtig für eine gesunde Darmflora und liefern oft auch wertvolle Proteine.

2 **PROTEINE** sind wichtig für gesunde Muskeln und Knochen (mehr dazu auf der nächsten Seite).

3 **GESUNDE FETTE** fördern die Gesundheit von Herz und Gehirn und sind wichtig für den Hormonhaushalt. Meine Rezepte sind reich an Omega-3-Fettsäuren, die zudem entzündungshemmend wirken. Gesunde Fette sind gute Geschmacksträger. Sie sättigen nachhaltig und beugen Heißhunger auf Süßes vor.

4 **BALLASTSTOFFE** halten das Darm-Mikrobiom gesund. Das ist hilfreich, wenn es rund um die Menopause zu Gewichtszunahme und nervöser Anspannung kommt. Mit zunehmendem Alter nimmt die Artenvielfalt im Mikrobiom ab. Umso wichtiger ist es, sie durch ein breites Spektrum von Ballaststoffen zu fördern.

5 **VITAMINE UND MINERALIEN** Mikronährstoffe wie Eisen, Kalzium und Magnesium sind unerlässlich für eine optimale Körperzusammensetzung, den Schutz vor Krankheiten und die Zellfunktionen. Mein Schwerpunkt liegt auf der Gesundheit der Knochen und der Rolle, die Bewegung für den Schutz vor altersbedingtem Knochenschwund spielt. Darum enthalten meine Rezepte viele »knochenstärkende« Lebensmittel. Vitamin D wird für die Aufnahme von Kalzium und Magnesium in unsere Knochen benötigt und sollte als Nahrungsergänzungsmittel eingenommen werden, falls nötig.

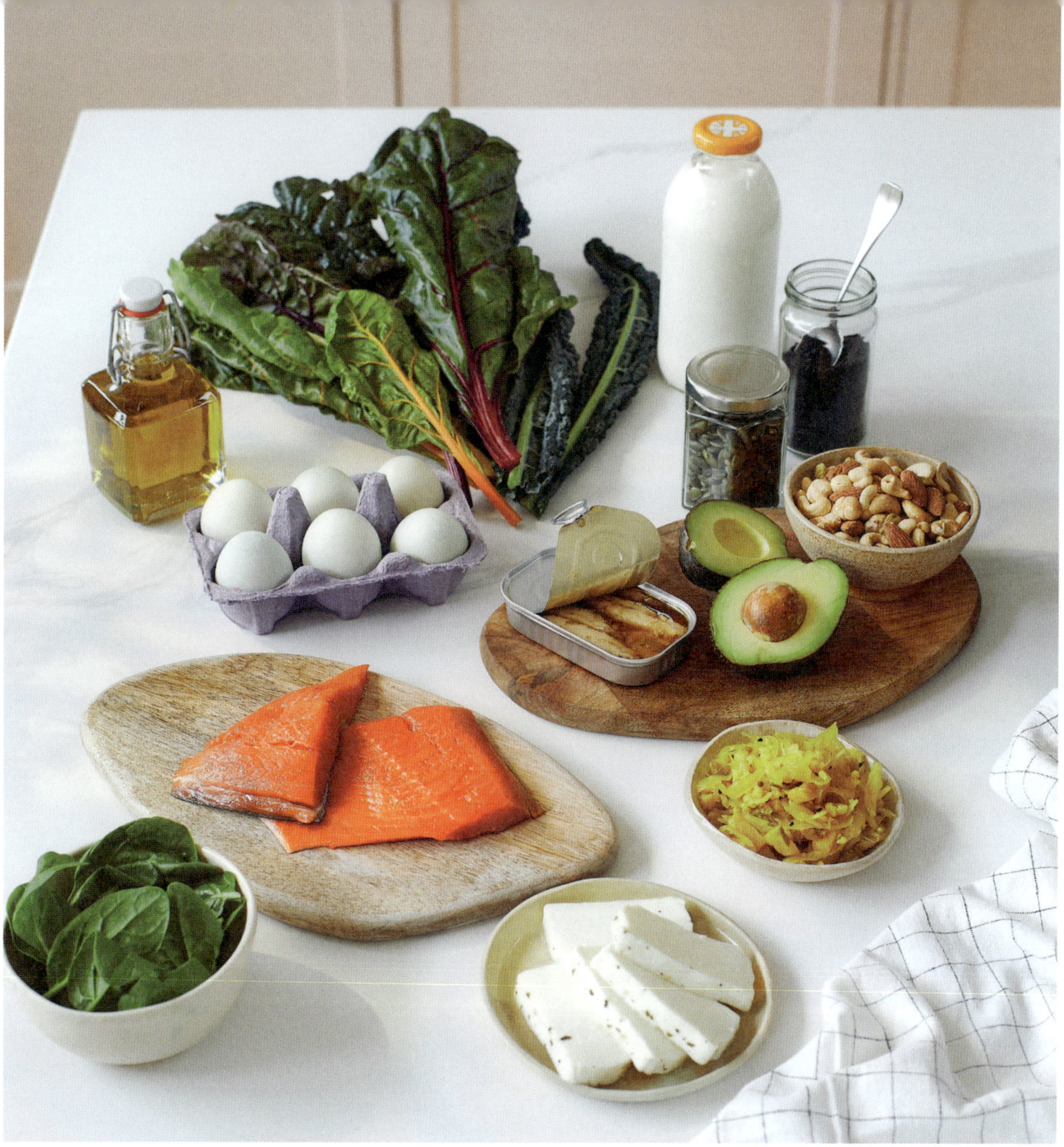

WO STECKT WAS DRIN?

1 **KOHLENHYDRATE:** Getreide, Brot, Reis, Quinoa, Nudeln (Vollkornsorten), Kartoffeln

2 **PROTEINE:**
- **Tierische Proteine:** Eier, rotes und weißes Fleisch, Fisch, Milch, Joghurt, Käse
- **Pflanzliche Proteine:** Hülsenfrüchte, Nüsse, Samen, Soja, Tofu, Tempeh

3 **GESUNDE FETTE:** Avocados, Olivenöl, Nüsse, Samen, fetter Fisch

4 **BALLASTSTOFFE:** Obst, Gemüse, Hülsenfrüchte, Vollkornprodukte

5 **VITAMINE UND MINERALIEN:**
- **Magnesium:** Avocado, Spinat, Nüsse, Samen
- **Eisen:** Rindfleisch, Schalentiere, dunkles Blattgemüse
- **Kalzium:** Fischkonserven, Milchprodukte, Tofu, Brokkoli
- **Vitamin D:** Fetter Fisch, Eier
- **Omega-3:** Fetter Fisch, Leinsamen, Walnüsse

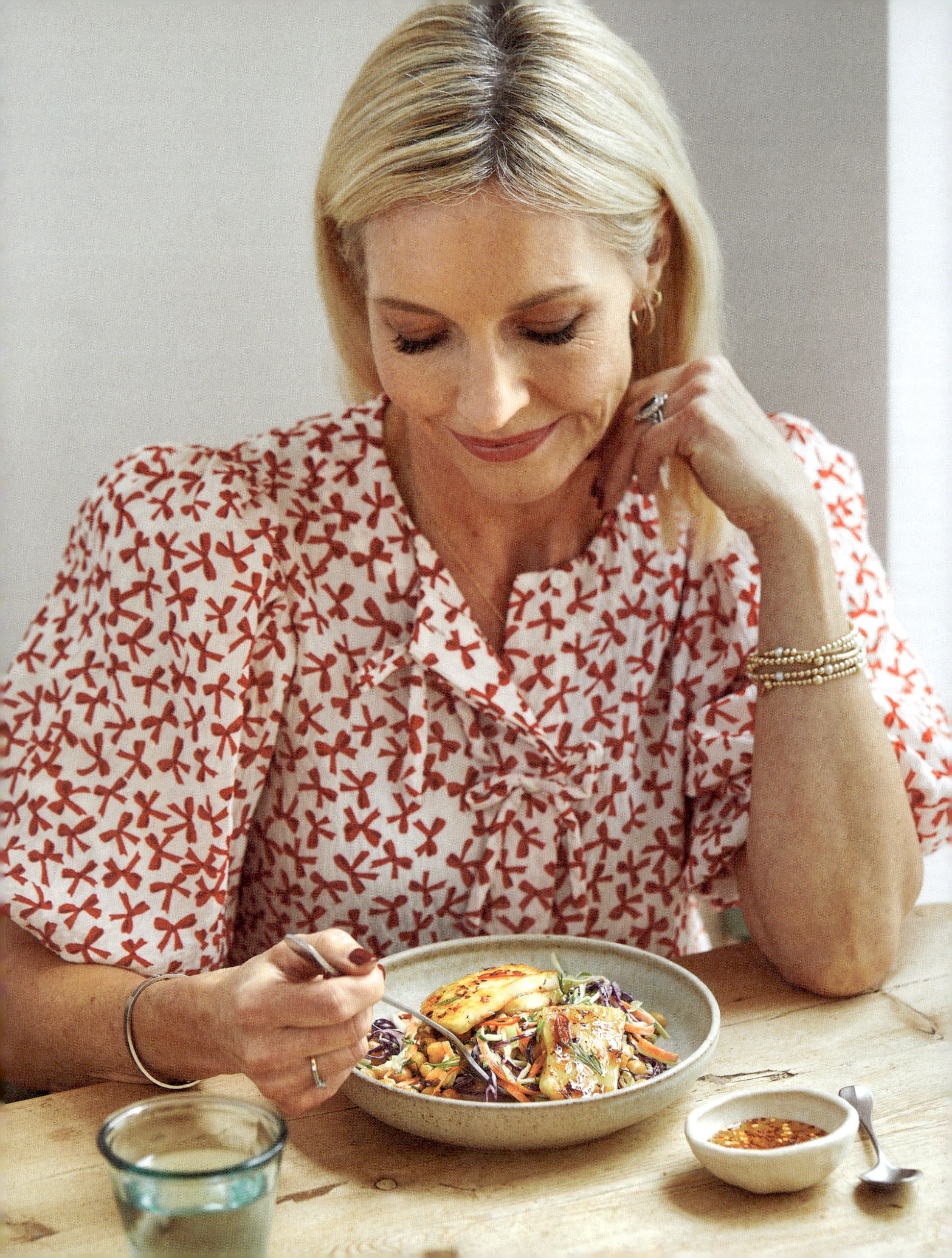

WARUM PROTEINE SO WICHTIG SIND

Die Weltgesundheitsorganisation (WHO) empfiehlt, dass gesunde Erwachsene täglich 0,83 g Eiweiß pro Kilogramm Körpergewicht zu sich nehmen, um ihren Grundbedarf zu decken. Studien deuten jedoch darauf hin, dass ab der Lebensmitte eine Aufnahme von 1–1,2 g/kg Körpergewicht helfen kann, dem altersbedingten Knochenschwund und dem Verlust von Muskelmasse vorzubeugen, der durch den Östrogenverlust in den Wechseljahren beschleunigt wird.

Wie viele Proteine brauche ich? Ich rechne meine Proteinzufuhr nicht täglich nach. Wenn jede meiner Mahlzeiten eine gute Proteinquelle enthält (vor allem Zwischenmahlzeiten kurz vor oder nach dem Training), bin ich gut versorgt. Krafttraining hat in Verbindung mit hochwertigen Proteinen einen höheren Nutzen für Muskeln und Knochen. In den Menüplänen auf Seite 146 liegt die Proteinmenge bei 70–95 g pro Tag, denn jeder Mensch hat einen individuellen Bedarf. Die Menüpläne zeigen, wie leicht der Proteinbedarf zu decken ist.

Wann sollte ich Proteine essen? Unser Körper kann Proteine nicht speichern, darum ist es ratsam, sie über den Tag verteilt aufzunehmen. So können die Muskeln sie am besten nutzen. Empfehlenswert sind etwa 20 g Protein pro Mahlzeit sowie proteinreiche Zwischenmahlzeiten.

Nicht zu wenig, nicht zu viel Bei den Rezepten in diesem Buch sind Protein- und Kohlenhydratgehalt angegeben. Ich wollte zeigen, wie einfach es sein kann, diese beiden Makronährstoffe in köstlichen, gesunden Gerichten zu kombinieren. Gerade in Bezug auf die optimale Proteinmenge herrscht viel Unsicherheit. Grundsätzlich muss der Körper mit ausreichend Proteinen versorgt werden, um seine Hauptaufgaben zu erfüllen: den Aufbau und die Reparatur von Körperzellen in Knochen und Muskeln, die Steuerung von Stoffwechselvorgängen durch die Produktion von Enzymen und Hormonen und die Aufrechterhaltung eines starken Immunsystems.

Der Verzehr von zu viel Protein ist nicht ratsam. Der Körper kann dann unter Umständen nicht ausreichend Ballaststoffe oder andere Nährstoffe aufnehmen. Den größten Nutzen für die Gesundheit bringt ein ausgewogenes Verhältnis all dieser Nährstoffe. Mehr als 100 g Protein pro Tag braucht unser Körper wirklich nicht.

Essenzielle Aminosäuren Proteine bestehen aus Aminosäuren. Der menschliche Körper benötigt 20 dieser Aminosäuren. Neun davon kann er nicht selbst produzieren. Dies sind die essenziellen Aminosäuren, die mit der Nahrung aufgenommen werden müssen. Tierische Proteine enthalten alle neun essenziellen Aminosäuren, pflanzliche Proteine jedoch nicht. Darum ist es wichtig, mehrere pflanzliche Proteinquellen zu kombinieren, um den Bedarf des Körpers abzudecken. Einige von ihnen sind in der Lebensmitte besonders wertvoll.

Man liest manchmal, dass bestimmte Lebensmittel den Hormonhaushalt regulieren können. Das stimmt nicht ganz. Einzelne Lebensmittel können den Hormonhaushalt nicht beeinflussen. Für seine Regulierung sorgt der Körper mit seinen fein abgestimmten Systemen. Dabei können wir ihn aber durch unsere Lebensgewohnheiten unterstützen, die auf die jeweilige Lebensphase abgestimmt sein müssen.

WAS LEISTET EINE AUSGEWOGENE ERNÄHRUNG FÜR DIE GESUNDHEIT?

Ich versuche, mich konsequent nährstoffreich zu ernähren. So funktioniert meist auch die Gewichtsregulierung gut. Meiner Erfahrung nach darf man nicht nur auf die Kalorien schauen. Ich glaube auch nicht daran, dass wir unsere Kalorien durch Sport verbrennen oder »verdienen« müssen. Ich möchte lieber dazu anregen, eine gesunde, glückliche Beziehung zu Ernährung und Training zu pflegen, um ihre Synergieeffekte zu nutzen. Denn eine ausgewogene Ernährung leistet für unseren Körper eine ganze Menge:

Liefert notwendige Nährstoffe Dazu gehören Kohlenhydrate, Proteine, Fett, Vitamine und Mineralstoffe. Sie sind wichtig für die Aufrechterhaltung der Körperfunktionen, für Wachstum und Reparatur sowie die Vermeidung von Nährstoffmangel, der zu Krankheiten führen kann.

Spendet Energie Durch die richtige Mischung von Makronährstoffen (Kohlenhydrate, Proteine und Fett) versorgt eine ausgewogene Ernährung den Körper mit der Energie, die er für die täglichen Aktivitäten benötigt. Sie hält das Energieniveau stabil, beugt Müdigkeit vor und steigert die körperliche und geistige Leistungsfähigkeit.

Hilft, das Gewicht zu halten Eine ausgewogene Ernährung hilft, den Appetit und den Blutzuckerspiegel zu regulieren. Wenn wir uns im Einklang mit unserem Körper ernähren, ist es einfacher, ein gesundes Gewicht zu halten.

Beugt chronischen Erkrankungen vor Eine Ernährung, die reich an Obst, Gemüse, Vollkornprodukten, magerem Eiweiß und gesunden Fetten ist, senkt das Risiko für Herzkrankheiten, Typ-2-Diabetes und bestimmte Krebsarten. Nährstoffe und sekundäre Pflanzenstoffe schützen vor Entzündungen und anderen Faktoren, die zu diesen Erkrankungen beitragen können.

Stärkt das Immunsystem Richtige Ernährung liefert die Nährstoffe, die zur Bekämpfung von Infektionen und Krankheiten nötig sind, und hilft, gesund zu bleiben oder zu werden.

Stärkt die mentale Gesundheit Was wir essen, kann Stimmung und Wohlbefinden beeinflussen. Eine Ernährung, die Omega-3-Fettsäuren, Vitamine und Mineralien enthält, unterstützt die Gehirnfunktion und schützt vor Depressionen und kognitivem Abbau.

Reguliert den Hormonhaushalt Hormone steuern viele Körperfunktionen, auch Stoffwechsel und Stimmung. Eine ausgewogene Ernährung liefert die Nährstoffe, die für die Regulierung der Hormone nötig sind, und sorgt so dafür, dass der Organismus reibungslos funktioniert.

Hält uns langfristig gesund Eine ausgewogene Ernährung erhält die Körperfunktionen aufrecht, beugt Nährstoffmangel vor und verringert das Risiko altersbedingter Krankheiten. Sie trägt zur Gesundheit von Gehirn, Herz, Muskeln und Knochen bei.

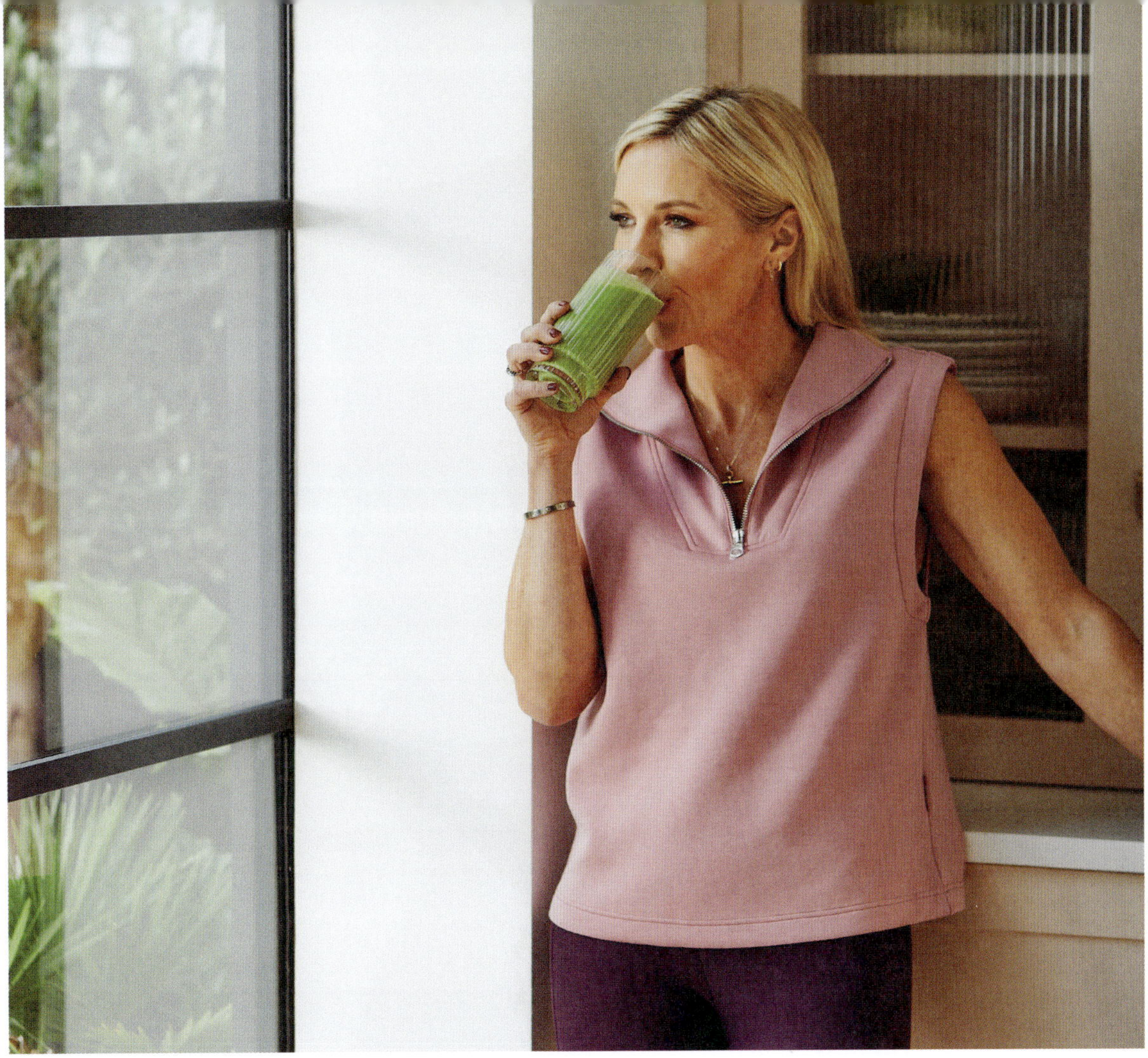

GUTE ERNÄHRUNG LEICHT GEMACHT

- Regelmäßige Essenszeiten sind gut für den Körper und erleichtern es, vernünftige Essensentscheidungen zu treffen.
- Versuche, deine Mahlzeiten möglichst oft selbst zu kochen.
- Achte darauf, dass jede deiner Mahlzeiten eine Kohlenhydratquelle, eine Proteinquelle und eine Ballaststoffquelle enthält.
- Iss möglichst zwei- bis dreimal am Tag Kohlenhydrate aus Vollkorn, z. B. Haferflocken, braunen Reis oder Popcorn!
- Iss jeden Tag möglichst viele verschiedene pflanzliche Lebensmittel, auch wenn du dich nicht vegetarisch oder vegan ernährst.
- Es gibt keine festen Regeln dafür, was wann gegessen werden sollte. Manche Menschen essen gern mittags reichlich, andere eher abends. Wieder andere mögen nach dem Training ein reichhaltiges Frühstück. Alles ist in Ordnung. Wichtig ist, auf den eigenen Körper zu hören.

GUT SCHLAFEN

Schlaf ist unsere Geheimwaffe! Ich kann gar nicht oft genug betonen, wie wichtig eine gute Nachtruhe für unser körperliches und geistiges Wohlbefinden ist.

Viele Frauen, die immer gut geschlafen haben, stehen in der Lebensmitte vor Problemen. Schlaflosigkeit ist ein Symptom der Menopause. Durch die Umstellung des Hormonspiegels (insbesondere Östrogen und Progesteron) kann der Schlaf beeinträchtigt sein. Genau wie Unruhe, Hitzewallungen und schmerzende Gelenke kann schlechter Schlaf sich auf die Stimmung und das Energieniveau sowie auf Bewegungs- und Ernährungsgewohnheiten auswirken.

Schlaf ist aber wichtig. Unser Körper braucht ihn, um sich zu erholen, aufzutanken und zu reparieren. Schlaf hält unseren Körper stark, unterstützt das Immunsystem und beugt Verletzungen vor. Er hält uns fit und gesund.

Studien zufolge benötigen Erwachsene im Alter von 26–64 Jahren 7–9 Stunden Schlaf pro Nacht, bei Menschen über 65 Jahre sind es 7–8 Stunden. Das sollten wir anstreben, auch wenn es nicht immer gelingt. Jede Nacht durchlaufen wir abwechselnd Zyklen mit leichterem und tieferem Schlaf. In diesen Phasen hat der Körper die Möglichkeit, seine Akkus aufzuladen.

ZU WENIG SCHLAF

Wer über einen längeren Zeitraum schlecht schläft, hat ein höheres Risiko für Bluthochdruck, Herzkrankheiten, Schlaganfall und ist psychisch weniger stabil. Es ist erwiesen, dass sich bei Schlafmangel die Kalorienaufnahme am nächsten Tag erhöht. Außerdem wird vermehrt das Stresshormon Cortisol ausgeschüttet, das den Körper dazu angeregt, vermehrt Fett zu speichern. Schlechter Schlaf wirkt sich auch auf Konzentration, Aufmerksamkeit, Reaktionszeit und Gedächtnis aus.

Gut zu wissen

Schlafmangel kann sich im Alltag auf vielfältige Weise bemerkbar machen. Er beeinträchtigt die Konzentration, erhöht den Stresspegel und schwächt das Immunsystem. Auch Bluthochdruck, Herzkrankheiten und Depressionen können die Folge sein.

Zwischen Schlaf und Bewegung gibt es einen Zusammenhang: Körperliche Aktivität kann sich positiv auf den Schlaf auswirken. Man schläft danach nicht nur schneller ein, auch die Schlafqualität verbessert sich, das haben Untersuchungen gezeigt. Guter Schlaf hat zudem Einfluss auf die Regeneration der Muskeln. Wer Krafttraining macht oder die Muskeln anderweitig beansprucht, braucht auch Ruhephasen. Wenn Blutdruck und Herzfrequenz nach dem Training sinken und die Atmung tiefer und langsamer wird, ruht sich das Gehirn aus, sodass mehr Blut zu den Muskeln gelangen kann. Das Blut versorgt sie mit Sauerstoff und Nährstoffen, die Heilung und Wachstum fördern. Übrigens ist Sport auch gut für den Stressabbau. Wer sich ausreichend bewegt, ist vor dem Schlafengehen oft ruhiger.

TIPPS FÜR BESSEREN SCHLAF

- **Tagsüber trainieren,** nicht zu spät abends, damit der Körper Zeit zum Herunterkommen hat.
- **Eine realistische Schlafenszeit** festlegen und einhalten.
- **Schwere Mahlzeiten** vor dem Schlafengehen vermeiden.
- **Sorgen aufschreiben** und bis zum nächsten Tag zur Seite legen.
- **Beruhigende Abendroutinen** entwickeln, etwa Yoga oder ein entspannendes Bad.
- **Das Schlafzimmer** abdunkeln.
- **Kein Fernseher** im Schlafzimmer (am besten keinerlei Bildschirmgeräte).
- **Schon am Nachmittag** den Koffeinkonsum einschränken.
- **Nach dem Aufwachen** Sonnenlicht tanken, um die Melatoninproduktion zu dämpfen.
- **Magnesiumpräparate** fördern den Schlaf und erleichtern das Einschlafen. Beides erleichtert die Regeneration der Muskulatur. Magnesiumpräparate helfen nicht nur beim Einschlafen, sondern verbessern auch die Schlafqualität. Ich achte darauf, Magnesium auch über die Ernährung aufzunehmen, und zwar durch dunkles Blattgemüse, Nüsse und Samen sowie dunkle Schokolade.

POSITIVE **LEBENSEINSTELLUNG**

Die hormonellen Veränderungen in der Lebensmitte, vor allem in der Menopause, können sich auf die Gesundheit auswirken.

Über Symptome wie Nervosität, Stress, verringertes Selbstwertgefühl, Wut und sogar Depressionen klagen viele Frauen in dieser Zeit. Gelenkschmerzen (aufgrund von Östrogenmangel), Gewichtszunahme (oft um Bauch und Hüfte), Migräne und viele andere Begleiterscheinungen der Wechseljahre können die Freude an der Bewegung beeinträchtigen. Oft werden auch die eigenen gesundheitlichen Bedürfnisse zurückgestellt. Heranwachsende Kinder, alternde Eltern und der Beruf nehmen uns zu sehr in Anspruch.

Ich habe schon die vier Faktoren erwähnt, auf die es ankommt – Bewegung, Ernährung, Schlaf und Lebenseinstellung. Sie wirken aufeinander ein, und im schlimmsten Fall geraten wir in einen Teufelskreis: Wenn wir schlecht schlafen, werden wir träge und haben weniger Lust, uns zu bewegen. Je länger man sich nicht bewegt, desto weniger Energie hat man. Man vernachlässigt die Ernährung, fühlt sich schlecht usw. Wer die Auslöser erkennt, kann sich aus dem Teufelskreis befreien und Wege finden, um kleine Veränderungen vorzunehmen, die zu positiveren Erfahrungen führen. Aber Veränderungen brauchen Zeit, und niemand ist perfekt.

EIN WORKOUT LOHNT SICH IMMER

Schon eine halbe Stunde Bewegung pro Tag kann unsere Stimmung enorm verbessern. Warum? Jede Form von Bewegung senkt den Spiegel der körpereigenen Stresshormone wie Adrenalin und Cortisol. Bewegung regt die Produktion von Endorphinen an, die körpereigene Schmerzmittel und Stimmungsaufheller sind. Endorphine vermitteln ein Gefühl der Entspannung und werden immer dann produziert, wenn wir lange genug trainieren. Schon ein 30-minütiges Training kann die Stimmung grundlegend verändern.

Also Wecker stellen, Sportkleidung schon am Vorabend bereitlegen und loslegen, bevor der Alltag zuschlägt. Sich selbst zu motivieren ist oft das Schwierigste. Aber man kann es sich

»SEIT ICH MICH FORDERE, BIN ICH FRÖHLICHER. UND WAS NOCH BESSER IST: ICH SEHE RESULTATE!«

auch leicht machen, etwa mit einem Spaziergang (siehe Seite 42–43). Bewegung an der frischen Luft hebt die Stimmung, und wenn es ein paar Steigungen gibt, wird gleich ein Cardio-Training daraus. Am besten mit einer Freundin trainieren und feste Termine verabreden!

Wer mit dem Sport beginnt, spürt schnell die Wirkung der Endorphine. Und wenn der Sport zur Gewohnheit wird, werden auch Veränderungen am Körper, am Stoffwechsel, an der Herzgesundheit und dem allgemeinen Befinden wahrnehmbar. Wir können besser mit Stress umgehen und leiden weniger unter Depressionen und Anspannung.

WENIG KANN VIEL BRINGEN

Das Training muss nicht Stunden dauern – auch kleine Bewegungseinheiten am Tag summieren sich und bringen etwas. Es gibt viele Möglichkeiten, Bewegung auch zu Hause in den Alltag einzubauen: Kniebeugen, bis das Teewasser kocht, ein paar Liegestütze, während das Bad einläuft, Treppen steigen. Ich schätze ganz besonders meinen wöchentlichen HIIT-Kurs, weil er den Stresspegel senkt und meine Stimmung verbessert. HIIT-Workouts finden sich auch in diesem Buch. Im Hochintensiven Intervalltraining wechseln kurze, aber sehr anstrengende Übungseinheiten mit Erholungsphasen ab. Ich empfehle, dieses Training auf ein- bis zweimal pro Woche zu beschränken, weil zu viel Sport mit hoher Belastung den Cortisolspiegel erhöhen kann (Seite 44–45).

Wer es ruhiger angehen will, kann es mit Dehnübungen oder Yoga versuchen, um sich auf Haltung und Atmung zu konzentrieren, oder meditieren, um den Geist zu klären und aufgestaute Ängste abzubauen. Wenn der Körper sich entspannter fühlt, sendet er Signale an das Gehirn, um mentale Spannungen abzubauen. Bewegung verbessert auch den Schlaf (Seite 26–27). So können sich Körper und Geist erholen, was wiederum das Immunsystem stärkt und nervöse Spannungen abbaut.

IN SECHS WOCHEN **WERDE ICH STARK**

DEN EINSTIEG **FINDEN**

Mit einem Fitnessprogramm anzufangen ist sowohl aufregend als auch herausfordernd. Das Schwierigste ist meist der Einstieg. Mit meinem Buch möchte ich dich dabei unterstützen.

Ich kenne Menschen, die vorher nie trainiert hatten und sich nun keinen Tag mehr ohne Sport vorstellen können. Wie erreicht man das? Hier sind einige bewährte Tipps, wenn dir der Einstieg schwer fällt:

- **Ziele setzen** Klare Ziele beim Krafttraining führen dich durch dein Trainingsprogramm – sei es Muskelaufbau, mehr Kraft oder das Ziel, bestimmte Aspekte deiner Fitness zu verbessern. Setze dir realistische wöchentliche Ziele und feiere die Erfolge.

- **Einen Zeitplan machen** Notiere die Workouts in deinem Kalender und halte dir die Termine frei. Ein regelmäßiger Zeitplan hilft dabei, die Workouts in deine tägliche Routine einzubinden und die Termine einzuhalten.

- **Zusammen trainieren** Es kann motivieren, den Sechs-Wochen-Plan zusammen mit einer Freundin anzugehen, einfach weil es angenehmer ist und mehr Spaß macht.

- **Auftanken** Sorge für eine gesunde, ausgewogene und proteinreiche Ernährung, um den Effekt der Workouts zu steigern.

- **Die Grundlagen verstehen** Mache dich mit den Grundlagen des Krafttrainings vertraut, wie zum Beispiel Sätzen, Wiederholungen und verschiedenen Übungsformen (Details auf Seite 49). Das macht es leichter, die Workout-Routinen einzuhalten.

- **Vorsichtig anfangen** Wenn du noch keine Erfahrung im Krafttraining hast, beginne mit Übungen ohne Hanteln. Squats (Seite 54), Ausfallschritte nach hinten (Seite 65), Liegestütze (Seite 74) und Planks (Seite 75) sprechen viele Muskelgruppen an, und du arbeitest dabei nur mit deinem eigenen Körpergewicht. In den ersten zwei Wochen stehen nur solche Übungen auf dem Plan. Vorsichtig zu beginnen beugt Verletzungen und Erschöpfung vor, während ein zu schneller Einstieg den Körper überfordern kann und demotivierend wirkt.

- **Die Übungen verstehen** Achte auf die richtige Ausführung jeder Übung, um für eine korrekte Körperhaltung zu sorgen, Verletzungen zu vermeiden und die richtigen Muskelgruppen zu trainieren. Wenige, sauber ausgeführte Wiederholungen bringen mehr als viele Wiederholungen in schlechter Technik. Ich beschreibe alle Übungen genau und gebe Tipps zur richtigen Ausführung.

- **Sinnvolle Steigerung** Erhöhe Schritt für Schritt die Intensität deiner Workouts, um kontinuierlich fitter zu werden. Du kannst die Gewichte und die Wiederholungen allmählich steigern, wenn du stärker wirst. Langsame Steigerung beugt Verletzungen vor.

- **Warm-up und Cool-down** Wärme dich zu Beginn deines Trainings auf, um die Muskeln und Gelenke auf das Training vorzubereiten, zum Beispiel mit dynamischen Dehnübungen (Seite 50–51). Das Cool-down verbessert durch statische Dehnübungen (Seite 52–53) deine Beweglichkeit und unterstützt die Regeneration der Muskeln.

- **Auf den Körper hören** Beobachte, wie dein Körper auf das Training reagiert. Wenn du Schmerzen hast (normaler Muskelkater ausgenommen), passe deine Routine an: Verringere das Gewicht oder kehre zu Körpergewichtsübungen zurück. Hole, wenn nötig, ärztlichen Rat ein.

- **Pausen machen** Muskeln brauchen Zeit, um sich zu erholen und zu wachsen. Achte auf genügend Pausen-Tage und Schlaf, denn übermäßiges Training kann zu Erschöpfung und einem erhöhten Verletzungsrisiko führen. Mehr Informationen zu Pausen findest du auf den Seiten 44–45.

- **Workouts dokumentieren** Schreibe deine täglichen Aktivitäten auf, um am Ball zu bleiben. Versäumst du ein Workout, ärgere dich nicht – mache einfach am nächsten Tag weiter.

Veränderung braucht Zeit, also sei geduldig und bleibe dran. Die Übungen in diesem Buch sind so aufgebaut, dass du Woche für Woche stetig stärker wirst. Feiere deine Erfolge und nimm Anpassungen vor, falls nötig.

WARUM SECHS WOCHEN?

Veränderung braucht von Mensch zu Mensch unterschiedlich viel Zeit. Nach sechs Wochen sind ziemlich sicher erste Ergebnisse spürbar, sowohl körperlich als auch mental.

Ein sechswöchiges Trainingsprogramm ist aus mehreren Gründen ein gutes Konzept. Erstens werden in dieser Zeit Muskeln und Ausdauer aufgebaut. Es dauert normalerweise 21 Tage, um eine Gewohnheit zu etablieren, und somit garantieren dir sechs Wochen, dass der Sport ein fester Bestandteil deines Alltags wird. Durch das richtige Trainingsprogramm, gepaart mit genügend Erholung und einer gesunden Ernährung, wirst du nach sechs Wochen die Ergebnisse sehen, für die du so hart gearbeitet hast.

In einem solchen begrenzten Zeitrahmen schaffst du es leichter, dir ein gutes Energielevel, Konzentration und Motivation zu bewahren, sogar an Tagen, an denen du dich abgelenkt oder müde fühlst. Auch wenn sich die Ergebnisse individuell unterscheiden (und von deiner Fitness zu Beginn abhängen), sind sechs Wochen genug Zeit, um Veränderungen deiner Kraft, Ausdauer und Gesamtfitness festzustellen. Nach jeder Trainingswoche erhöhe ich die Intensität der Übungen, um einen stetigen Fortschritt sicherzustellen. Du wirst dir nicht nur spürbare Veränderungen erarbeiten, sondern auch Erfolgserlebnisse haben, die dich motivieren, über die sechs Wochen hinaus mit den Übungen weiterzumachen.

»ICH FREUE MICH IMMER AUF DAS NÄCHSTE WORKOUT.«

ZEIT FÜR ERGEBNISSE

NACH 2 WOCHEN

- Wahrscheinlich hebt sich deine Stimmung, und du hast mehr Energie, denn beim Sport werden Endorphine ausgeschüttet: körpereigene Stoffe, die stimmungsaufhellend wirken und Ängste mildern.
- Deine Bewegungen fühlen sich kontrollierter an? Das liegt daran, dass dein Körper sich an die Übungen anpasst, wodurch sich deine Technik und auch deine Fitness verbessern.
- Du stellst fest, dass deine Muskeln langsamer ermüden als zu Anfang. Du bist nach dem Training weniger erschöpft.
- Diese kleinen Veränderungen stärken deine Motivation und dein Selbstvertrauen und machen es dir leichter, das Programm fortzusetzen.

NACH 4–6 WOCHEN

- Deine Muskeln sind vielleicht schon etwas definierter.
- Du fühlst dich stärker und kannst schwerere Gewichte verwenden oder mehr Wiederholungen durchführen.
- Deine Haltung hat sich verbessert, und du fühlst dich größer und selbstbewusster!
- Dein Körper erholt sich schneller von den Workouts? Ein Zeichen dafür, dass sich deine Muskeln und dein Herz-Kreislauf-System an die neue Routine gewöhnt haben.
- Wenn du feststellst, dass du mehr Ausdauer hast, kannst du länger trainieren, ohne müde zu werden.

NACH 6 WOCHEN – Wenn du das Programm beendet hast, gibt es viele Möglichkeiten, um deine Fortschritte in Bezug auf Kraft, Ausdauer und allgemeine Fitness weiter auszubauen.

- Damit deine Muskeln weiter wachsen und stärker werden, kannst du schwerere Hanteln verwenden und anspruchsvollere Übungen ausprobieren, basierend auf den letzten zwei Wochen des Trainingsplans.
- Dein Körper wird immer stärker. Damit hast du eine gute Grundlage für funktionelles Training, das dabei hilft, Alltagsaufgaben einfacher und effizienter zu bewältigen.
- Dein Gleichgewichtsgefühl und deine Koordinationsfähigkeit verbessern sich.
- Kontinuierliches Krafttraining reduziert den Körperfettanteil, besonders in Kombination mit einer ausgewogenen Ernährung.
- Nach über sechs Wochen ist Krafttraining ein fester Bestandteil deines Lebens geworden, eine Gewohnheit, die du beibehältst, weil sie dir Freude bringt!

WAS IST FUNKTIONELLES TRAINING?

Funktionelles Training dient dazu, langfristig stark zu bleiben, indem es alltägliche Bewegungsabläufe in den Fokus stellt und die Balance und Koordinationsfähigkeit schult.

In meinen Workouts ist oft die Rede von komplexen Bewegungsabläufen und funktionellem Training. Hier will ich erklären, warum sie Kernbestandteile meines Fitnessprogramms sind. Viele Beispiele solcher Übungen sind in meinem Sechs-Wochen-Plan zu finden.

KOMPLEXE ÜBUNGEN

Komplexe Übungen beanspruchen mehr als eine Muskelgruppe gleichzeitig. Das passiert zum Beispiel, wenn wir in die Knie gehen, um etwas hochzuheben, und uns dann strecken, um es wegzuräumen, oder wenn wir uns seitlich drehen, während wir aus dem Auto aussteigen. Der Begriff »funktionelles Training« mag irritierend sein, denn letzten Endes haben ja alle Übungen einen funktionellen Nutzen. Das funktionelle Training im eigentlichen Sinn umfasst aber nur Übungen, die Bewegungsmuster aus dem Alltag imitieren.

Wir setzen uns auf einen Stuhl, stehen wieder auf und drehen uns am Ende der Bewegung vielleicht ein wenig. Wir stehen aus dem Bett auf oder heben schwere Einkäufe. Das tun wir andauernd, aber wir führen selten Übungen aus, die uns für genau diese Bewegungsabläufe stärken. Wir trainieren lieber für Leistung und gutes Aussehen anstatt für alltägliche Bewegungsmuster.

FUNKTIONELLES TRAINING

Funktionelle Workouts verringern das Risiko für Verletzungen und Stürze und erhöhen gleichzeitig die Lebensqualität, besonders mit zunehmendem Alter. Bei alltäglichen Aktivitäten (wie beim falschen Heben) entstehen übrigens mehr Verletzungen als beim Training. Wenn du also in deinem Sportkurs schwere Hanteln heben kannst oder eine exzellente Läuferin bist, hilft dir das nicht unbedingt dabei, den Rasenmäher zu schieben oder ein Kind hochzuheben. Funktionelles Training und komplexe Übungen sind daher unerlässlich, um lange leistungsfähig zu bleiben!

Beispiele für funktionelle Übungen in meinen Workouts sind Squat mit Schulterdrücken (Seite 87), Rudern in der Plank (Seite 87) oder Kreuzheben und Rudern im Stand (Seite 124). Benutze Gewichte, die für beide Teile der Übung geeignet sind und die korrekte Ausführung nicht beeinträchtigen. Ein starker Rumpf ist wichtig, und viele meiner Übungen tragen dazu bei.

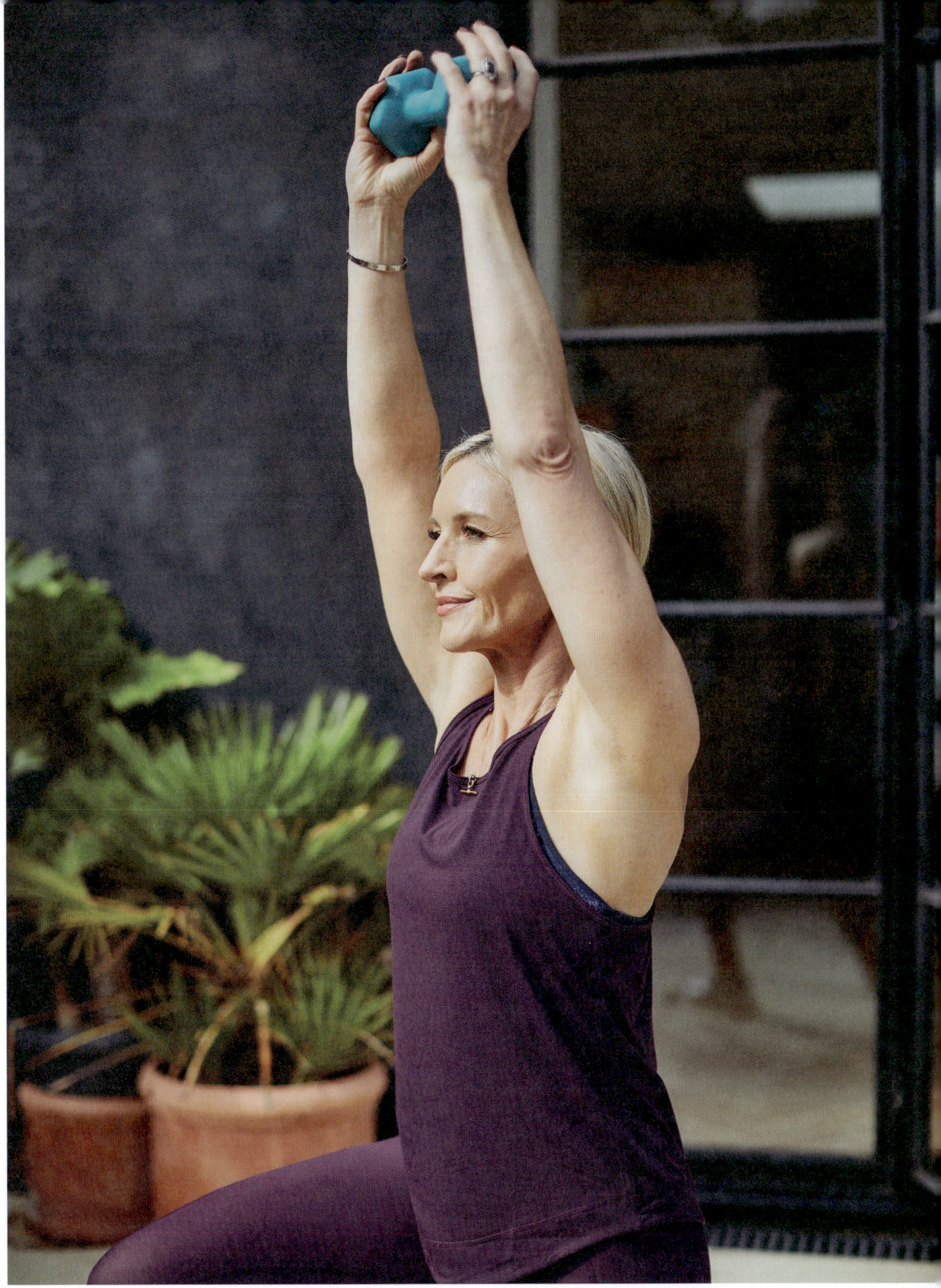

KRAFTTRAINING **VS. CARDIO**

Was ist besser, Krafttraining oder Cardio? Bevor ich diese Frage beantworte, erkläre ich, was ich mit beiden Begriffen meine.

CARDIO Aktivitäten, durch die sich die Herzfrequenz erhöht, wie beim Hochintensiven Intervalltraining (HIIT), Joggen, Walken, Radfahren, Schwimmen und Wandern.

KRAFTTRAINING Übungen, bei denen man gegen einen Widerstand arbeitet, um Kraft aufzubauen, zum Beispiel mit Hanteln oder Bändern (wie bei den Workouts in diesem Buch).

Ob du Krafttraining oder Cardio wählst, hängt von deinen Zielen ab. Beide Disziplinen haben ihre jeweils ganz eigenen Vorzüge, und eine ganzheitliche Sportroutine umfasst idealerweise beide. Sie unterscheiden sich folgendermaßen:

DIE VORTEILE VON KRAFTTRAINING

- **Muskelaufbau** Mit Krafttraining baust du effektiv Muskeln auf. Die Muskelmasse vergrößert sich, was den Stoffwechsel ankurbelt und bei der Gewichtsregulierung hilft. Das ist besonders während der Menopause und in der Lebensmitte von Vorteil.

- **Gesunde Knochen** Kraftübungen verbessern die Knochendichte und verringern das Risiko für Osteoporose, was mit zunehmendem Alter immer wichtiger wird.

- **Funktionelle Kraft** Komplexe Übungen stärken den ganzen Körper, wodurch Aktivitäten im Alltag leichter fallen und das Verletzungsrisiko sinkt.

- **Verbesserter Stoffwechsel** Krafttraining kann zur Erhöhung der Insulin-Sensitivität und zur Stabilisierung des Blutzuckerspiegels beitragen, was den Stoffwechsel verbessert.

- **Mentale Gesundheit** Krafttraining kann dein Selbstvertrauen stärken, Stress und Ängste abbauen und deine kognitive Leistung verbessern.

- **Gesunde Gelenke** Starke Muskeln stützen die Gelenke. Diese werden dadurch stabiler, und das Risiko für Verletzungen sinkt.

BEISPIEL FÜR MEINE WÖCHENTLICHE ROUTINE

- **Montag** Krafttraining *(ganzer Körper)*
- **Dienstag** Krafttraining *(oberer Körper)*
- **Mittwoch** Krafttraining *(unterer Körper)*
- **Donnerstag** Cardio: Walking
- **Freitag** Krafttraining/Cardio *(ganzer Körper HIIT)*
- **Samstag** Pausen-Tag oder Spaziergang/Yoga
- **Sonntag** Pausen-Tag oder Spaziergang

DIE VORTEILE VON KARDIOVASKULÄREM TRAINING

- **Herzgesundheit** Cardio-Training wie Joggen, Radfahren und Schwimmen sorgt für eine verbesserte Herz- und Lungenfunktion.

- **Gewichtsverlust** Cardio-Workouts verbrennen viele Kalorien und können zur Gewichtsreduktion beitragen.

- **Stressreduktion** Kardiovaskuläres Training schüttet Endorphine aus, was Stress reduziert und die Stimmung hebt.

- **Ausdauer** Regelmäßiges Cardio-Training verbessert die Ausdauer und erlaubt es dir, längere Zeit am Stück körperlich aktiv zu sein.

EIN GANZHEITLICHER ANSATZ

Optimal ist eine Fitnessroutine, die Kraft- und Cardio-Training kombiniert. Mein persönliches Training sieht so aus:

- **Krafttraining** Vier Einheiten pro Woche.

- **Cardio** Eine Einheit HIIT. Meine Workouts enthalten eine HIIT-Einheit, die zugleich Krafttraining ist!

Dieser Ansatz verbindet beide Trainingsarten, um den Nutzen für Gesundheit und Fitness zu optimieren. Da aber jeder ein anderes Fitnesslevel und unterschiedliche Ziele hat, rate ich dir, deinen Trainingsplan an deine persönlichen Bedürfnisse anzupassen. Überlege dir, was du erreichen willst, und setze dir individuelle Ziele.

WIE VIEL GEWICHT SOLLTE ICH HEBEN?

Ich werde häufig gefragt, wie schwer die Gewichte sein sollten und wann man das Gewicht erhöht. Der richtige Umgang damit ist unerlässlich, wenn die Ergebnisse stimmen sollen.

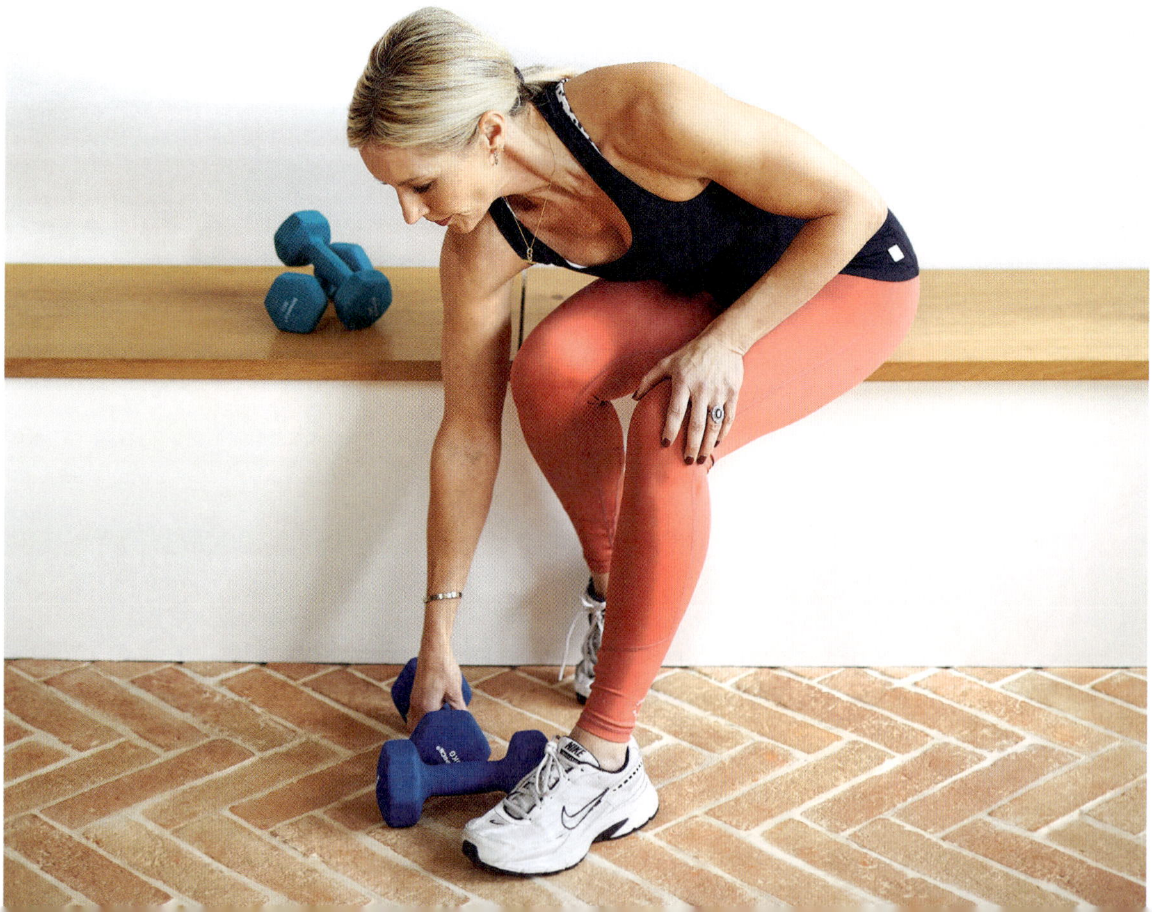

MIT WIE VIEL GEWICHT FANGE ICH AN?

Ich empfehle, mit 2-kg-Hanteln einzusteigen und schrittweise zu erhöhen. Bevor man schwere Gewichte hebt, sollten zunächst die Technik und Ausführung im Vordergrund stehen. Viele der Workouts bestehen aus mehreren Wiederholungen mit leichten Hanteln. Der Grund dafür ist, dass mein Fokus auf Ausdauer und dem Aufbau von Kraft liegt und dabei die korrekte Technik immer im Mittelpunkt steht. Wenn möglich, benutze verschiedene Gewichte, die zu den jeweiligen Muskelgruppen und Übungen passen. Zum Beispiel nehmen viele Menschen schwerere Gewichte für den unteren Körper und leichtere für den Oberkörper.

WIE ERKENNE ICH DAS RICHTIGE GEWICHT?

Diese Hinweise zeigen dir, dass es an der Zeit ist, das Gewicht deiner Hanteln anzupassen:

- **Die Hanteln fühlen sich zu leicht an** Wenn du die Sätze mühelos beendest und sie dich nicht mehr anstrengen, musst du wahrscheinlich das Gewicht erhöhen. Deine Muskeln brauchen einen ausreichenden Anreiz, um zu wachsen und sich anzupassen. Erhöhe das Gewicht deiner Hanteln, damit das Training dich immer fordert, denn das ist der Schlüssel zum Muskelaufbau in der zweiten Lebenshälfte.

- **Ausbleibender Fortschritt** Wenn deine Kraft ein Plateau erreicht hat, kann es helfen, die Gewichte zu erhöhen. Dein Körper passt sich an die Belastung an, daher sind neue Herausforderungen für kontinuierlichen Fortschritt unerlässlich.

- **Fehlender Muskelkater** Muskelkater ist nicht der einzige Hinweis auf ein effektives Workout, aber wenn du nach einem Workout keinen Muskelkater mehr bekommst, kann das darauf hindeuten, dass deine Muskeln sich an deine neue Routine gewöhnt haben. Wird das Gewicht schrittweise erhöht, kann dies das Muskelwachstum anregen. Du solltest nach den Workouts auf keinen Fall dauerhafte Schmerzen haben, aber eine anstrengende Trainingseinheit, die Muskelkater verursacht, bringt mehr als ein zu leichtes Workout!

- **Neue Ziele** Wenn sich deine Ziele verändern, zum Beispiel von Ausdauer zu Kraft oder von Grundfitness zu Muskelaufbau, musst du deine Gewichte möglicherweise anpassen. Neue Ziele verlangen häufig andere Widerstände.

- **Verletzungen** Steigst du nach einer Verletzung oder Pause wieder ein, fange mit leichteren Hanteln an und erhöhe das Gewicht schrittweise, wenn deine Kraft und Fitness zunehmen. Höre auf deinen Körper und trainiere so, dass du genügend Erholung bekommst.

Nicht in jedem Workout geht es um mehr Gewicht! Viele Übungen verbessern die Ausdauer – die Zeit unter Belastung – und brauchen kein höheres Gewicht. Schrittweise Steigerung ist wichtig, um Verletzungen und eine Überanstrengung der Muskeln zu vermeiden, also fange im Zweifel leichter an und erhöhe das Gewicht nach und nach. Fordere dich nur so weit, dass du die Übungen immer sauber ausführen kannst.

Top Tipp

Dies ist dein Weg – benutze die Gewichte, die für *dich* richtig sind.

GEHEN WIRD **UNTERSCHÄTZT!**

Gehen ist leicht, kostet nichts, und du brauchst dafür kein Equipment – der einfachste Weg, Gesundheit und Fitness zu verbessern.

Gehen ist eine großartige Möglichkeit, um die Gesundheit zu erhalten. In meinem Workout-Plan empfehle ich Spazierengehen als Teil der Routine und als Option für Pausen-Tage. Gehen hat viele Vorteile: Es verbessert die kardiovaskuläre Fitness, stärkt die Knochengesundheit, trägt zu einem gesunden Gewicht bei und wirkt stimmungsaufhellend. Außerdem fördert es einen gesunden Schlafrhythmus, der wiederum das Immunsystem stärkt. Vor allem aber profitiert der Körper enorm vom Aufenthalt in der Natur, nicht nur durch die Produktion von Vitamin D – auch Stress und Ängste werden reduziert.

Im Unterschied zu anderen Sportarten ist Gehen völlig kostenlos, schonend und ohne jegliche Ausrüstung möglich. Man kann unabhängig vom Fitnesslevel direkt loslegen und verbessert beim Gehen die Ausdauer, was bei anderen sportlichen Übungen spürbar hilft.

Versuche, jeden Tag mindestens 30 Minuten spazieren zu gehen. Wenn du zügig gehst, ist das eine tolle Ergänzung zu deinem Bein-Workout. Falls 30 Minuten am Stück zu lang sind, versuche drei Mal am Tag kurz (10 Minuten) zu gehen und die Zeitintervalle langsam zu steigern. Gehe zusammen mit einer Freundin los oder nutze die Runde mit dem Hund als Teil deines wöchentlichen Fitnessprogramms.

Spaziergänge in die tägliche Routine einzubinden, ist nicht schwer und macht Spaß. Durch kleine Veränderungen und schrittweise Intensivierung kannst du deine allgemeine Fitness steigern, deine Stimmung heben und die vielen Vorzüge von Spaziergängen genießen.

SO WIRD GEHEN ZUM TEIL DEINER TÄGLICHEN ROUTINE

1 **Treppen steigen** Nimm anstelle des Aufzugs die Treppe, zumindest für einen Teil der Strecke. Das ist eine einfache Strategie, um ein paar zusätzliche Schritte zu machen und die Beine zu trainieren.

2 **Früher aussteigen** Fährst du mit dem ÖPNV, steige eine Haltestelle früher aus und gehe den Rest des Weges zu Fuß. Diese kleine Veränderung kann deine tägliche Schrittzahl bedeutend erhöhen.

3 **Zum Einkaufen zu Fuß** Wann immer möglich, gehe zum Einkaufen zu Fuß, wenn die Läden nicht zu weit entfernt und die Einkäufe klein sind. So gehst du nicht nur mehr Schritte, sondern sparst auch Benzin und verringerst deinen CO_2-Fußabdruck!

4 **Aufschreiben** Notiere, wie häufig und wie weit du zu Fuß gehst. Dadurch siehst du deinen Fortschritt und bleibst motiviert.

5 **Einen Schrittzähler nutzen** Ein Schrittzähler oder Fitnesstracker zählt deine Schritte. So kannst du deinen aktuellen Wert mit vorherigen Tagen und mit Empfehlungen für tägliche Schrittzahlen vergleichen. Das kann zu mehr Bewegung motivieren.

6 **Abwechslung** Damit dein Körper sich nicht an eine immer gleiche Routine gewöhnt, erhöhe die Intensität, wenn sich deine Fitness verbessert. So geht's:

- **Bergauf gehen** Integriere Steigungen in deinen Weg, um dich herauszufordern. Das ist super für Beinkraft und Herz.
- **Hanteln oder einen Rucksack mitnehmen** Mehr Gewicht sorgt für höhere Intensität und mehr Kraftaufbau.
- **Geschwindigkeit, Strecke und Dauer steigern** Baue schrittweise Intervalle in schnellem Tempo, eine weitere Strecke in abwechselnd zügigem und moderatem Tempo und zusätzlich längere Runden in deine Routine ein.

SO WICHTIG SIND **PAUSEN-TAGE**

Im Trainingsplan sind bestimmte Abschnitte als Pausen-Tage vermerkt. Warum sind sie so wichtig?

Ich bin der festen Überzeugung, dass die Tage, an denen man nicht trainiert, ebenso wichtig sind, wie die Tage, an denen man Sport treibt! Ich selbst mache *immer* zwei Tage pro Woche Pause, normalerweise am Wochenende, wenn das Familienleben brummt. Pausen-Tage sind wichtig zur Steigerung der Fitness, besonders beim Krafttraining, denn die Tage, an denen du deinem Körper angemessene Erholung schenkst, sind die Tage, an denen du Leistungsgewinne erzielst. Die Arbeit für mehr Muskelkraft oder bessere Ausdauerleistung wird während der Trainingseinheit getan, aber der Zuwachs kommt während der Pausen in der Erholung. Deine Muskeln regenerieren sich und passen sich an die Anforderungen an und sind so beim nächsten Training leistungsfähiger.

In der Erholungsphase reparieren Satellitenzellen mikroskopisch kleine Risse, die durch das Training entstanden sind. Sie vermehren sich, reifen heran und verschmelzen mit den verletzten Muskelzellen, die dann neues Muskelprotein bilden. Das steigert die Größe und Kraft des Muskels und bereitet ihn auf künftige Belastung vor. Dieser Prozess nennt sich Hypertrophie.

Pausen-Tage beugen Verletzungen vor und verhindern übermäßiges Trainieren. Verlangst du von deinem Körper täglich hohe Leistung, ohne ihm Zeit für Erholung zu geben, wird er zusammenbrechen – also gib auf ihn acht!

Pausen und Erholung erlauben deinem Körper auch, sein Energielevel zu regulieren, was zu einem gesunden und effizienten Stoffwechsel führt, der viel Fett verbrennt und Energie optimal nutzt. Dieses Auftanken ist gut für ein stabiles Energieniveau beim nächsten Training und für effektiven Gewichtsverlust (falls das dein Ziel ist).

Ich empfehle drei bis vier Trainingseinheiten pro Woche, zum Beispiel 30-minütiges Krafttraining für verschiedene Muskelgruppen (Seite 38–39). An den übrigen Tagen kannst du Cardio-Training einplanen, Spaziergänge oder Pilates machen oder Yoga üben. Die Pausen-Tage zahlen sich beim nächsten Training aus.

WIE VERMEIDE ICH VERLETZUNGEN?

Du hast das Gefühl, Fortschritte zu machen, und plötzlich stellt sich eine Verletzung ein? Hier sind meine Top-Tipps, um in guter Form zu bleiben:

Nichts überstürzen!
Steigere dich langsam, Schritt für Schritt, wenn deine Kraft zunimmt und die Fitness wächst. Zu hart und zu schnell einzusteigen ist einer der Hauptgründe für Verletzungen. Auch wenn du lieber sofort loslegen und dich herausfordern möchtest – es braucht das richtige Maß!

Erholung ernst nehmen
Gibst du deinem Körper keine Chance auf Erholung, Regeneration und Wachstum, kannst du auch keine Ergebnisse erwarten: Trainierst du an einem Tage die Arme, lege am nächsten Tag den Fokus auf die Beine oder den Rumpf oder mache einen Tag Pause. Erhole dich aktiv, indem du spazieren gehst, Pilates oder Yoga übst oder beim Schwimmen. So können sich deine Muskeln erholen und anpassen.

Warm-up und Cool-down nicht vergessen!
Ohne Warm-up und Cool-down steigt das Risiko für Verletzungen enorm. Deshalb findest du für beides eine Anleitung in diesem Buch. Ich empfehle vor dem Workout 5–10 Minuten dynamische Dehnübungen – sie bereiten deine Muskeln auf die Belastung vor, wärmen die Gelenke auf und verbessern den Blutfluss. Statische Dehnübungen nach dem Workout vergrößern den Bewegungsradius der Gelenke, unterstützen die Entspannung der Muskeln und beugen somit Verspannungen vor. Dein Körper erholt sich schneller, wenn du dem Cool-down 10 Minuten widmest.

Auf die richtige Ausführung achten
Der Schlüssel beim Krafttraining. Eine gute, korrekte Ausführung ist für Verletzungsfreiheit unerlässlich. Die Schritt-für-Schritt-Anleitungen im Übungsteil zeigen die richtige Ausführung jeder einzelnen Übung.

DIE
ÜBUNGEN

2

ÜBER MEINE **WORKOUTS**

Meine Workouts sind kurz und intensiv, damit sie in den Alltag passen. Bevor es losgeht, hier noch einige Informationen zu den Übungen.

Die Workouts in diesem Buch vereinen die wichtigsten Prinzipien des Kraft-, Funktions- und HIIT-Trainings in 30-minütigen Einheiten (mit Ausnahme des Anfängerteils, der nur 20–25 Minuten dauert). Die Workouts trainieren verschiedene Muskelgruppen und fordern den Körper. Jedes umfasst auch ein Aufwärm- und ein Abkühltraining (jeweils 5–10 Minuten).

Es gibt vier Workouts pro Woche über einen Zeitraum von sechs Wochen. Sie sind für alle Leistungsniveaus geeignet – von Anfängern bis hin zu Menschen, die schon seit Jahren trainieren. Die Intensität wird schrittweise gesteigert, damit du im Laufe des Programms fitter und stärker wirst.

HILFSMITTEL

Die folgenden Hilfsmittel empfehle ich:

- Eine rutschfeste Fitnessmatte.
- Ein kurzes Widerstandsband (Ringform).
- Zwei Kurzhanteln (ich empfehle, mit 2 kg anzufangen und sich mit zunehmender Kraft allmählich zu steigern). Wer keine Hanteln hat, kann sich auch mit Wasserflaschen oder Konservendosen behelfen. Wenn du Fortschritte machst und es dein Budget zulässt, empfehle ich dir, einen Satz schwerere Hanteln für die Unterkörperübungen und leichtere Hanteln für die Oberkörperübungen anzuschaffen. In den ersten beiden Wochen des Programms wird nur mit dem eigenen Körpergewicht trainiert.
- Sportschuhe – bei Übungen mit hoher Belastung solltest du Schuhe tragen, die sehr guten Halt geben.
- Wasser – achte darauf, immer genügend Wasser griffbereit zu haben. Ich empfehle außerdem, nach dem Training Wasser zu trinken, um die Regeneration zu unterstützen.

Scanne den QR-Code, um zu einem geführten Warm-up und Cool-down zu gelangen, das dich beim Sechs-Wochen-Programm willkommen heißt (auf Englisch).

MEIN TRAININGSLATEIN

1 **Sequenz** Zwei oder mehr Übungen, die nacheinander ausgeführt werden.

2 **Wdh.** Abkürzung für Wiederholung. So oft soll eine Übung vollständig ausgeführt werden, bevor du eine Pause einlegst.

3 **Satz** Eine Gruppe von Übungen oder Wiederholungen, die in einem Zug ausgeführt werden.

4 **Pause** Kurze Zeit zum Ausruhen zwischen den Übungen, damit sich die Muskeln erholen können.

5 **EMOM – Every Minute On The Minute** Eine Form des Intervalltrainings, bei der du eine bestimmte Anzahl von Wiederholungen innerhalb einer bestimmten Zeit absolvierst. Sobald du die Übungen beendet hast, kannst du dich für den Rest der Minute ausruhen oder je nach Programm eine andere Übung durchführen.

6 **AMRAP – As Many Rounds As Possible** Eine Trainingsmethode, bei der du so viele Wiederholungen oder Sätze wie möglich innerhalb eines bestimmten Zeitrahmens ohne Pause hintereinander ausführst.

7 **Super Set** Zwei Übungen, die mit minimaler Pause hintereinander ausgeführt werden. Dabei kann es sich um Übungen handeln, bei denen entgegengesetzte Muskelgruppen oder dieselben Muskeln beansprucht werden.

8 **Tabata** Ein hochintensives Intervall-Training, das die Fitness in kurzer Zeit steigern soll. Normalerweise wird 20 Sekunden lang trainiert, mit einer 10-sekündigen Pause.

WARM-UP

Ich empfehle vor dem Training 5–10 Minuten dynamische Dehnübungen zum Aufwärmen. Jede Übung 10- bis 15-mal ausführen.

ARMKREISE

Aufrecht stehen. Mit gestreckten Armen große Kreise in beide Richtungen beschreiben.

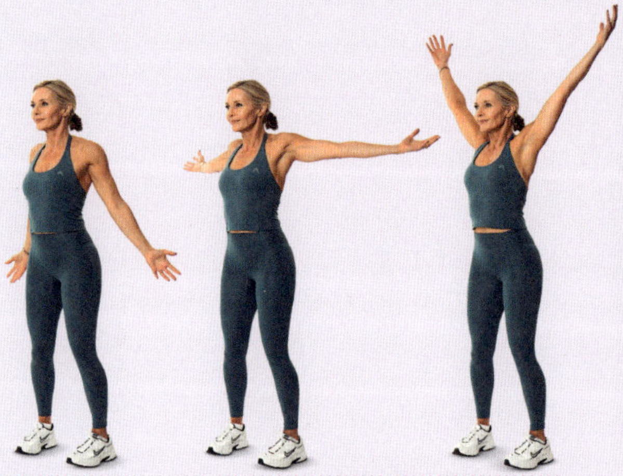

KINDHALTUNG

Die Knie weit spreizen, das Gesäß zwischen die Fersen senken, die Arme nach vorn ausstrecken.

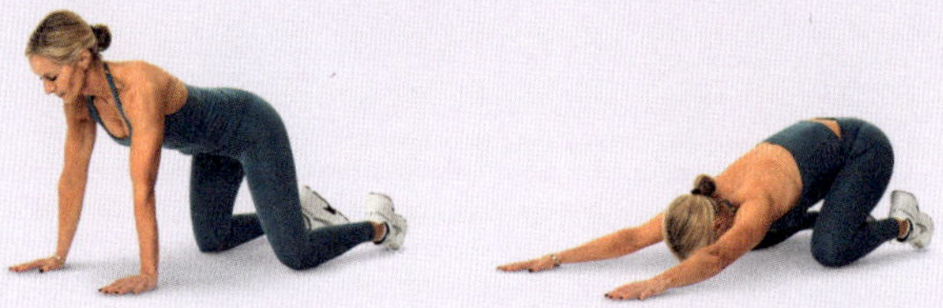

HERABSCHAUENDER HUND

Hände schulterbreit auf dem Boden, Schultern über den Handgelenken. Beim Ausatmen das Becken nach oben und hinten schieben. Die Knie abwechselnd beugen und strecken.

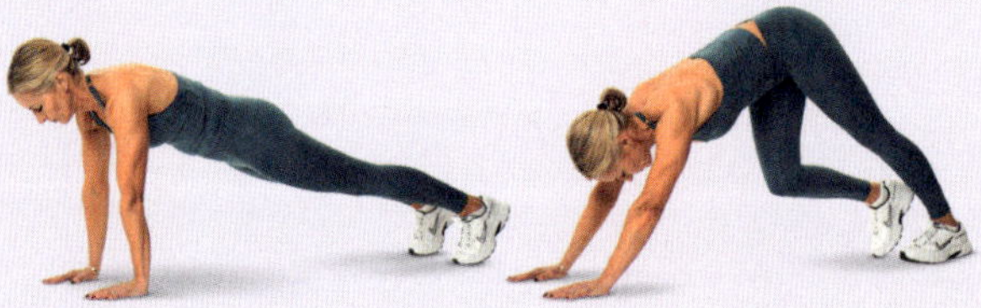

DEHNUNG DER BEINRÜCKSEITE

Ein Bein nach vorn strecken, Ferse aufsetzen. Die Arme nach vorn schwingen, um die hinteren Oberschenkelmuskeln zu dehnen, dann aufrichten und zur Decke strecken.

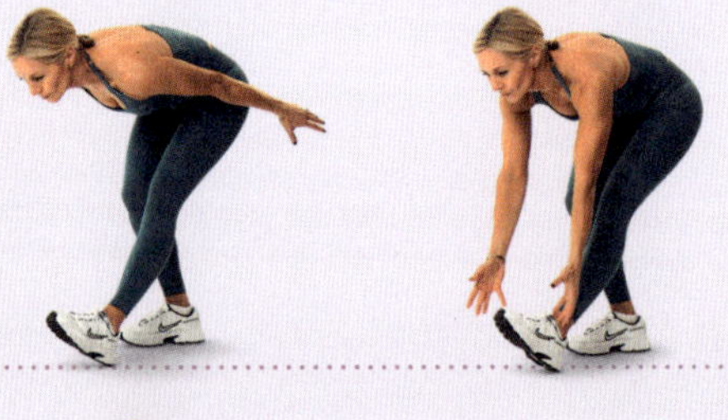

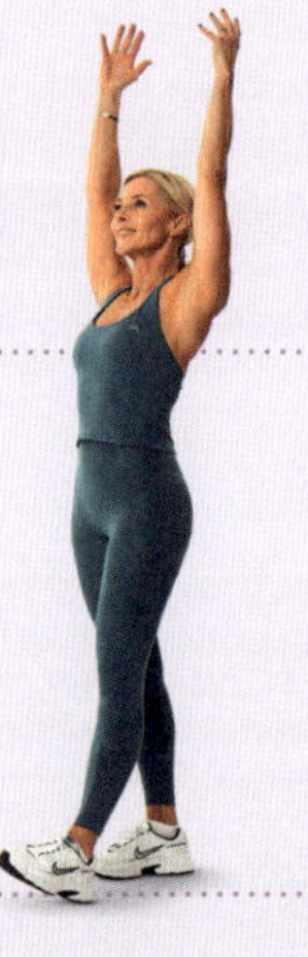

TIEFER SQUAT

Die Knie weit spreizen, das Gesäß so weit wie möglich senken, die Knie mit den Ellbogen auseinanderdrücken. Die Brust heben.

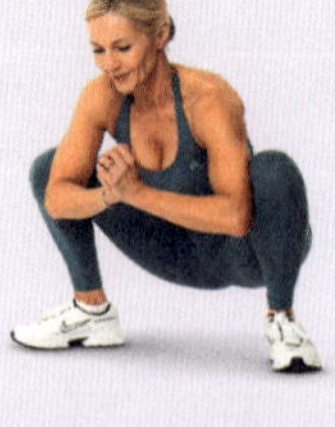

MARSCHIEREN

Aufrecht stehen, Hände in der Hüfte. Abwechselnd die Knie heben. Die Schultern nach hinten ziehen.

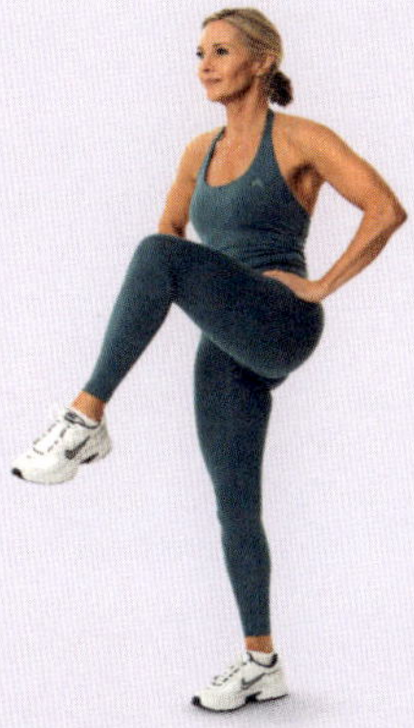

AUSFALLSCHRITT MIT ROTATION

In der Plank (Seite 75) beginnen. Linken Fuß neben die linke Hand setzen. Rechtes Bein gestreckt lassen oder das Knie absetzen. Linken Arm heben, der Blick folgt der Hand. Hand wieder absetzen. Seitenwechsel.

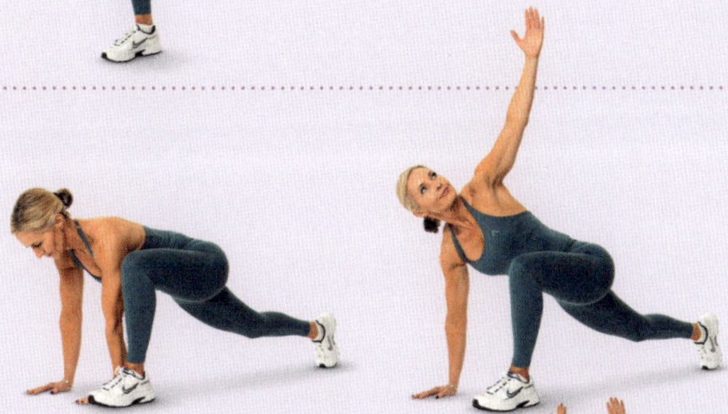

SQUAT UND STRECKUNG

Tiefe Kniebeuge, die Finger auf den Boden setzen. Dann hoch aufrichten und die Hände zur Decke strecken.

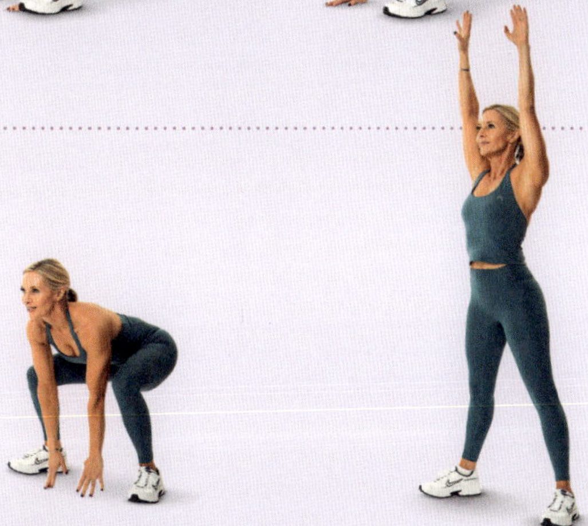

EINFÄDELN

Vierfüßlerstand. Einen Arm heben, dann die Schulter senken und den Arm unter dem Körper durchschieben. Das Becken möglichst nicht bewegen.

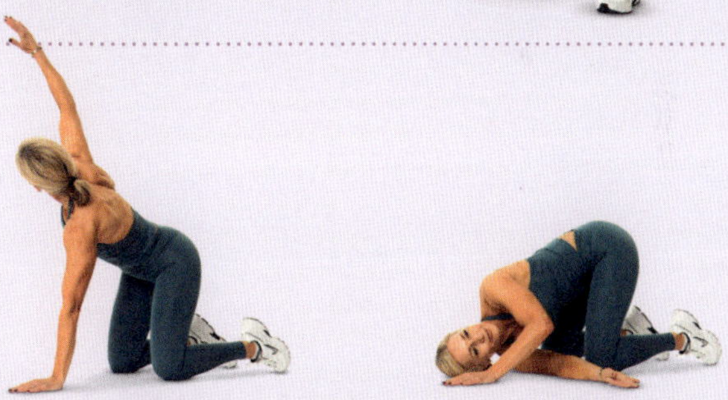

RAUPE

Arme und Beine sind gestreckt. Mit den Händen vorwärts laufen bis in die Plank, dann wieder zurück in die Ausgangsposition kommen.

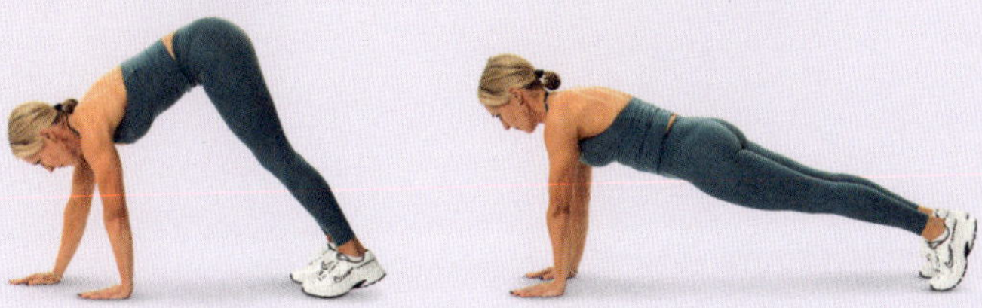

COOL-DOWN

Nimm dir nach dem Training noch 5–10 Minuten Zeit für diese statischen Dehnübungen, damit sich die Muskelspannung lösen kann. Jede Übung etwa 30 Sekunden halten.

RÜCKEN DEHNEN

Die Arme kreuzen, hinter die Knie greifen und den Rücken strecken.

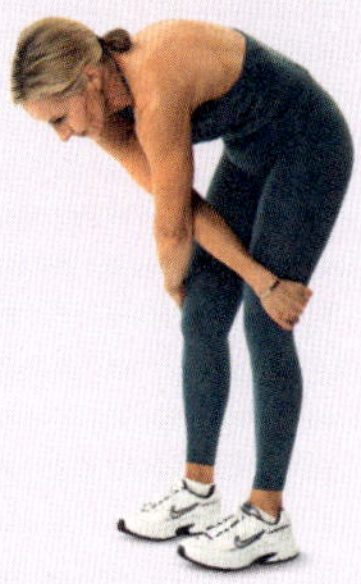

BRUST DEHNEN

Die Hände über der Hüfte auf den Rücken legen und die Brust dehnen.

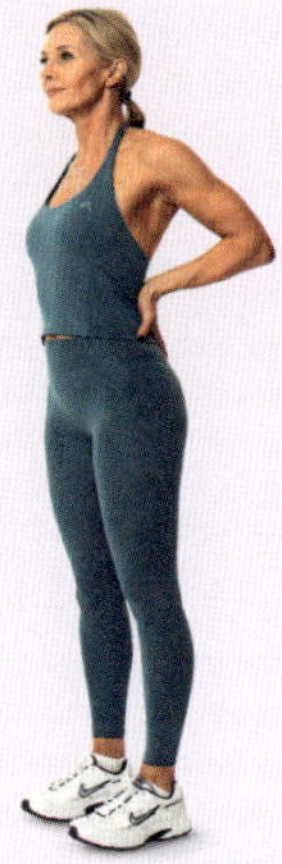

GESÄSSMUSKEL DEHNEN

Aufrecht sitzen, das Knie in die gegenüberliegende Ellbogenbeuge schieben, Oberkörper drehen und über die Schulter schauen.

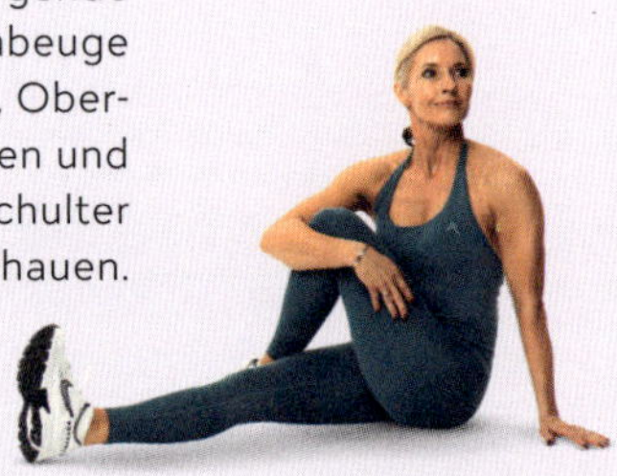

HÜFTBEUGER DEHNEN

Aus dem Kniestand einen Fuß so weit nach vorn setzen, wie angenehm ist. Die Arme zur Decke strecken.

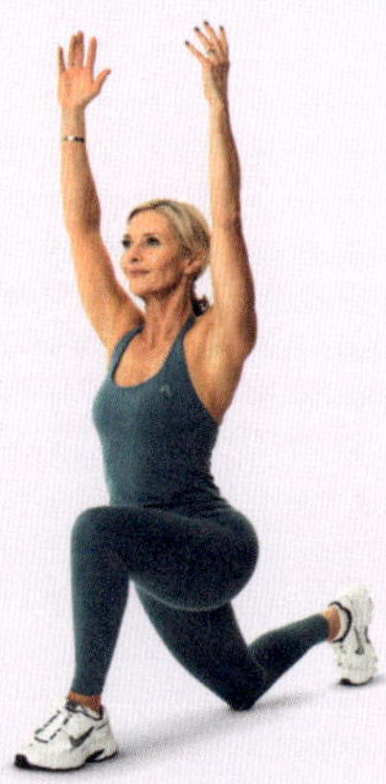

UNTEREN RÜCKEN DEHNEN

Rückenlage. Die Knie in eine Richtung fallen lassen, der Blick geht in die andere Richtung.

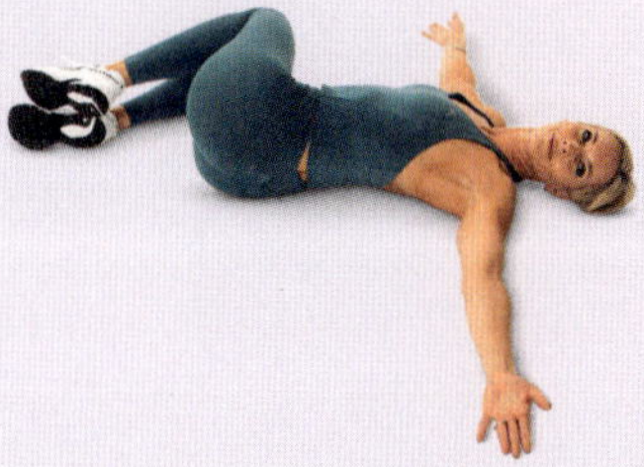

QUAD-DEHNUNG

Aufrecht stehen, Knie zusammen, Bauch anspannen. Eine Ferse zum Gesäß führen, den Spann mit der Hand umfassen.

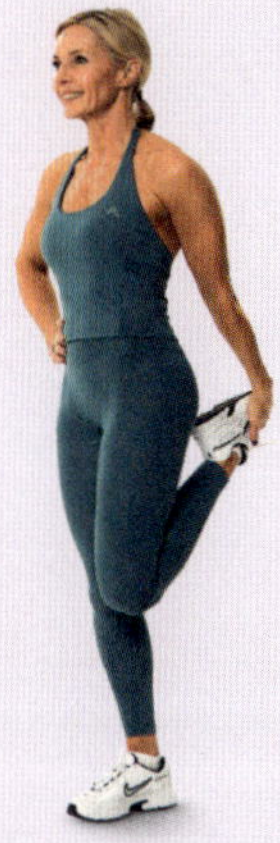

SCHULTER DEHNEN

Einen Arm quer vor dem Körper zur Seite führen. Mit dem anderen Arm zum Körper heranziehen.

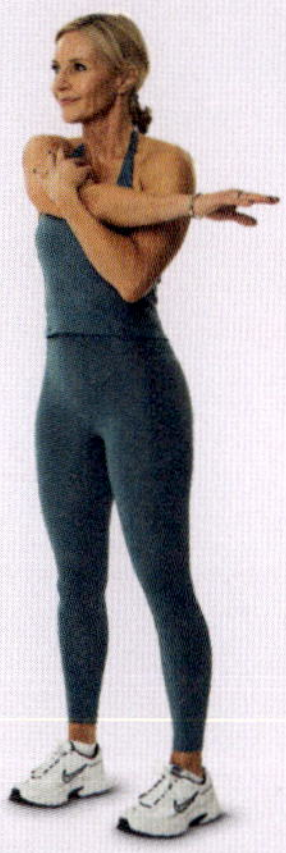

SEITLICHE BEUGE

Die Arme nach oben strecken. Sanft zur Seite beugen, bis die Dehnung in den schrägen Bauchmuskeln spürbar wird. Seitenwechsel.

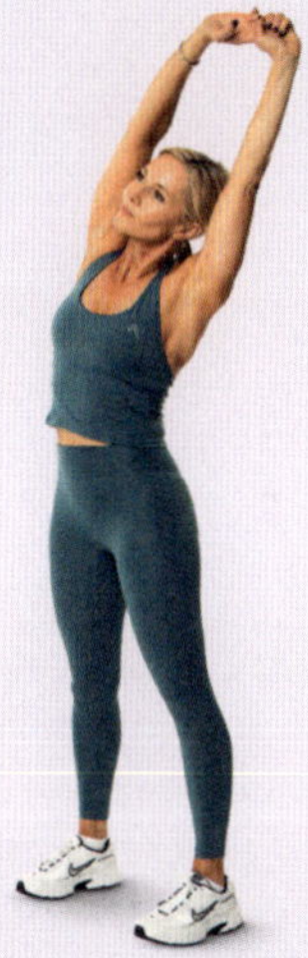

TRIZEPS DEHNEN

Einen Arm hochstrecken, dann abwinkeln, die Hand liegt hinter dem Kopf. Den Ellbogen mit der anderen Hand greifen. Sanft dehnen.

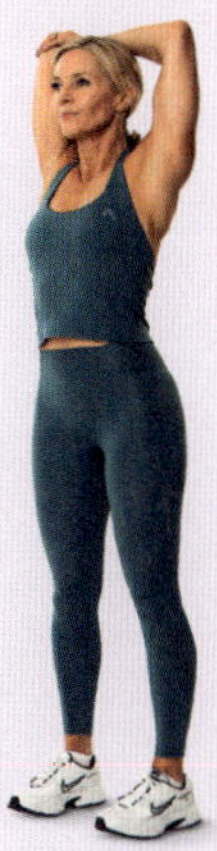

WOCHE 01 MONTAG

WOCHE 01
MONTAG

20 MIN.

UNTERER KÖRPER

BAND BZW. HANTEL NACH BELIEBEN

Zwischen den Übungen 20 Sekunden Pause, jede Sequenz 2-mal ausführen. Am besten nur mit dem eigenen Körpergewicht trainieren.

SEQUENZ 1

SQUATS

Das Gewicht auf die Fersen verlagern. Rücken gerade, Gesäß nach hinten schieben (wie beim Hinsetzen). Brust heben, Schultern nach hinten ziehen. Wieder in den Stand kommen und wiederholen.

10 Wdh.

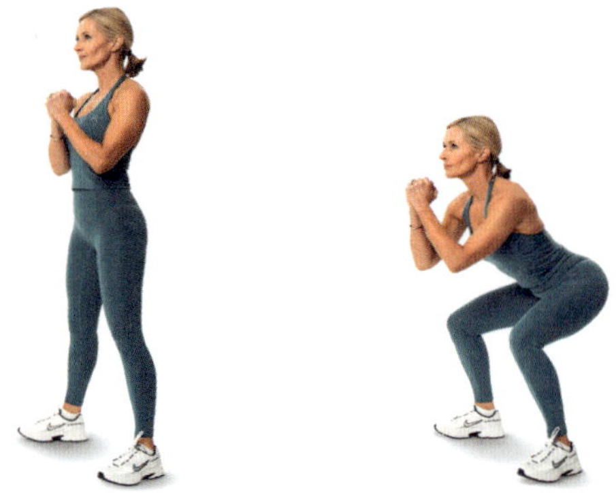

KICKBACKS

Vierfüßlerstand, Körpermitte anspannen. Ein Bein nach hinten strecken (nicht zu hoch), Gesäß anspannen.

10 Wdh. pro Seite

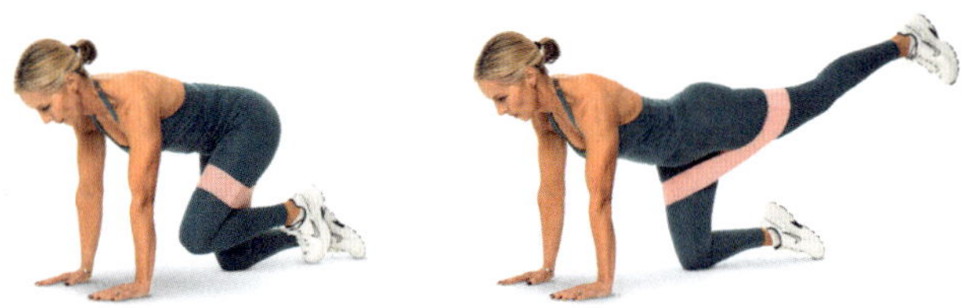

SEQUENZ 2

AUSFALLSCHRITT NACH HINTEN

Schultern nach hinten ziehen, Körpermitte anspannen. Ein Bein nach hinten setzen, Beine im 90°-Winkel beugen. Das Gewicht liegt auf der Ferse des Standbeins. Seitenwechsel.

6 Wdh. pro Seite

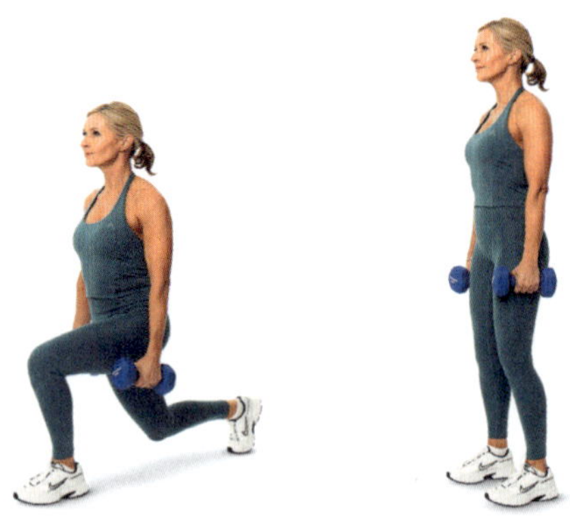

BECKENLIFT

Rückenlage, Nacken und Schultern entspannt. Die Füße ans Gesäß stellen, das Becken nach vorn kippen, die Fersen in den Boden drücken und den Körper heben. Becken wieder senken.

15 Wdh.

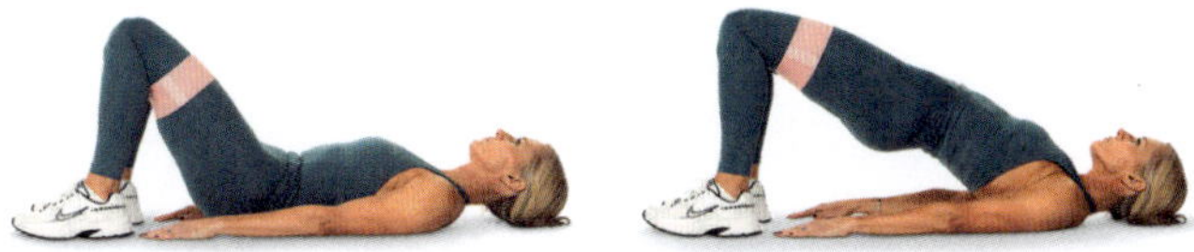

SEQUENZ 3

SPLIT SQUATS

Schrittstellung, Schultern nach hinten ziehen, Körpermitte anspannen, Knie im 90°-Winkel beugen (oder wie es angenehm ist). Oberkörper aufgerichtet, vorderes Knie hinter der Fußspitze. Wieder in den Stand kommen.

8 Wdh. pro Seite

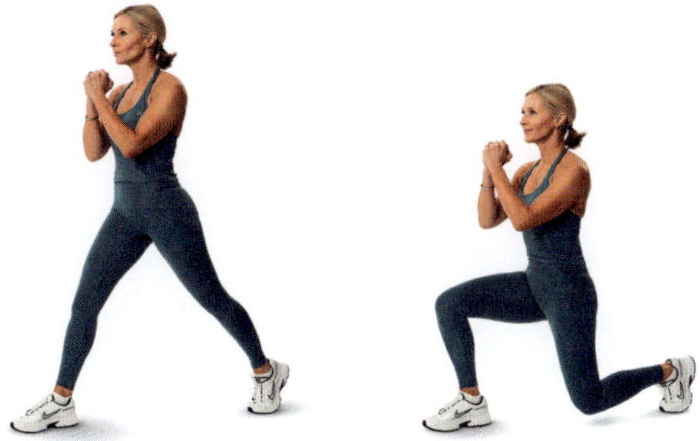

BEINHEBEN IM STAND

Aufrecht stehen, Füße parallel. Das Knie des Standbeins leicht beugen. Das andere Bein gestreckt mit geflextem Fuß langsam zur Seite heben (nicht zu hoch) und wieder senken.

10 Wdh. pro Seite

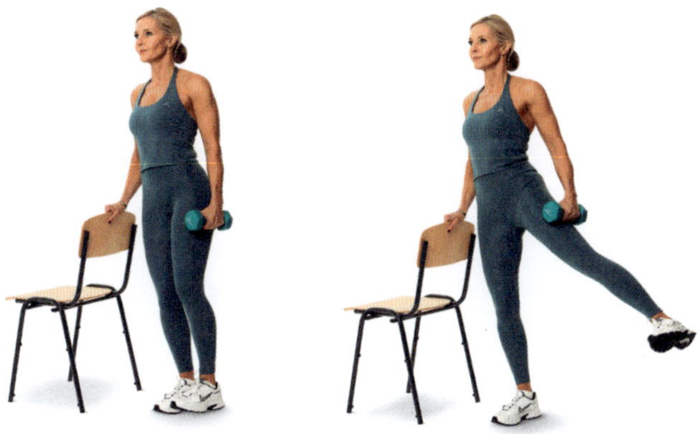

DONKEY KICKS

Vierfüßlerstand, Schultern über den Handgelenken, Bauchmuskeln anspannen. Das abgewinkelte Bein mit geflextem Fuß Richtung Decke heben (nicht zu hoch). Das Becken bleibt gerade.

10 Wdh. pro Seite

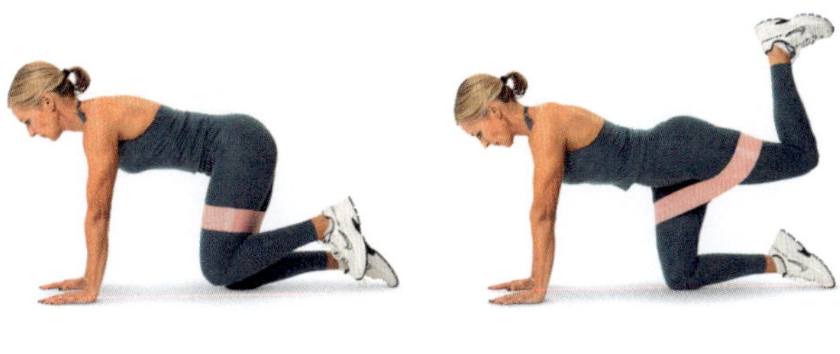

WOCHE 01 **DIENSTAG**

20 MIN.

GANZER KÖRPER

BAND ODER HANTEL NACH BELIEBEN

Jede Übung 30 Sekunden ausführen, dazwischen 20 Sekunden Pause. Jede Sequenz 2-mal ausführen.

SEQUENZ 1

SQUATS

Das Gewicht auf die Fersen verlagern. Rücken gerade, Gesäß nach hinten schieben (wie beim Hinsetzen). Brust heben, Schultern nach hinten ziehen. Wieder in den Stand kommen und wiederholen.

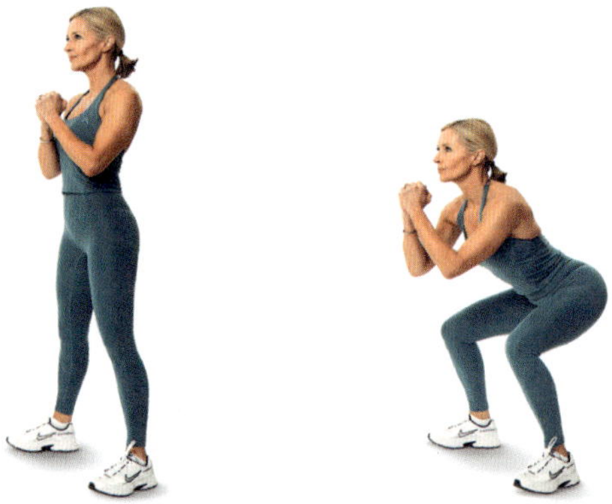

AUSFALLSCHRITT NACH HINTEN

Schultern nach hinten ziehen, Körpermitte anspannen. Ein Bein nach hinten setzen, Beine im 90°-Winkel beugen. Das Gewicht liegt auf der Ferse des Standbeins. Seitenwechsel.

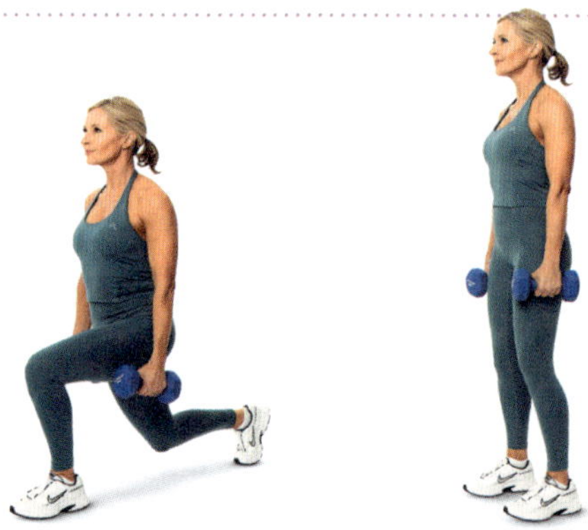

SEQUENZ 2

TOTER KÄFER

Rückenlage, Kopf auf der Matte oder leicht angehoben. Arm und gegenüberliegendes Bein langsam strecken. Seitenwechsel. Der Rücken bleibt auf der Matte, die Körpermitte bleibt angespannt.

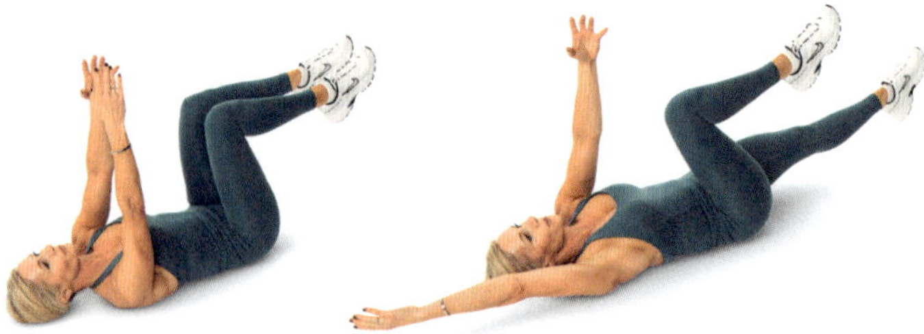

PLANK MIT SCHULTER-TIPP

(auf Zehen oder Knien)

Schultern über den Handgelenken, Rücken gerade, Bauchmuskeln angespannt, Kopf in einer Linie mit der Wirbelsäule. Eine Hand heben und die gegenüberliegende Schulter antippen. Becken gerade halten, Gesäß anspannen.

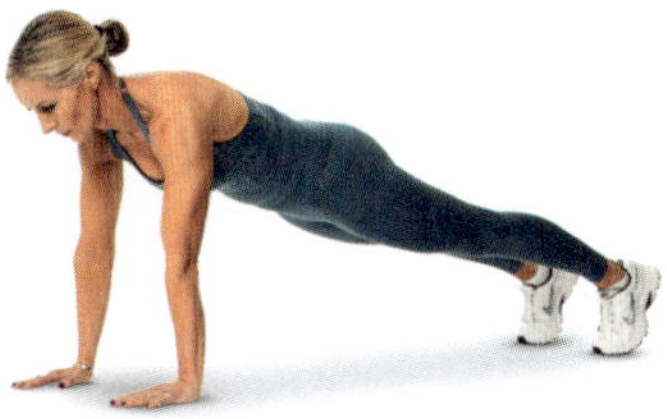
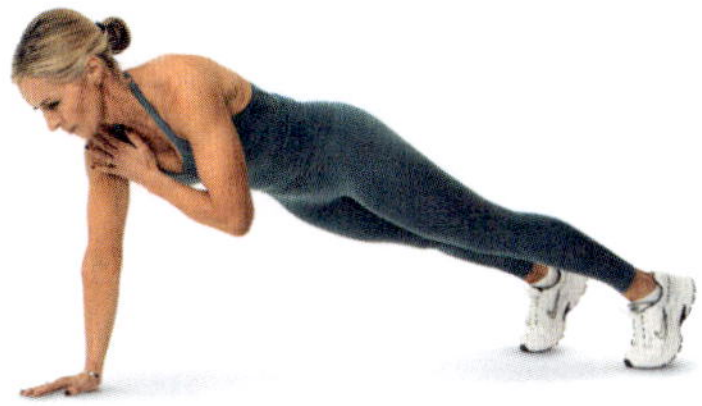

SEQUENZ 3

KICKBACKS

Vierfüßlerstand, Körpermitte anspannen. Ein Bein nach hinten strecken (nicht zu hoch), Gesäß anspannen.

20 Sek. pro Seite

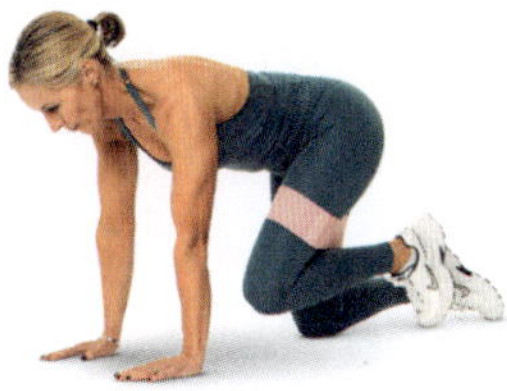
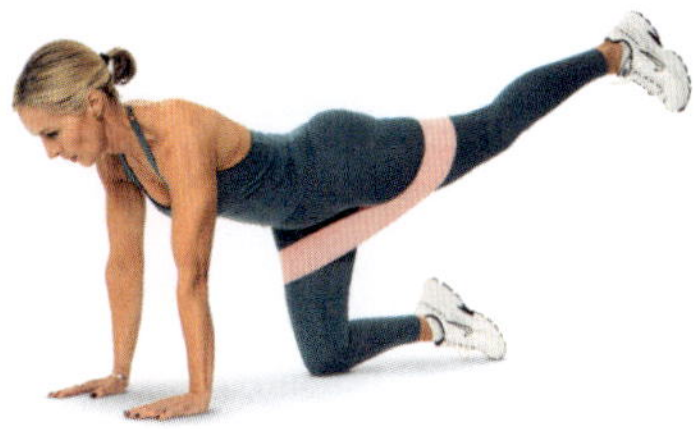

BECKENLIFT

Rückenlage, Nacken und Schultern entspannt. Die Füße ans Gesäß stellen, das Becken nach vorn kippen, die Fersen in den Boden drücken und den Körper heben. Wieder senken und wiederholen.

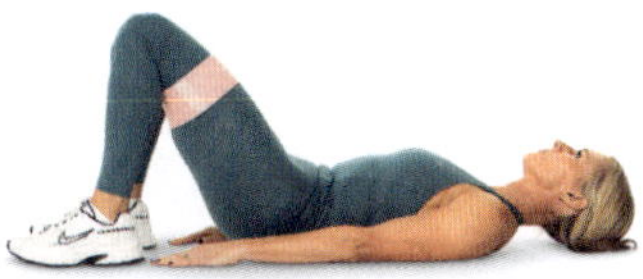
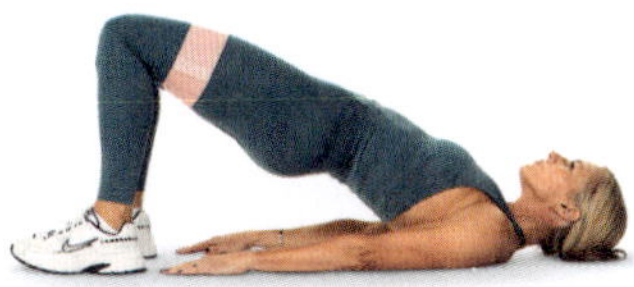

SEQUENZ 4

LIEGESTÜTZE

Hände etwas mehr als schulterbreit. In einer Bewegung nach vorn kommen (Kopf nicht senken), Rücken gerade, Ellbogen nach hinten ziehen. Die Körpermitte angespannt halten und in einer Bewegung wieder hochkommen. Anfänger üben stehend an einer Wand oder an einer Bank, später auf Händen und Knien.

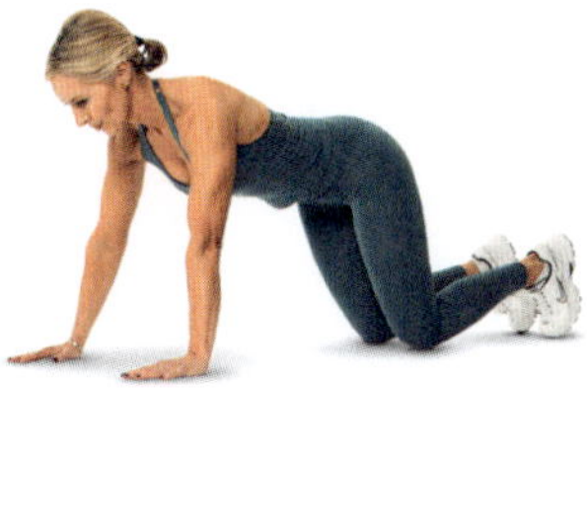
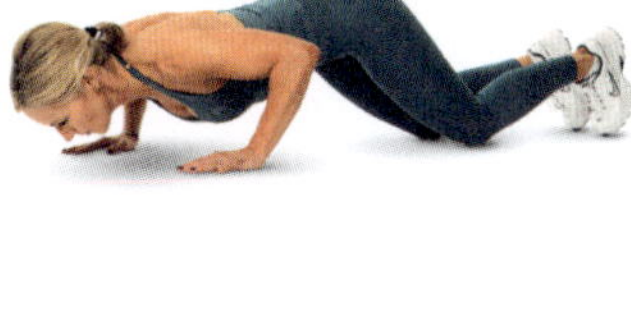

RÜCKENHEBEN

Bauchlage. Kopf und Schultern ein kleines Stück vom Boden heben und wieder ablegen. Nicht zu hoch kommen. Der Blick bleibt zum Boden gesenkt.

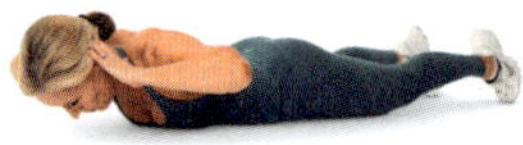

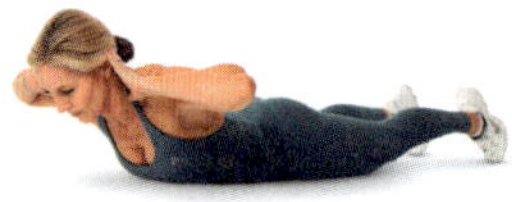

SEQUENZ 5

FAHRRAD-CRUNCHES

Hände hinter dem Kopf (nicht am Kopf ziehen). Einen Ellbogen zum gegenüberliegenden Knie führen, den Rücken nicht anheben. Langsam wieder ablegen, Seitenwechsel. Die Bewegungen kontrolliert ausführen, um die schräge Bauchmuskulatur zu trainieren.

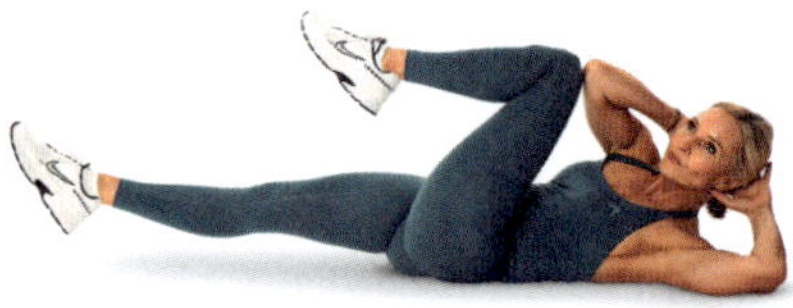

BERGSTEIGER

In der Plank beginnen, Becken nicht heben, Rücken gerade, Körpermitte angespannt, Schultern über den Handgelenken. Die Knie im eigenen Tempo abwechselnd zur Brust heranziehen.

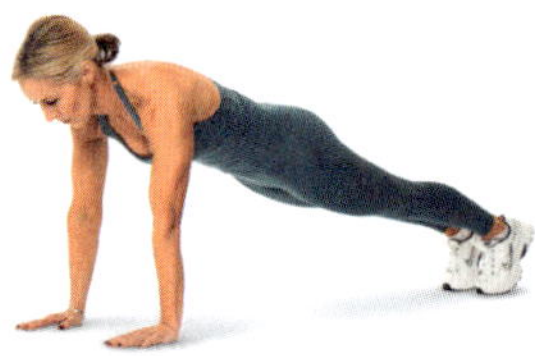

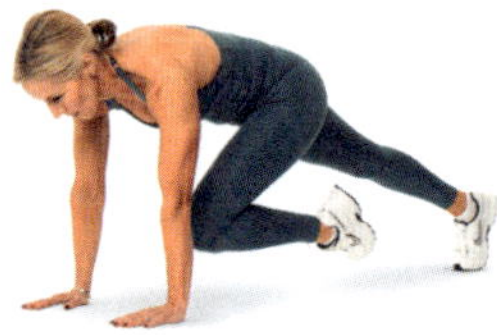

WOCHE 01
MITTWOCH

20 MIN.
OBERER KÖRPER
LEICHTE HANTELN

Zwischen den Übungen 20 Sekunden Pause.
Jede Sequenz 2-mal ausführen.

SEQUENZ 1

LIEGESTÜTZE
(auf Knien oder Zehen)

Hände etwas mehr als schulterbreit. In einer Bewegung nach unten kommen (Kopf nicht senken), Rücken gerade, Ellbogen nach hinten ziehen. Die Körpermitte angespannt halten und in einer Bewegung wieder hochkommen. Anfänger trainieren stehend an einer Wand oder an einer Bank.

10 Wdh.

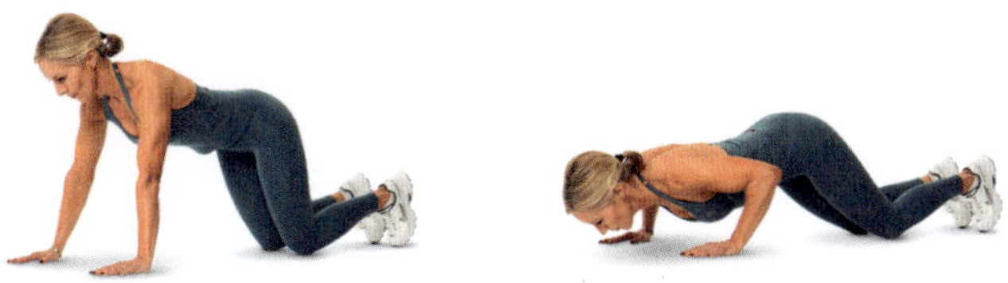

BRUSTDRÜCKEN

Die Ellbogen befinden sich am Rand des Gesichtsfelds (wie ein großes A). Die Arme über der Brust (nicht über dem Kopf) nach oben strecken, dabei ausatmen.

10 Wdh.

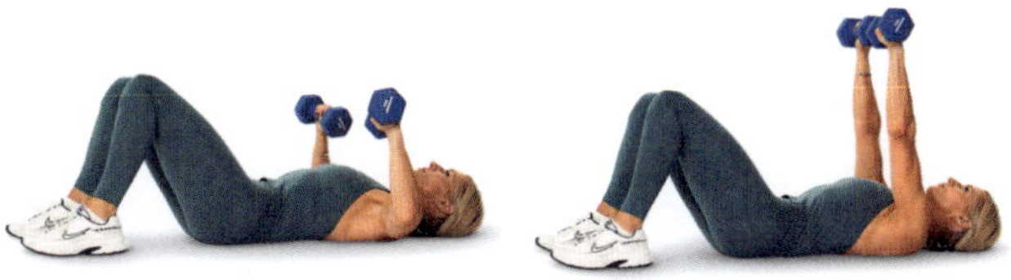

SEQUENZ 2

RUDERN IN DER VORBEUGE

Aus der Hüfte vorbeugen, Arme strecken. Rücken gerade, Kopf in einer Linie mit der Wirbelsäule. Die Arme beugen, die Hände langsam zu den Hüftknochen führen. Der Rücken bleibt gerade.

10 Wdh.

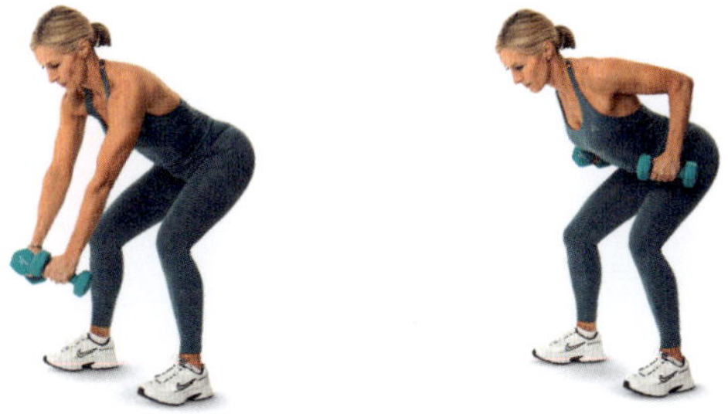

RÜCKENHEBEN

Bauchlage. Kopf und Schultern ein kleines Stück vom Boden heben und wieder ablegen. Nicht zu hoch kommen. Der Blick bleibt zum Boden gesenkt.

10 Wdh.

SEQUENZ 3

SCHULTERDRÜCKEN

Knie locker, Bauchmuskeln angespannt, Ellbogen am Rand des Gesichtsfelds. Arme langsam nach oben strecken, dann wieder bis zum 90°-Winkel beugen.

10 Wdh.

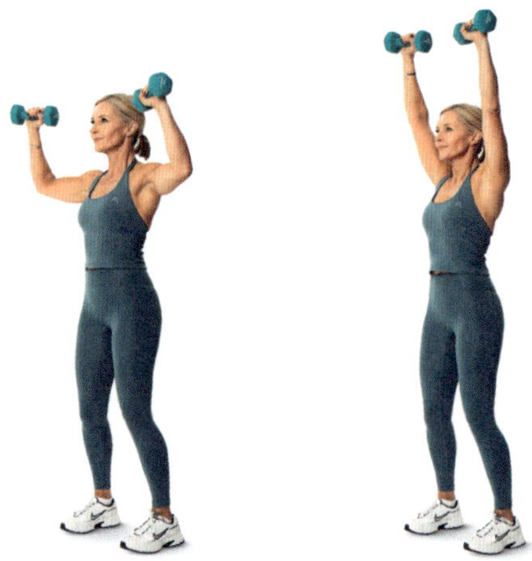

BIZEPS-CURLS

Die Arme nicht schwingen. Ellbogen an den Körper anlegen. Langsam die Gewichte heben und wieder senken.

10 Wdh.

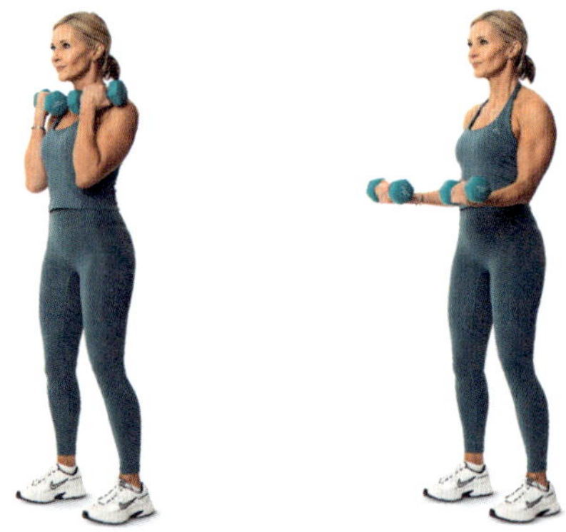

TRIZEPS-EXTENSIONS

(im Stehen oder Knien)

Stand oder Kniestand, Arme über dem Kopf. Arme nach hinten beugen, die Ellbogen bleiben an den Ohren. Arme langsam wieder strecken. Nicht nach hinten neigen.

10 Wdh.

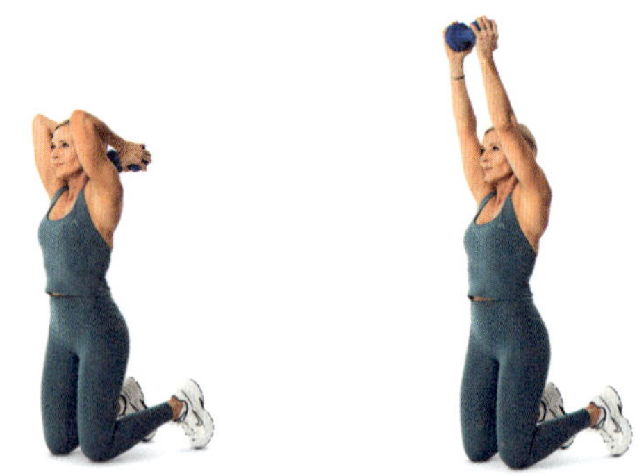

SEQUENZ 4

ZEHEN-TIPPS

Rückenlage, Kopf auf der Matte oder leicht angehoben. Beine abgewinkelt über die Hüfte heben. Die Füße abwechselnd auf den Boden tippen. Der Rücken bleibt auf der Matte.

30 Sek.

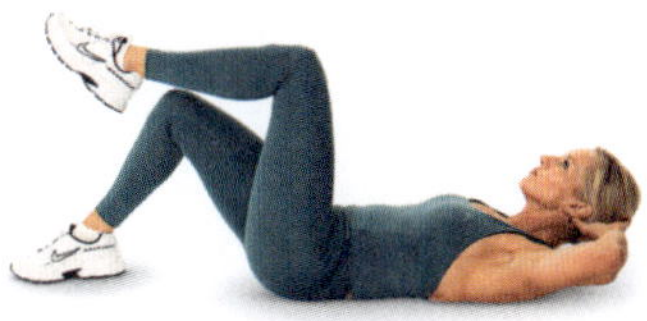

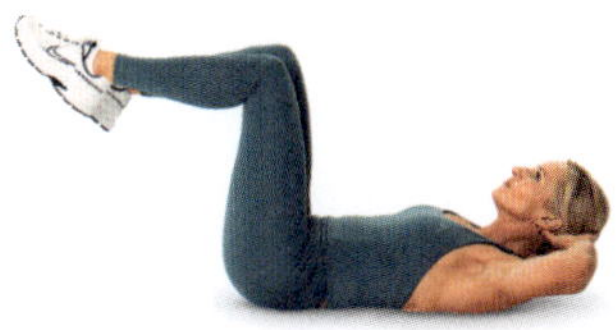

VOGEL + HUND

Vierfüßlerstand. Arm und entgegengesetztes Bein ausstrecken, das Bein nicht zu hoch heben. Ellbogen und Knie unter dem Körper zusammenführen. Rücken und Becken gerade halten. Seitenwechsel.

30 Sek.

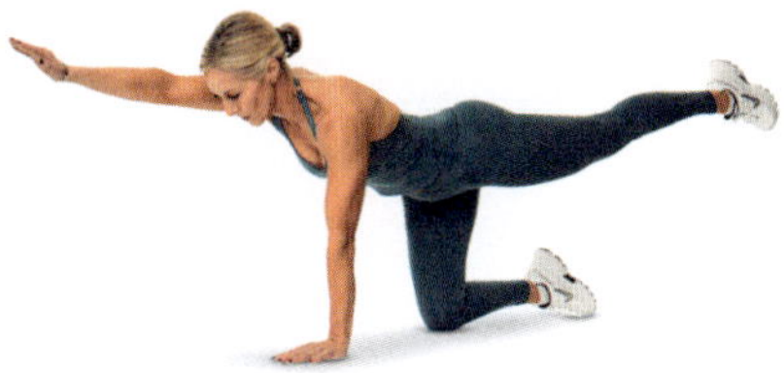

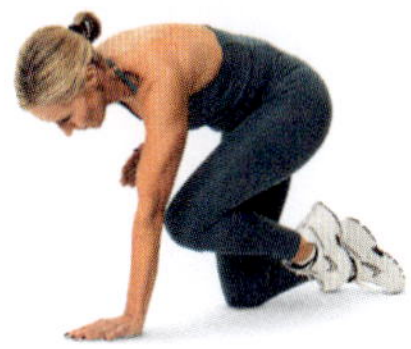

WOCHE 01
FREITAG

20 MIN.
RUMPF
KEINE HILFSMITTEL

Zwischen den Übungen 20 Sekunden Pause. Jede Übung 10-mal ausführen, jede Sequenz 2-mal ausführen.

SEQUENZ 1

TOTER KÄFER

Rückenlage, Kopf auf der Matte oder leicht angehoben. Arm und gegenüberliegendes Bein langsam strecken. Seitenwechsel. Der Rücken bleibt auf der Matte, die Körpermitte bleibt angespannt.

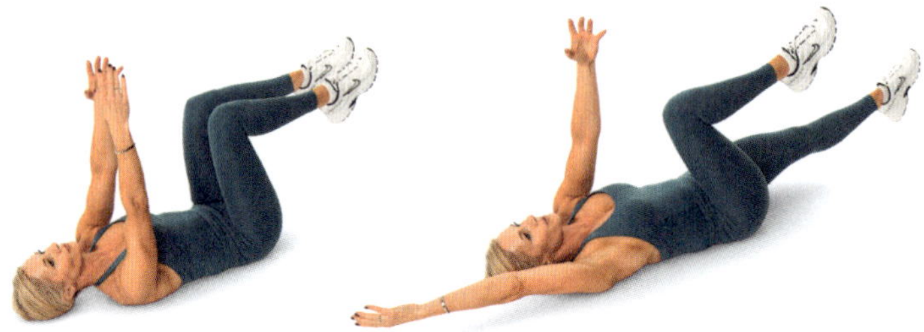

CRUNCHES

Kopf und Schultern von der Matte heben und wieder ablegen. Dabei den Kopf stützen, aber nicht daran ziehen. Das Kinn nicht zur Brust ziehen.

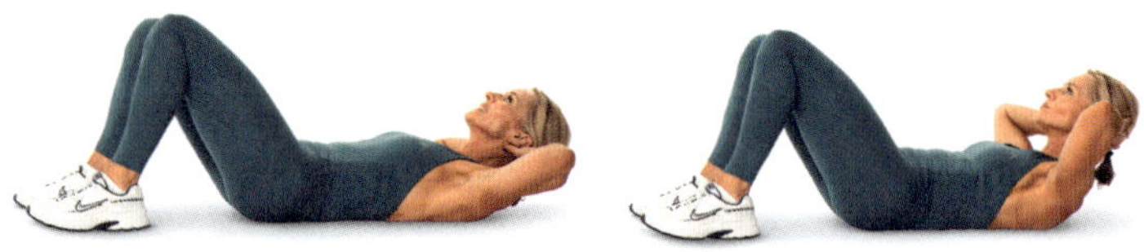

FAHRRAD-CRUNCHES

Hände hinter dem Kopf (nicht am Kopf ziehen). Einen Ellbogen zum gegenüberliegenden Knie führen, den Rücken nicht anheben. Langsam wieder ablegen, Seitenwechsel. Die Bewegungen kontrolliert ausführen, um die schräge Bauchmuskulatur zu trainieren.

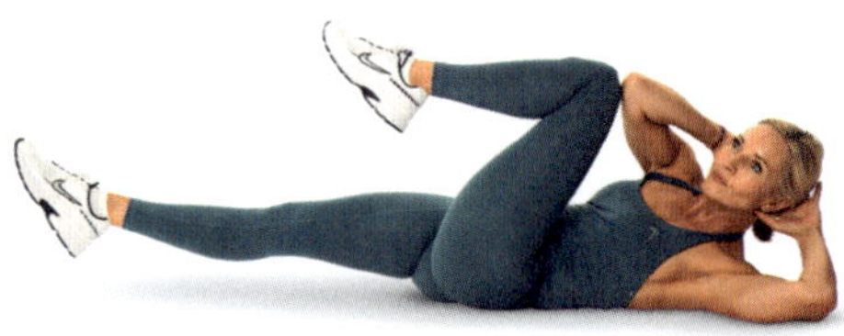

PLANK MIT SCHULTER-TIPP (auf Knien oder Zehen)

Schultern über den Handgelenken, Rücken gerade, Bauchmuskeln angespannt, Kopf in einer Linie mit der Wirbelsäule. Eine Hand heben und die gegenüberliegende Schulter antippen. Becken gerade halten, Gesäß anspannen.

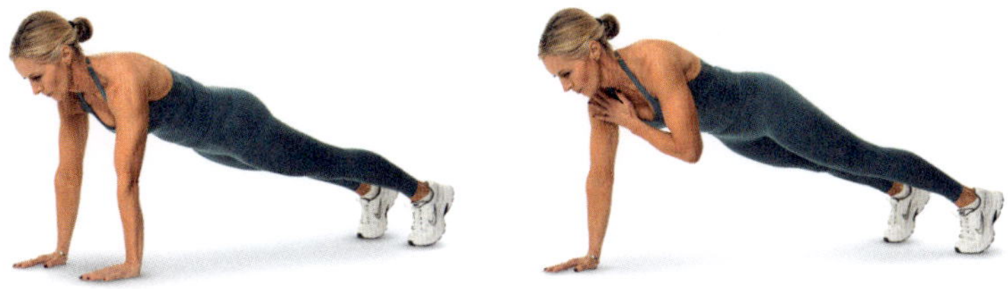

BEINHEBEN

Rückenlage. Die Beine nur so weit senken, wie es angenehm ist. Der Rücken bleibt auf der Matte.

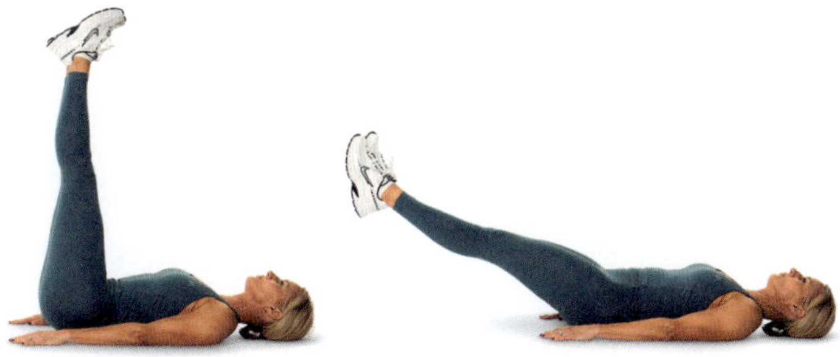

RÜCKWÄRTS ROLLEN

Der Kopf bleibt auf der Matte. Das Becken vom Boden heben – das ist nur eine kleine Bewegung. Kopf und Schultern bleiben entspannt.

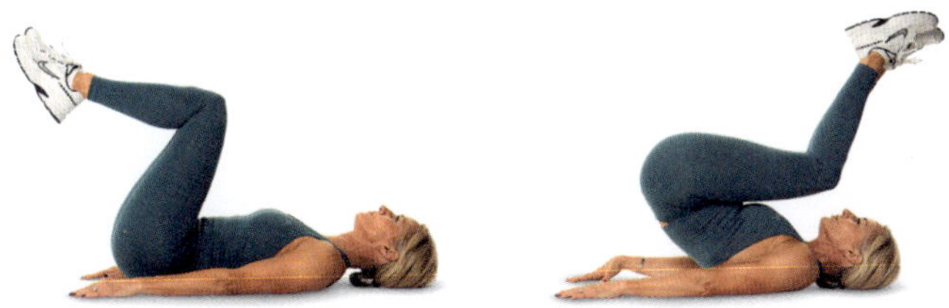

BERGSTEIGER

In der Plank beginnen, Becken nicht heben, Rücken gerade, Körpermitte angespannt, Schultern über den Handgelenken. Die Knie im eigenen Tempo abwechselnd zur Brust heranziehen.

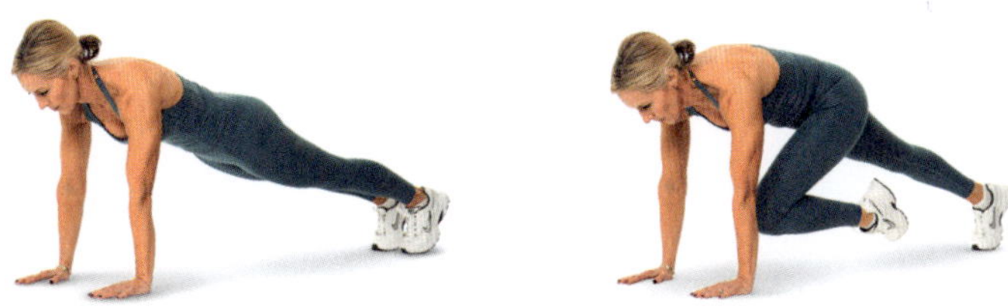

TIEFE PLANK MIT KNIE-TIPP

Plank auf den Ellbogen. Kopf und Körper bilden eine Linie. Die Knie abwechselnd langsam senken.

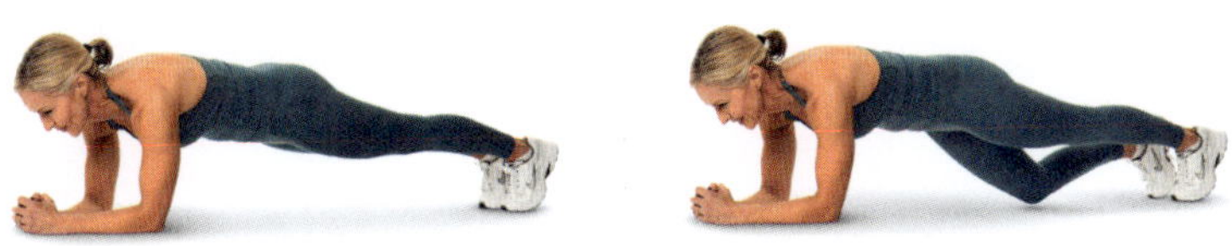

WOCHE 02
MONTAG

20 MIN.
GANZER KÖRPER
LEICHTE HANTELN

Zwischen den Übungen 15 Sekunden Pause. Jede Sequenz 2-mal ausführen.

SEQUENZ 1

SQUATS

Das Gewicht auf die Fersen verlagern. Rücken gerade, Gesäß nach hinten schieben (wie beim Hinsetzen). Brust heben, Schultern nach hinten ziehen. Wieder in den Stand kommen und wiederholen.

10 Wdh.

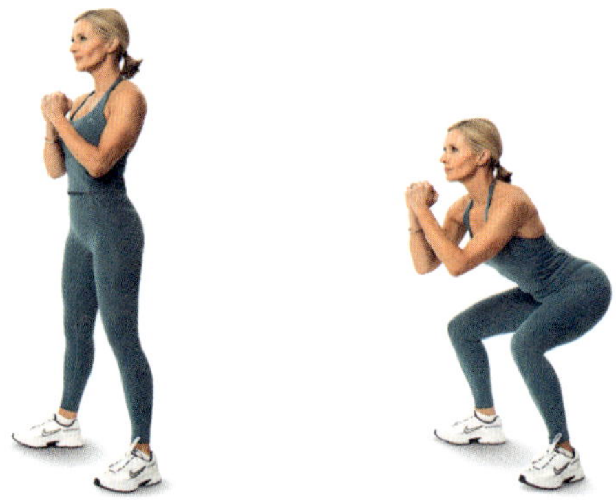

RUDERN IN DER VORBEUGE

Aus der Hüfte vorbeugen, Arme ausstrecken, Handflächen nach unten. Rücken gerade, Kopf in einer Linie mit der Wirbelsäule. Die Arme beugen, Hände langsam zu den Hüftknochen führen. Der Rücken bleibt gerade.

12 Wdh.

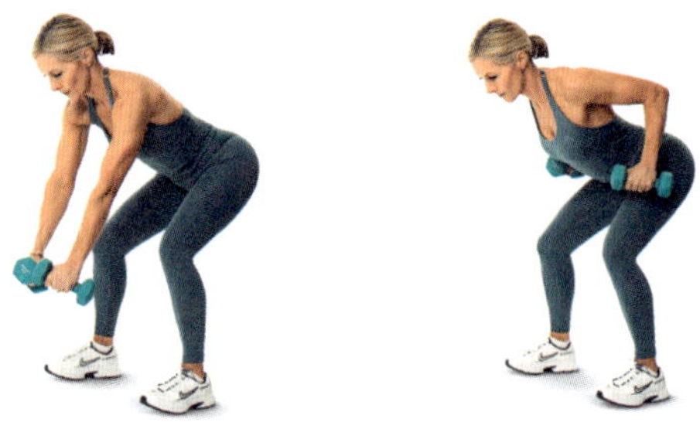

SEQUENZ 2

SCHULTERDRÜCKEN

Knie locker, Bauchmuskeln angespannt, Ellbogen am Rand des Gesichtsfelds. Arme langsam nach oben strecken, dann wieder bis zum 90°-Winkel beugen.

10 Wdh.

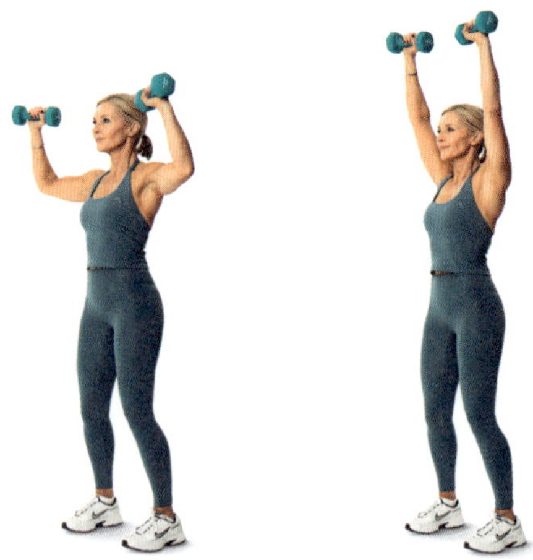

AUSFALLSCHRITT NACH HINTEN

Schultern nach hinten ziehen, Körpermitte anspannen. Ein Bein nach hinten setzen, Beine im 90°-Winkel beugen. Das Gewicht liegt auf der Ferse des Standbeins. Seitenwechsel.

10 Wdh. pro Seite

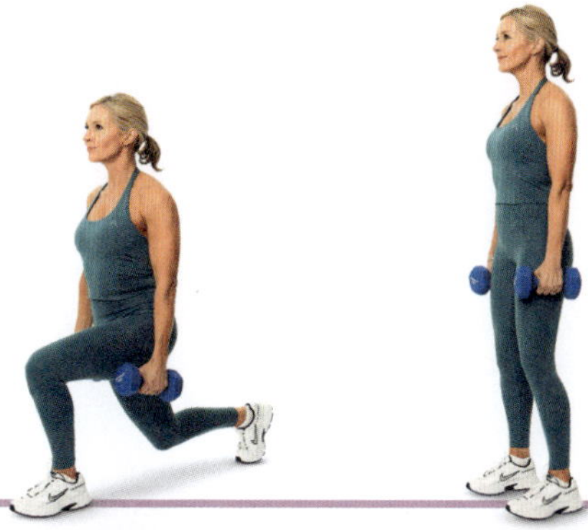

SEQUENZ 3

BIZEPS-CURLS

Die Arme nicht schwingen. Ellbogen an den Körper anlegen. Langsam die Gewichte heben und wieder senken.

15 Wdh.

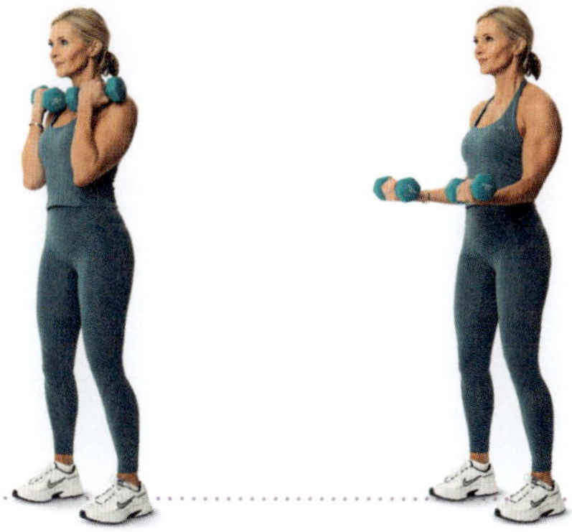

TRIZEPS-KICKBACKS

Vierfüßlerstand. Langsam einen Arm parallel zum Rücken nach hinten strecken – nicht schwingen! Das Becken nicht drehen, den Rücken gerade halten. Schultern über den Handgelenken.

15 Wdh. pro Seite

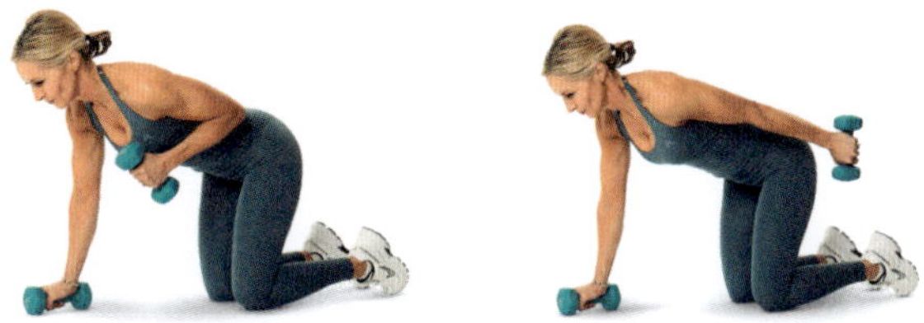

BRUSTDRÜCKEN

Die Ellbogen befinden sich am Rand des Gesichtsfelds (wie ein großes A). Die Arme über der Brust (nicht über dem Kopf) nach oben strecken, dabei ausatmen.

15 Wdh.

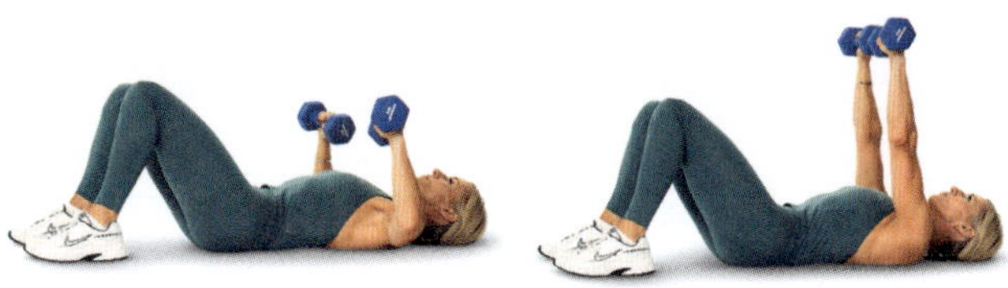

PLANK MIT SCHULTER-TIPP

(auf Knien oder Zehen)

Schultern über den Handgelenken, Rücken gerade, Bauchmuskeln angespannt, Kopf in eine Linie mit der Wirbelsäule. Hand heben und gegenüberliegende Schulter antippen. Becken gerade, Gesäß anspannen.

10 Wdh.

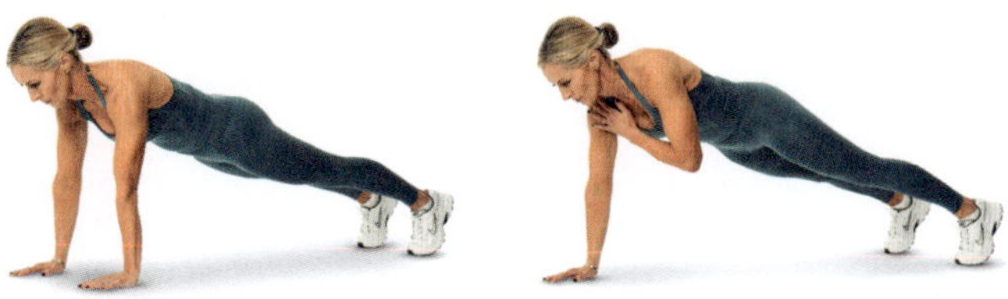

WOCHE 02 **DIENSTAG**

25 MIN.
OBERER KÖRPER
LEICHTE HANTELN & STUHL

Zwischen den Übungen 15 Sekunden Pause. Jede Sequenz 2-mal ausführen.

SEQUENZ 1
BRUST

BRUSTDRÜCKEN

Die Ellbogen befinden sich am Rand des Gesichtsfelds (wie ein großes A). Die Arme über der Brust (nicht über dem Kopf) nach oben strecken, dabei ausatmen.

10 Wdh.

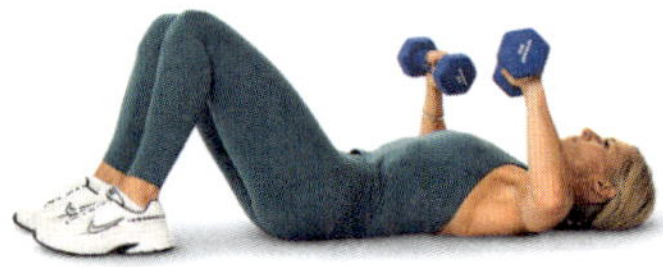

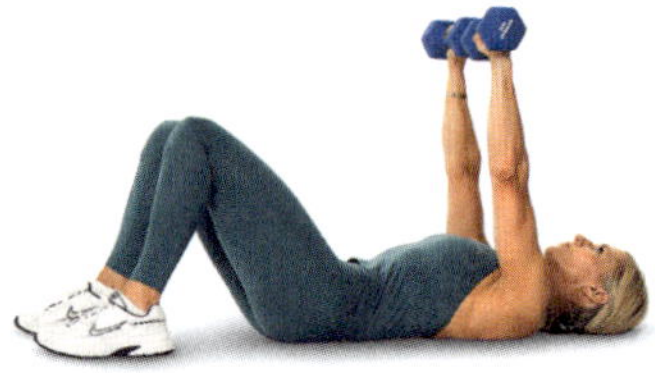

BUTTERFLY-BRUSTÖFFNER

Rückenlage, Kopf auf dem Boden. Arme über der Brust gehoben. Ellbogen leicht beugen, die Arme weit ausbreiten, aber nicht ablegen. Langsam in die Ausgangsposition zurückkehren.

10 Wdh.

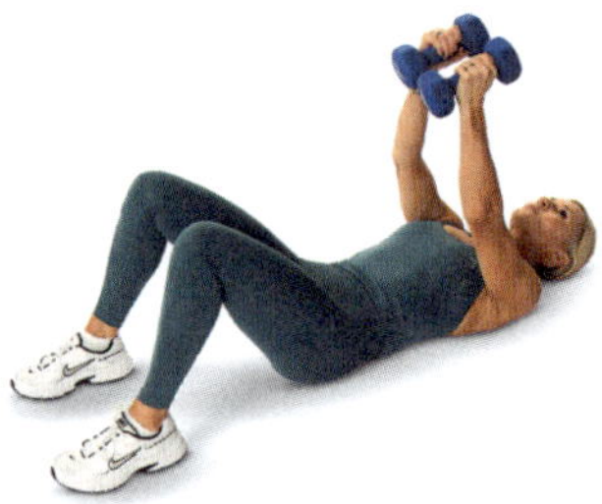

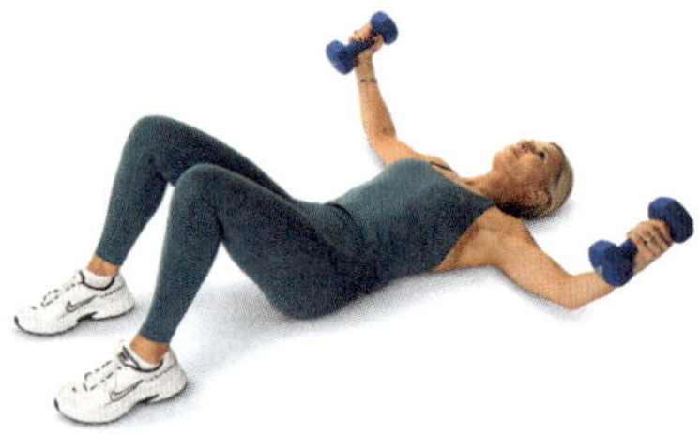

LIEGESTÜTZE

Hände etwas mehr als schulterbreit. In einer Bewegung nach unten kommen (Kopf nicht senken), Rücken gerade, Ellbogen nach hinten ziehen. Die Körpermitte angespannt halten und in einer Bewegung wieder hochkommen.

10 Wdh.

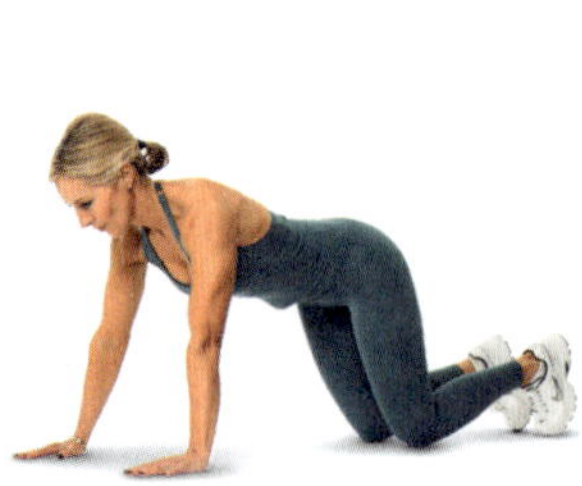

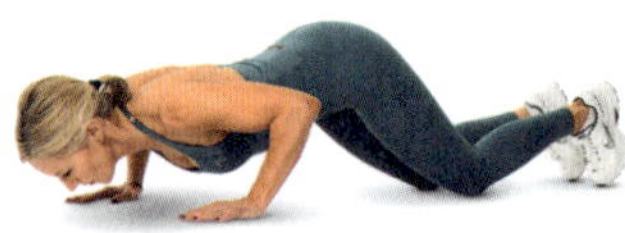

SEQUENZ 2
RÜCKEN

REVERSE FLIES

Aus der Hüfte nach vorn beugen, Rücken gerade und Körpermitte angespannt. Die Arme langsam auf Schulterhöhe heben (nicht schwingen), langsam senken. Die Handflächen zeigen nach innen.

10 Wdh.

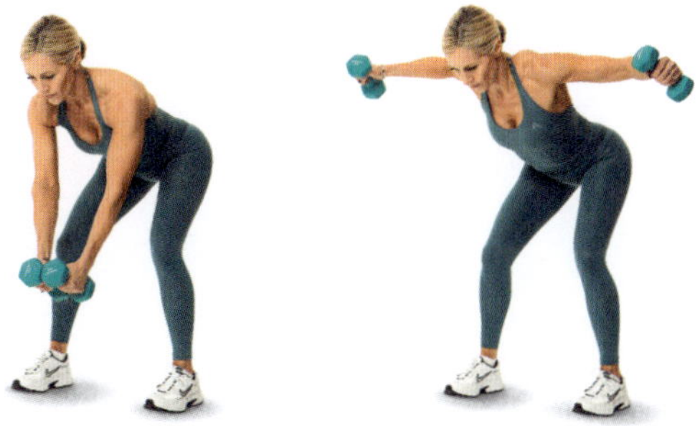

KURZHANTELRUDERN

Aus der Hüfte leicht vorbeugen. Rücken gerade, Handflächen nach oben. Ruderbewegungen ausführen, dabei das volle Bewegungsspektrum der Arme nutzen. Die Ellbogen bleiben am Körper.

12 Wdh.

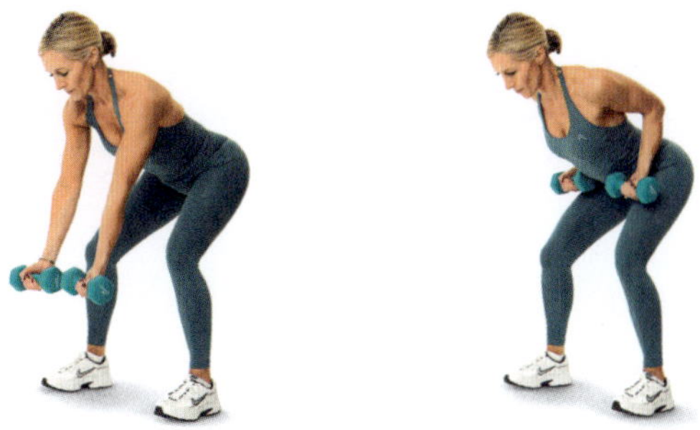

RÜCKENHEBEN

Bauchlage. Kopf und Schultern ein kleines Stück vom Boden heben. Nicht zu hoch kommen. Der Blick bleibt zum Boden gesenkt.

12 Wdh.

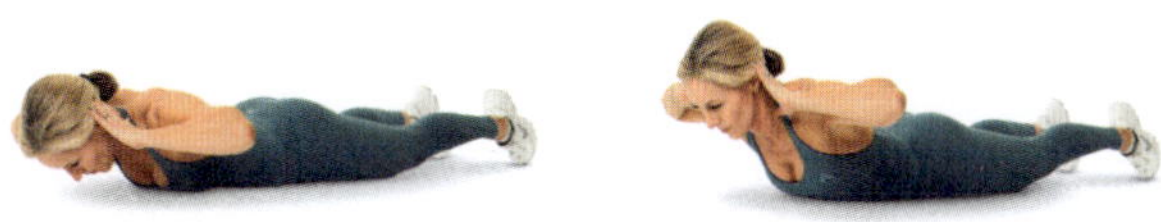

SEQUENZ 3
SCHULTERN

SCHULTERDRÜCKEN

Knie locker, Bauchmuskeln angespannt, Ellbogen am Rand des Gesichtsfelds. Arme langsam nach oben strecken, dann wieder bis zum 90°-Winkel beugen.

10 Wdh.

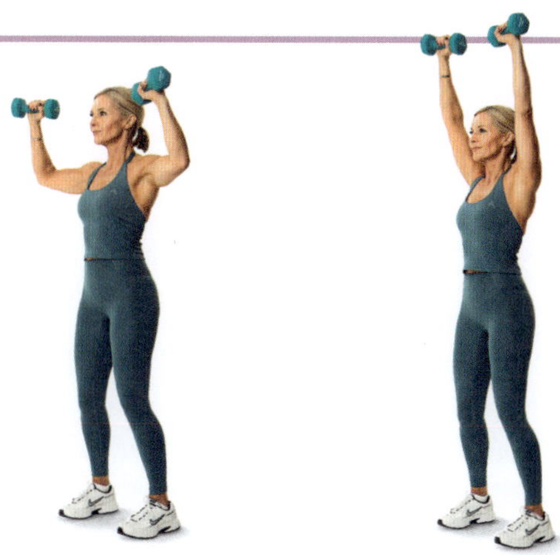

ARMHEBEN SEITLICH

Knie locker, Körpermitte angespannt. Arme seitlich (ohne Schwung) auf Schulterhöhe heben und langsam wieder senken. Nicht nach hinten neigen.

10 Wdh.

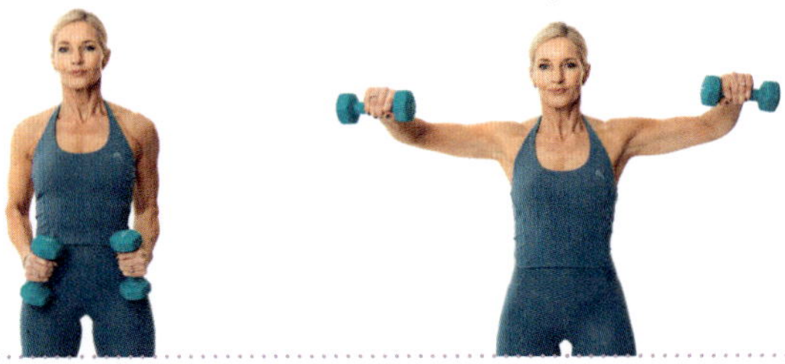

ARMHEBEN NACH VORN

Die Arme abwechselnd langsam nach vorn heben und senken. Nicht schwingen oder nach hinten neigen. Knie locker, Schultern nach hinten ziehen, Brust heben.

6 Wdh. pro Seite

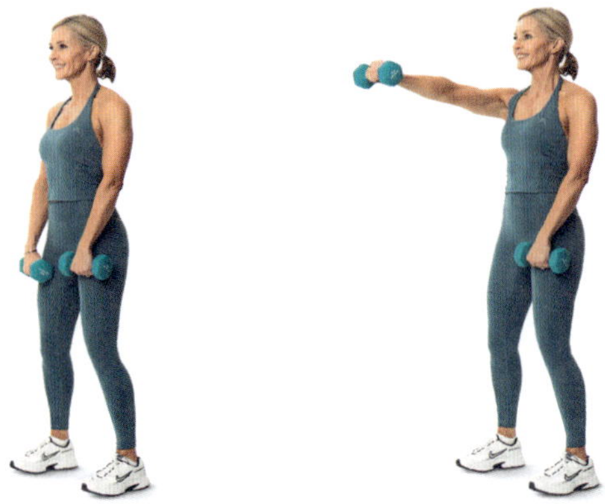

SEQUENZ 4

BIZEPS & TRIZEPS

TRIZEPS-KICKBACKS

Vierfüßlerstand. Langsam einen Arm parallel zum Rücken nach hinten strecken – nicht schwingen! Das Becken nicht drehen, den Rücken gerade halten. Schultern über den Handgelenken.

10 Wdh. pro Seite

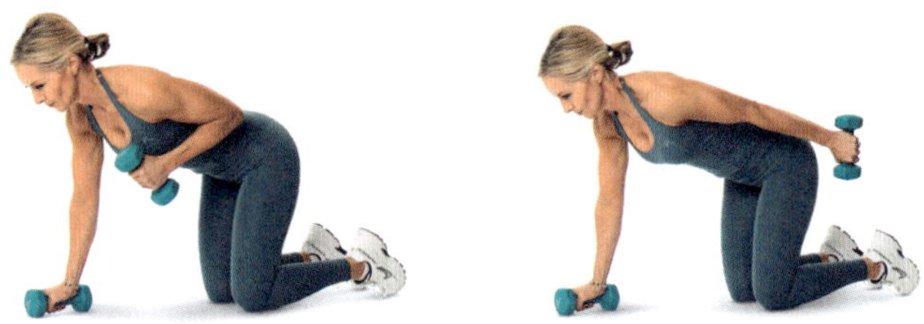

BIZEPS-CURLS

Die Arme nicht schwingen. Ellbogen an den Körper anlegen. Langsam die Gewichte heben und wieder senken.

12 Wdh.

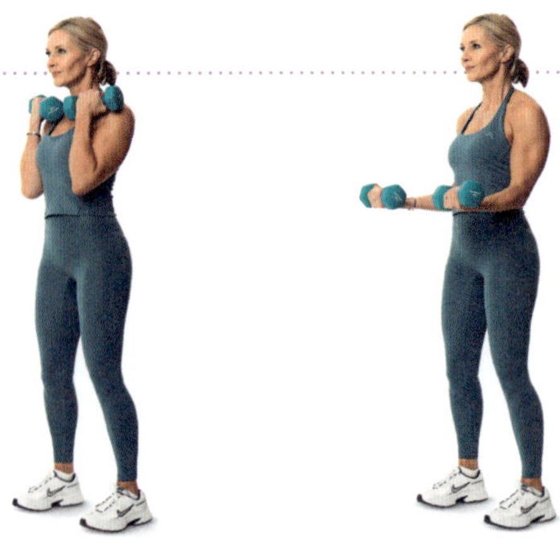

TRIZEPS-DIPS

(mit einem Stuhl)

Den Körper absenken, bis die Arme einen 90°-Winkel bilden. Die Finger zeigen nach vorn, der Rücken bleibt nahe am Stuhlsitz.

10 Wdh.

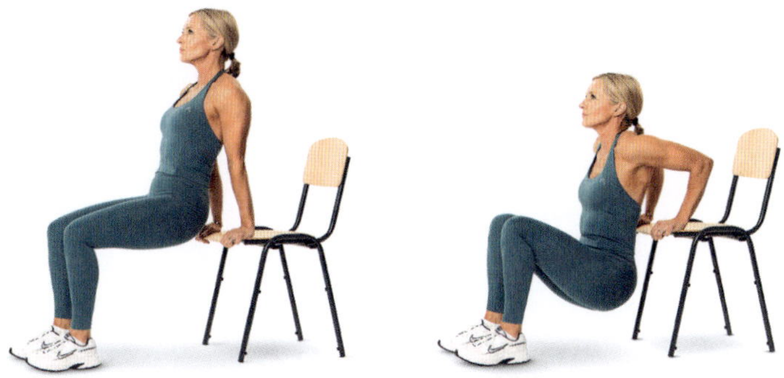

SEQUENZ 5

RUMPF

TIEFE PLANK MIT KNIE-TIPP

Plank auf den Ellbogen. Kopf und Körper bilden eine Linie. Die Knie abwechselnd langsam senken.

10 Wdh.

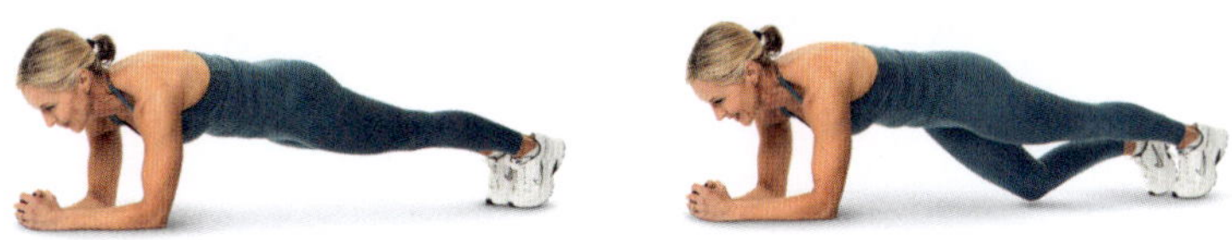

VOGEL + HUND

Vierfüßlerstand. Arm und entgegengesetztes Bein ausstrecken, das Bein nicht zu hoch heben. Rücken und Becken gerade halten. Ellbogen und Knie unter dem Körper zusammenführen. Seitenwechsel.

10 Wdh.

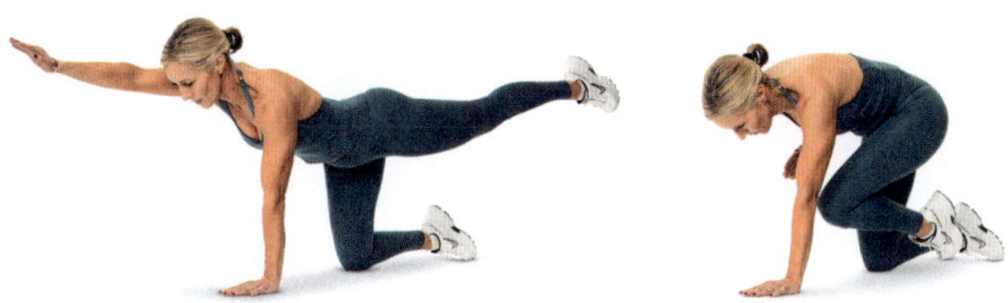

FAHRRAD-CRUNCHES

Hände hinter dem Kopf (nicht am Kopf ziehen). Einen Ellbogen zum gegenüberliegenden Knie führen, den Rücken nicht anheben. Langsam wieder ablegen, Seitenwechsel.

10 Wdh.

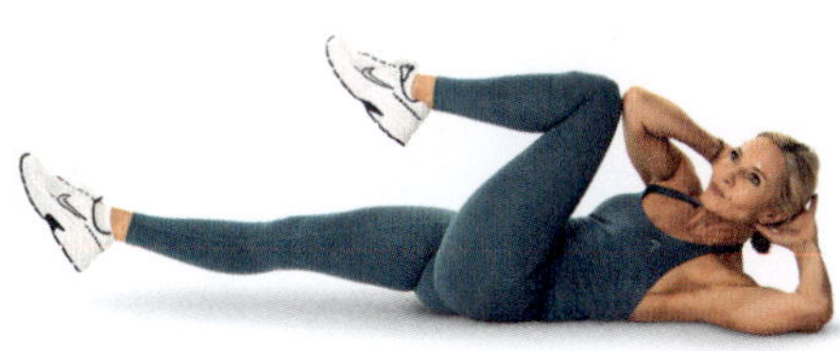

WOCHE 02
MITTWOCH

25 MIN.

UNTERER KÖRPER

BAND ODER HANTEL NACH BELIEBEN

Jede Übung 30 Sekunden lang ausführen. Zwischen den Übungen 15 Sekunden Pause. Jede Sequenz 3-mal ausführen.

SEQUENZ 1

KREBSGANG

Weite Grätsche, Knie beugen. Mit oder ohne Band drei Schritte seitwärts gehen, dann drei Schritte zur anderen Seite. Knie zeigen nach außen, der Rücken bleibt gerade.

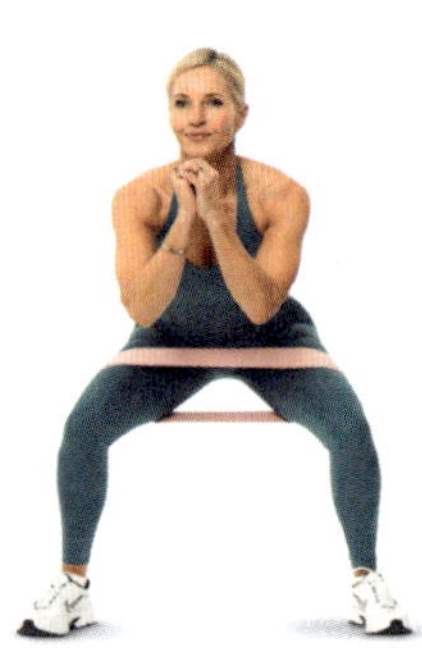

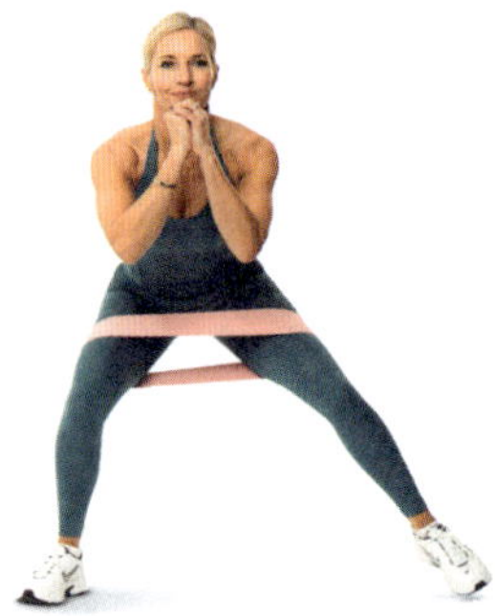

SQUATS

Das Gewicht auf die Fersen verlagern. Rücken gerade, Gesäß nach hinten schieben (wie beim Hinsetzen). Brust heben, Schultern nach hinten ziehen. Wieder in den Stand kommen und wiederholen.

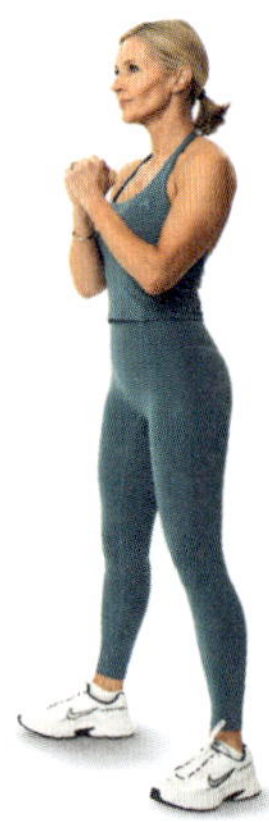

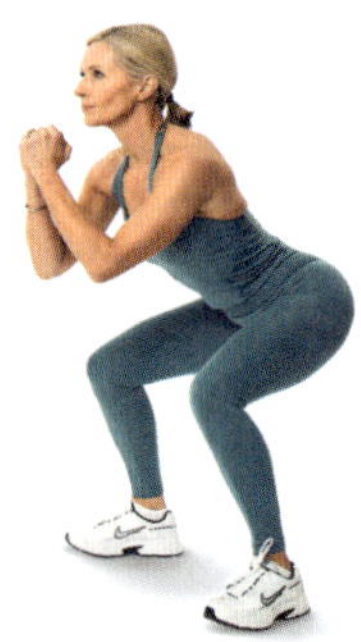

FEUERHYDRANT-KICKS

Vierfüßlerstand. Langsam ein Knie zur Seite heben und wieder senken. Das Becken bleibt gerade.

15 Sek. pro Seite

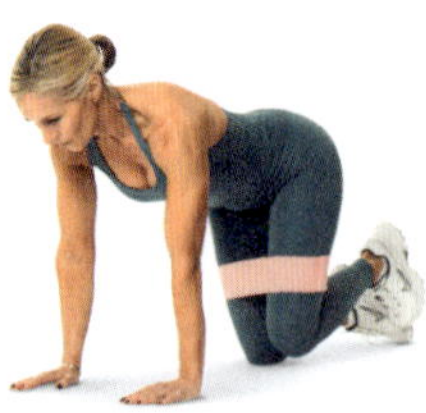

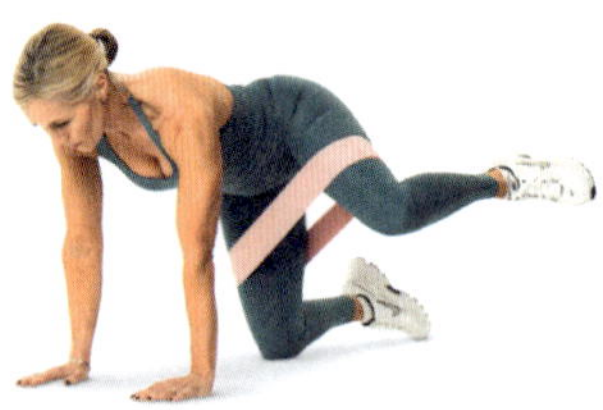

SEQUENZ 2

DONKEY KICKS

Vierfüßlerstand, Schultern über den Handgelenken, Bauchmuskeln anspannen. Das abgewinkelte Bein mit geflextem Fuß Richtung Decke heben (nicht zu hoch). Das Becken bleibt gerade.

30 Sek. pro Seite

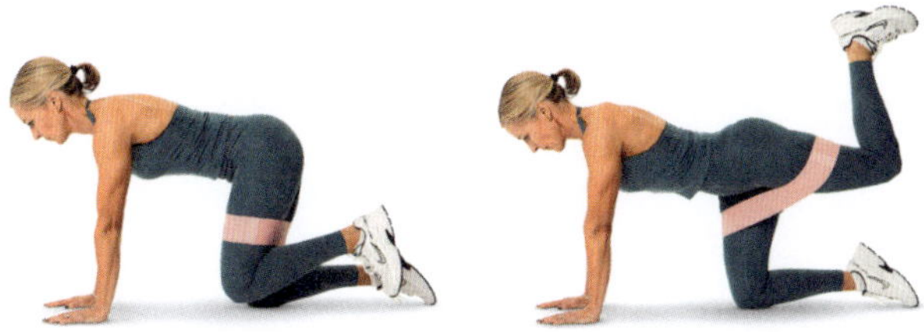

KICKBACKS

Vierfüßlerstand, Körpermitte anspannen. Ein Bein nach hinten strecken (nicht zu hoch), Gesäß anspannen.

30 Sek. pro Seite

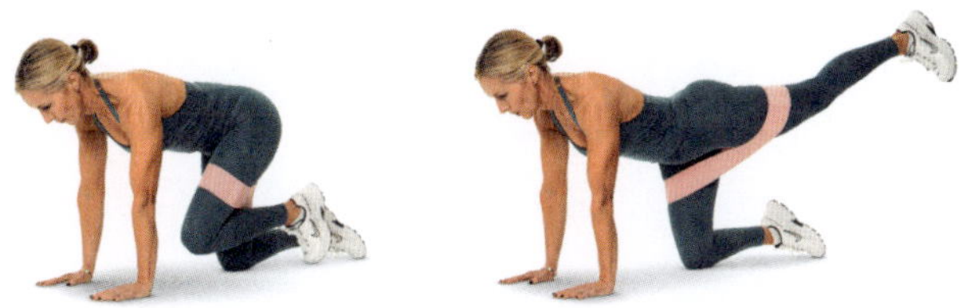

BECKENLIFT

Rückenlage, Nacken und Schultern entspannt. Die Füße ans Gesäß stellen, das Becken nach vorn kippen, die Fersen in den Boden drücken und den Körper heben. Wieder senken und wiederholen.

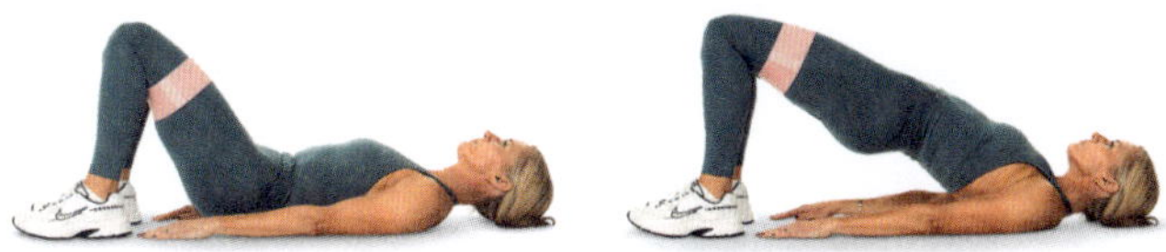

SEQUENZ 3

BEINHEBEN IM STAND

Aufrecht stehen, Füße parallel. Das Knie des Standbeins leicht beugen. Das andere Bein mit geflextem Fuß langsam zur Seite heben (nicht zu hoch) und senken.

30 Sek. pro Seite

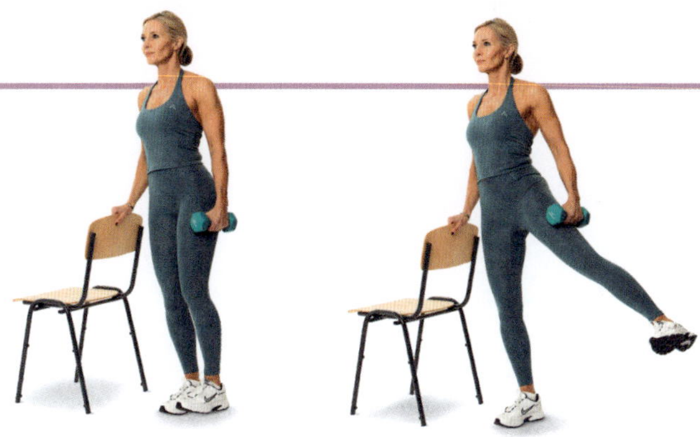

AUSFALLSCHRITT SEITLICH

Das Becken nach hinten schieben, ein Bein beugen, das andere bleibt gestreckt. Oberkörper mit geradem Rücken nach vorn. Die Ferse in den Boden drücken, um wieder in den Stand zu kommen.

30 Sek. pro Seite

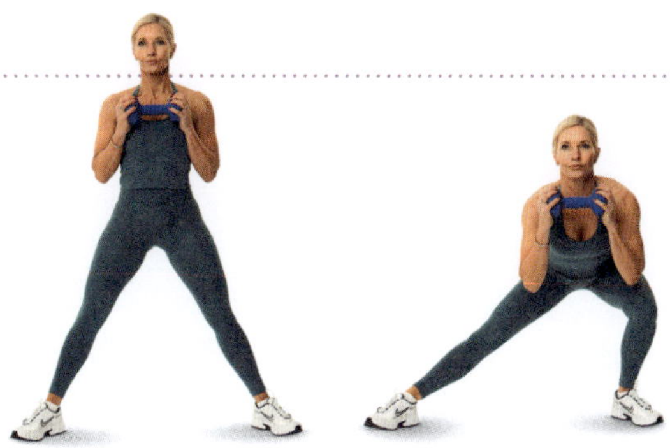

MUSCHEL

Seitenlage, Fersen aufeinander. Langsam das obere Knie heben und wieder senken, dabei das Gesäß anspannen. Hüfte bleibt gerade, Oberkörper angehoben, Bauchmuskeln angespannt.

30 Sek. pro Seite

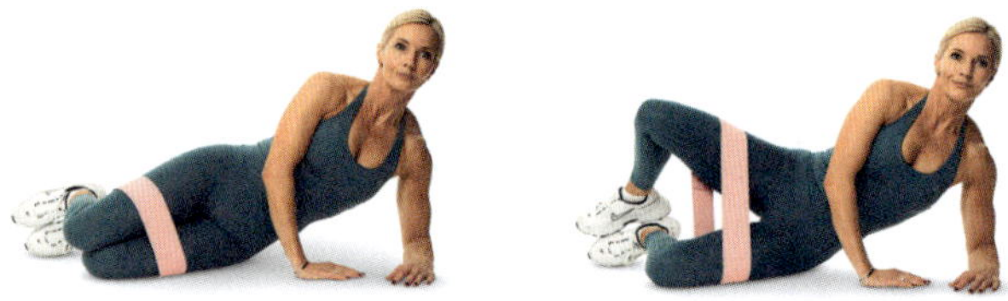

SPLIT SQUATS

Schrittstellung, Schultern nach hinten ziehen, Körpermitte anspannen, Knie im 90°-Winkel beugen (oder wie es angenehm ist). Brust ist aufgerichtet, das vordere Knie hinter der Fußspitze. Wieder in den Stand kommen.

30 Sek. pro Seite

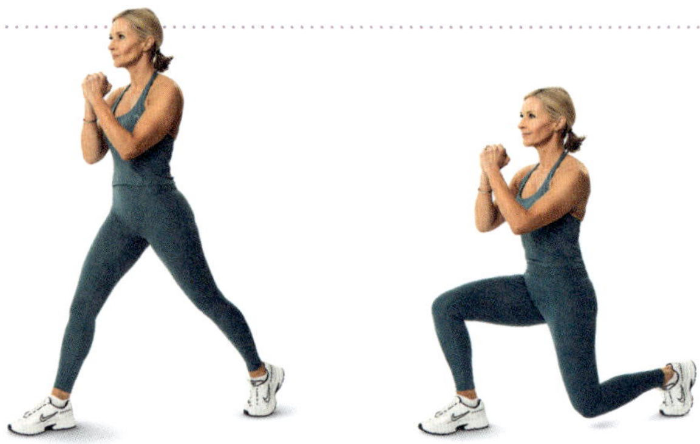

SEQUENZ 4

RUMPF

CRUNCHES

Kopf und Schultern von der Matte heben und wieder ablegen. Dabei den Kopf stützen, aber nicht daran ziehen. Kinn nicht zur Brust ziehen.

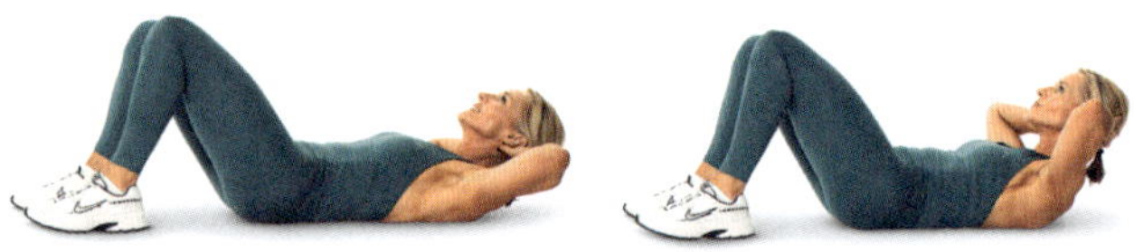

BERGSTEIGER

In der Plank beginnen, Becken nicht heben, Rücken gerade, Körpermitte angespannt, Schultern über den Handgelenken. Die Knie im eigenen Tempo abwechselnd zur Brust ziehen.

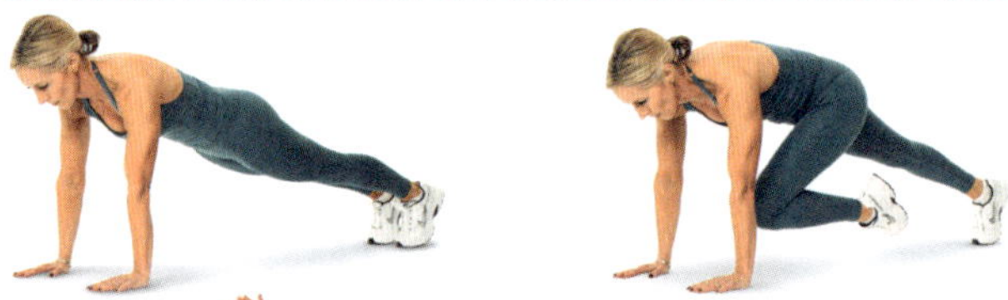

CRUNCHES IM STAND

Aufrechter Stand, Arme angewinkelt. Einen Ellbogen zum gegenüberliegenden Knie führen. Die Körpermitte ist angespannt, der Rücken gerade.

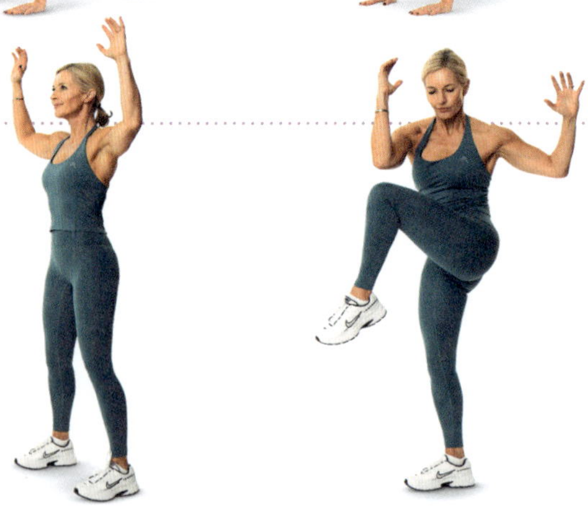

WOCHE 02
FREITAG

25 MIN.

HIIT

BAND ODER HANTEL NACH BELIEBEN

Jede Übung 30 Sekunden lang ausführen. Zwischen den Übungen 15 Sekunden Pause. Jede Sequenz 3-mal ausführen.

SEQUENZ 1

SHUTTLE RUNS

Jeweils drei Schritte auf der Matte hin und her laufen, am Ende in die Knie gehen und auf den Boden tippen. Der Rücken bleibt gerade.

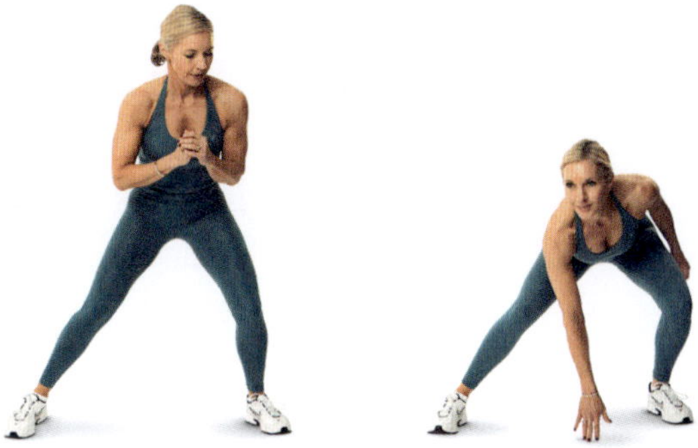

SQUATS

Das Gewicht auf die Fersen verlagern. Rücken gerade, Gesäß nach hinten schieben (wie beim Hinsetzen). Brust heben, Schultern nach hinten ziehen. Wieder in den Stand kommen und wiederholen.

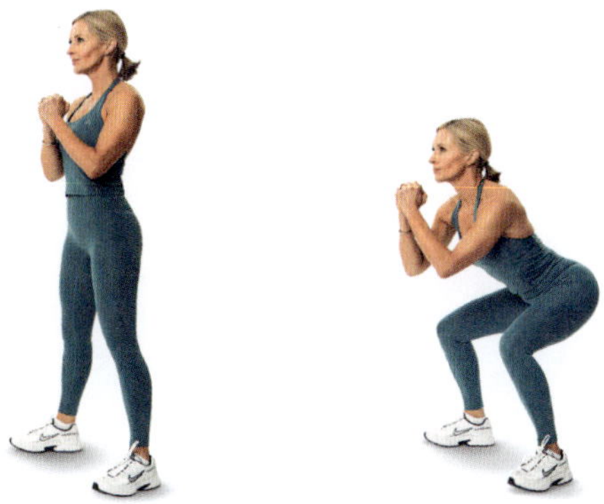

AUSFALLSCHRITT NACH HINTEN

Schultern nach hinten ziehen, Körpermitte anspannen. Ein Bein nach hinten setzen, Beine im 90°-Winkel beugen. Das Gewicht liegt auf der Ferse des Standbeins. Seitenwechsel.

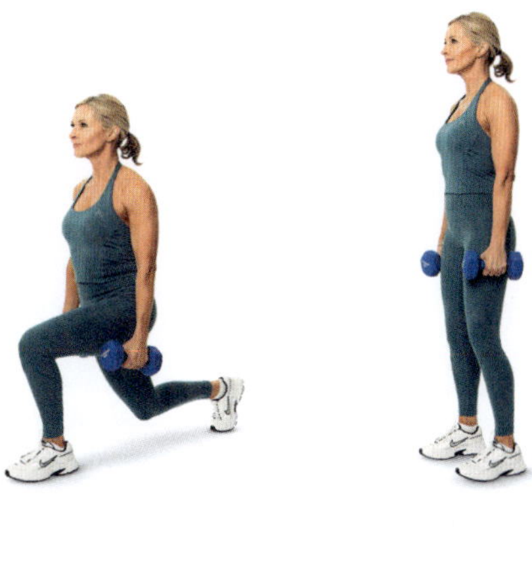

SEQUENZ 2

RAUPE

Die Beine sind gestreckt. Mit den Händen vorwärts laufen bis in die Plank, dann wieder zurück in die Ausgangsposition kommen.

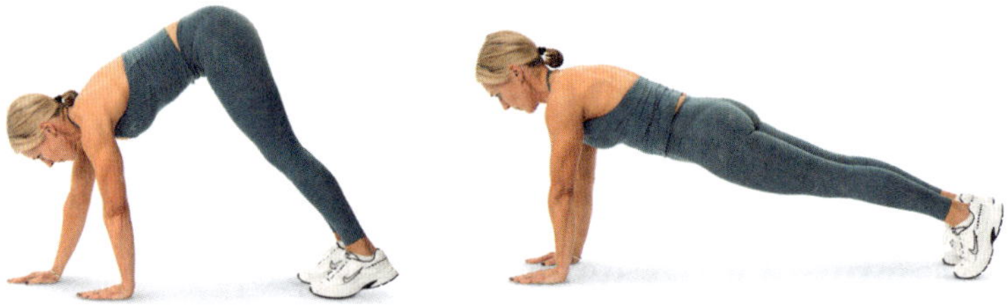

BERGSTEIGER

In der Plank beginnen, Becken nicht heben, Rücken gerade, Körpermitte angespannt, Schultern über den Handgelenken. Die Knie im eigenen Tempo abwechselnd zur Brust heranziehen.

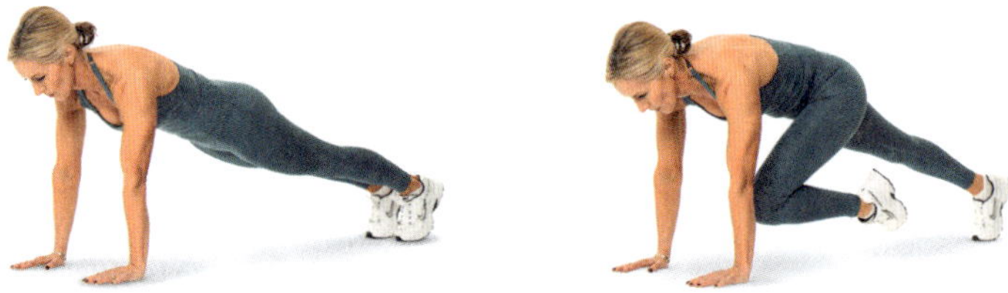

LIEGESTÜTZE

Hände etwas mehr als schulterbreit. In einer Bewegung nach unten kommen (Kopf nicht senken), Rücken gerade, Ellbogen nach hinten ziehen. Die Körpermitte angespannt halten und in einer Bewegung wieder hochkommen. Anfänger trainieren stehend an einer Wand oder an einer Bank, später auf Händen und Knien.

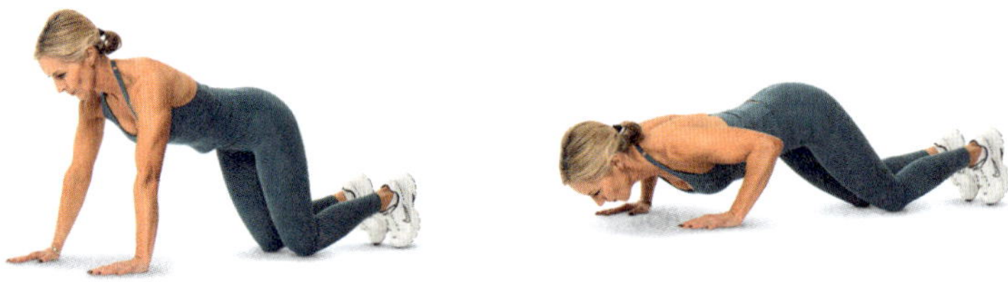

SEQUENZ 3

BOXEN

(ohne Hanteln)

Körpermitte angespannt und Knie locker. Die Arme abwechselnd auf Schulterhöhe nach vorn strecken.

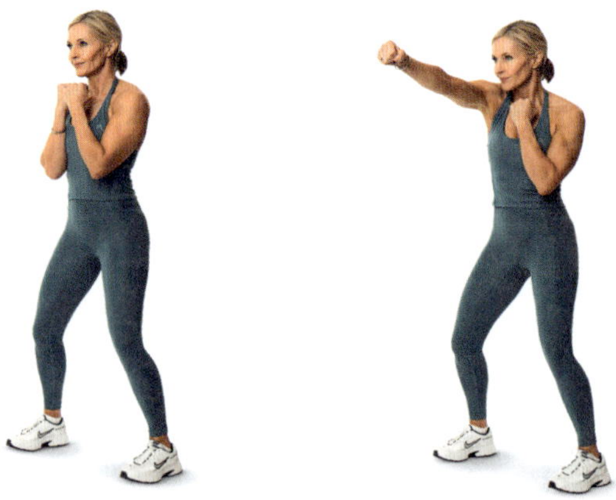

MARSCHIEREN

Aufrecht stehen und die Knie abwechselnd heben. Die Schultern nach hinten ziehen.

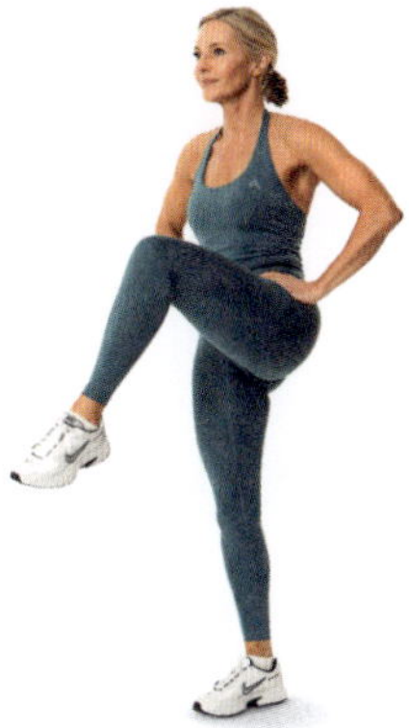

PLANK HALTEN

(tief oder hoch)

Schultern über den Handgelenken, Rücken gerade, Bauchmuskeln angespannt, Kopf in einer Linie mit der Wirbelsäule. Gesäß anspannen.

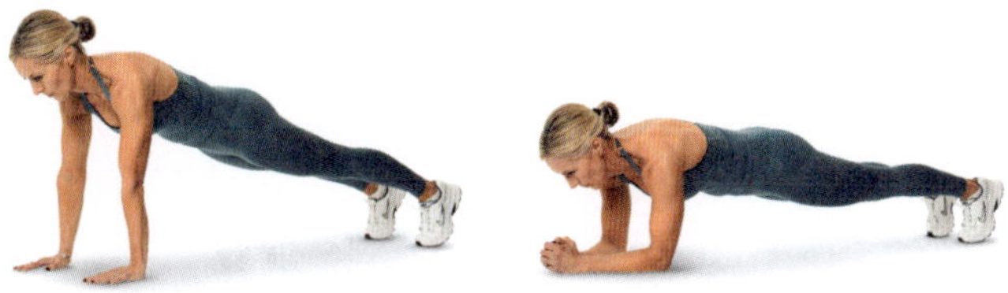

SEQUENZ 4

AUSFALLSCHRITT SEITLICH

Das Becken nach hinten schieben, ein Bein beugen, das andere bleibt gestreckt. Oberkörper mit geradem Rücken nach vorn. Die Ferse in den Boden drücken, um wieder in den Stand zu kommen.

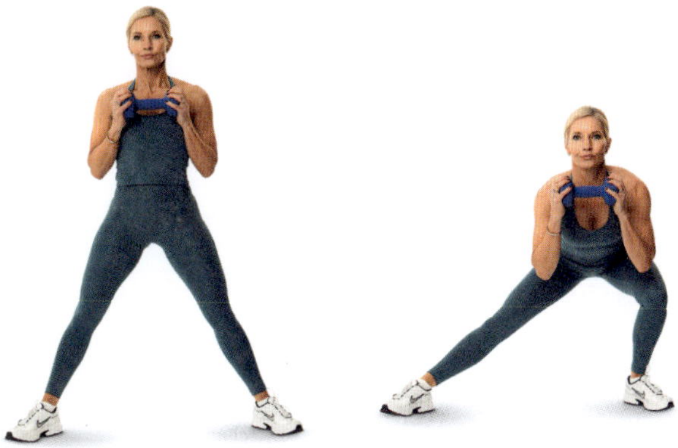

SQUAT UND CRUNCHES IM STAND

Das Gewicht auf die Fersen verlagern. Rücken gerade, Gesäß nach hinten schieben (wie beim Hinsetzen). Brust heben, Schultern nach hinten ziehen. Beim Aufrichten in der Hüfte drehen und einen Ellbogen zum gegenüberliegenden Knie führen. Körpermitte anspannen und Rücken gerade halten.

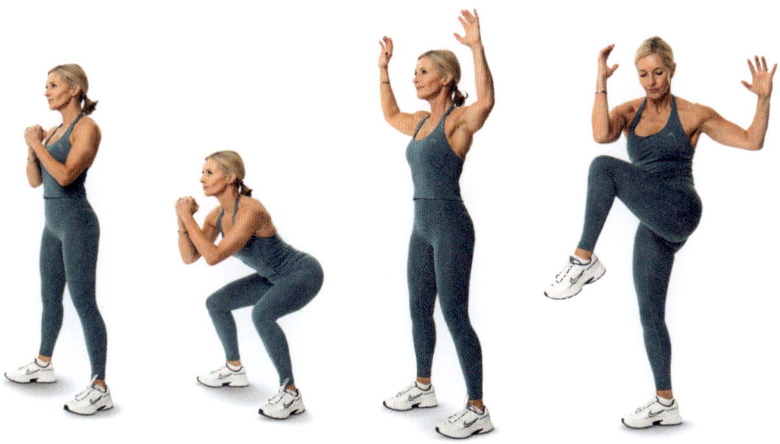

WOCHE 03
MONTAG

30 MIN.
GANZER KÖRPER
HANTELN

Zwischen den Übungen 15 Sekunden Pause. Jede Sequenz 2-mal ausführen.

SEQUENZ 1
BEINE

GOBLET SQUATS

Beine weit gespreizt, Zehen zeigen nach außen, Gewicht vor der Brust. Tiefe Kniebeuge, Gesäß hinten. Fersen in den Boden drücken und wieder aufrichten.

12 Wdh.

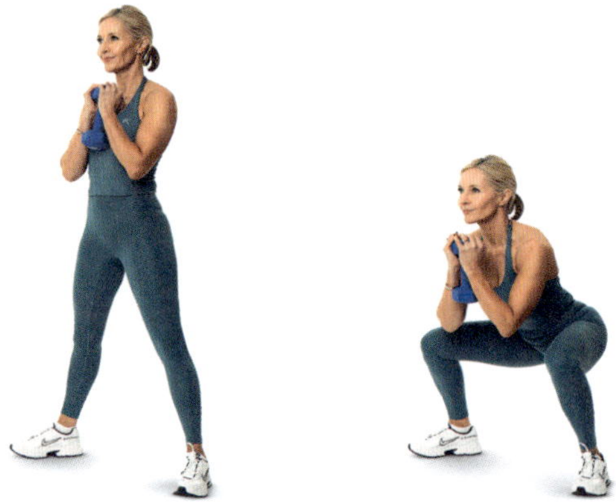

KREUZHEBEN

Knie leicht gebeugt. Becken leicht nach hinten schieben, Rücken gerade. Aus der Hüfte vorbeugen, bis der Oberkörper parallel zum Boden ist. Wieder aufrichten. Den Rücken nicht runden, den Kopf nicht hängen lassen.

10 Wdh.

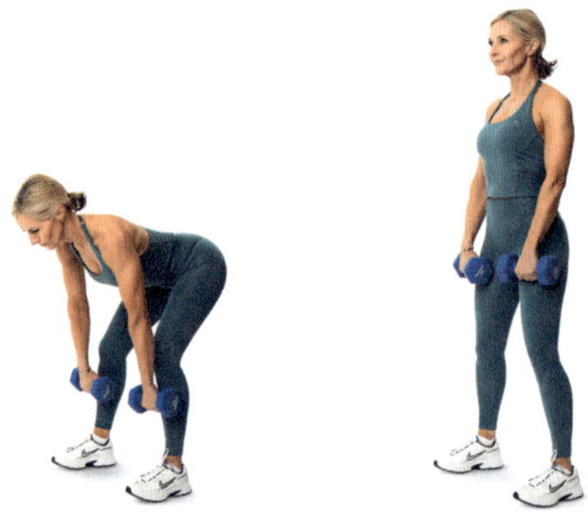

GOBLET SQUATS MIT VERZÖGERUNG

Beine weit gespreizt, Zehen zeigen nach außen, Gewicht vor der Brust. Tiefe Kniebeuge, Gesäß hinten. Kurz unten verharren, dann Fersen in den Boden drücken und wieder aufrichten.

12 Wdh.

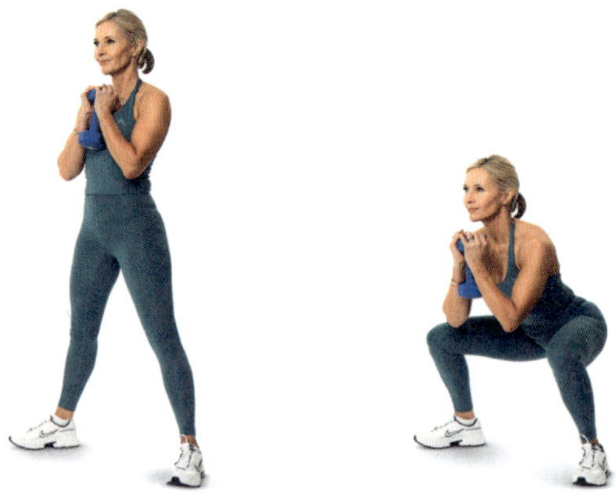

AUSFALLSCHRITT NACH HINTEN

Schultern nach hinten ziehen, Körpermitte anspannen. Ein Bein nach hinten setzen, Beine im 90°-Winkel beugen. Gewicht auf der Ferse des Standbeins. Seitenwechsel.

10 Wdh. pro Seite

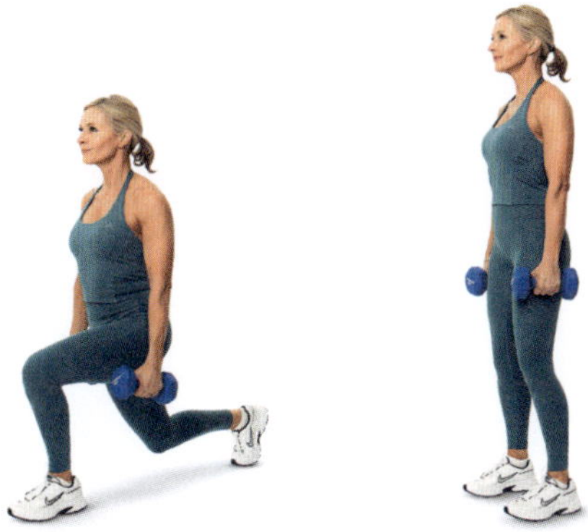

HOFKNICKS

Ein Bein schräg hinter das andere setzen, dabei das vordere Knie nicht verdrehen. Der Oberkörper bleibt aufrecht. Die Beine so weit beugen, wie es für das hintere Knie angenehm ist. In den Stand kommen und wiederholen.

8 Wdh. pro Seite

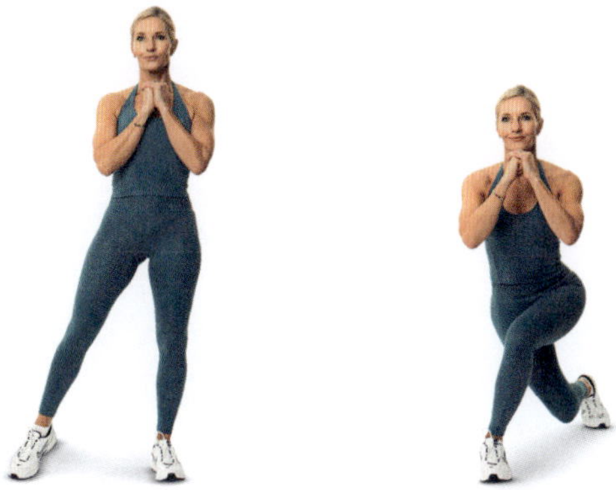

SEQUENZ 2
SCHULTERN

SCHULTERDRÜCKEN

Knie locker, Bauchmuskeln angespannt, Ellbogen am Rand des Gesichtsfelds. Arme langsam nach oben strecken, dann wieder bis zum 90°-Winkel beugen.

10 Wdh.

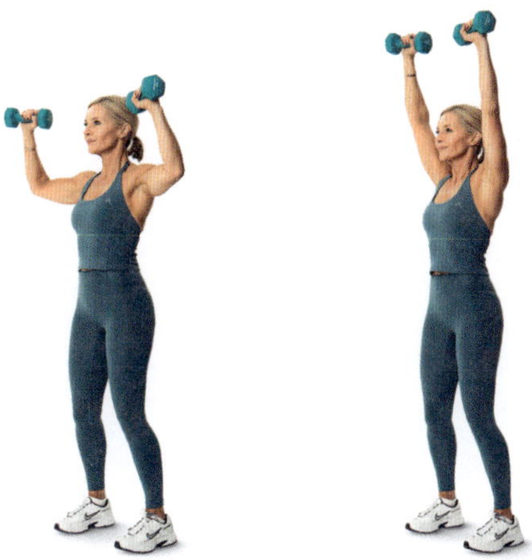

ARMHEBEN SEITLICH

Knie locker, Körpermitte angespannt. Arme seitlich (ohne Schwung) auf Schulterhöhe heben und langsam wieder senken. Nicht nach hinten neigen.

10 Wdh.

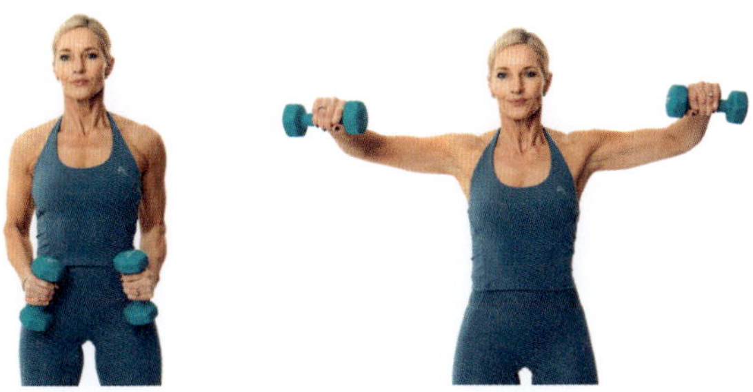

RUDERN IM STAND

Aufrechter Stand, die Knie sind locker. Die Ellbogen nach oben ziehen und wieder senken.

10 Wdh.

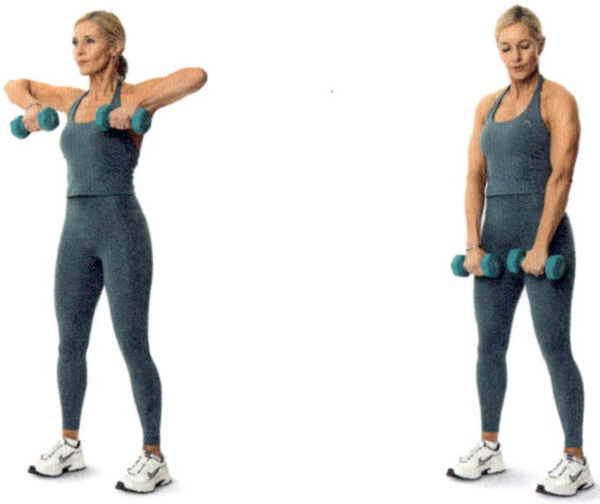

SEQUENZ 3
BIZEPS & RÜCKEN

KURZHANTELRUDERN

Aus der Hüfte leicht vorbeugen. Rücken gerade, Handflächen nach oben. Ruderbewegungen ausführen, dabei das volle Bewegungsspektrum der Arme nutzen. Die Ellbogen bleiben am Körper.

12 Wdh.

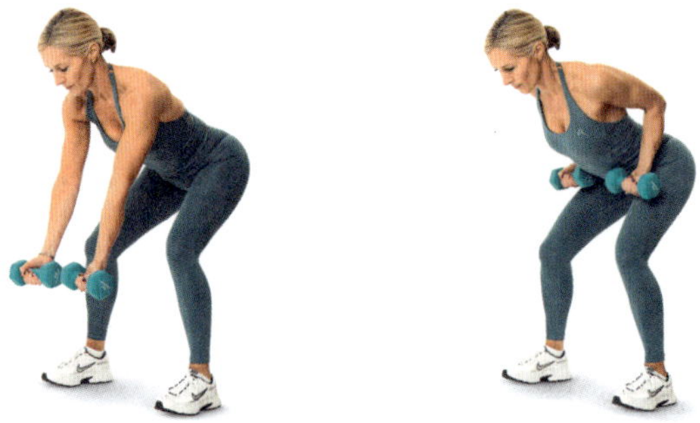

BIZEPS-CURLS

Die Arme nicht schwingen. Ellbogen an den Körper anlegen. Langsam die Gewichte heben und wieder senken.

12 Wdh.

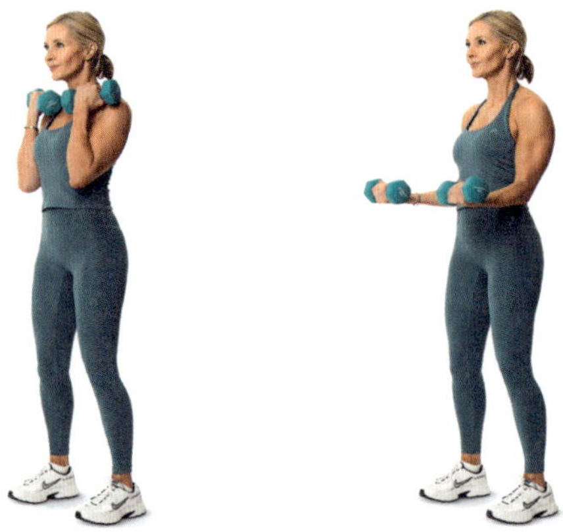

REVERSE FLIES

Aus der Hüfte nach vorn beugen, Rücken gerade und Körpermitte angespannt. Die Arme langsam auf Schulterhöhe heben (nicht schwingen), langsam senken. Die Handflächen zeigen nach innen.

10 Wdh.

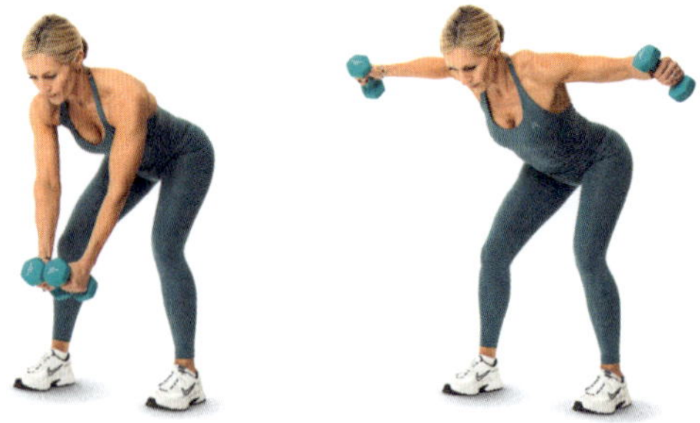

SEQUENZ 4
BRUST & TRIZEPS

LIEGESTÜTZE

Hände etwas mehr als schulterbreit. In einer Bewegung nach unten kommen (Kopf nicht senken), Rücken gerade, Ellbogen nach hinten ziehen. Die Körpermitte angespannt halten und in einer Bewegung wieder hochkommen. Anfänger trainieren stehend an einer Wand oder an einer Bank, später auf Händen und Knien.

10 Wdh.

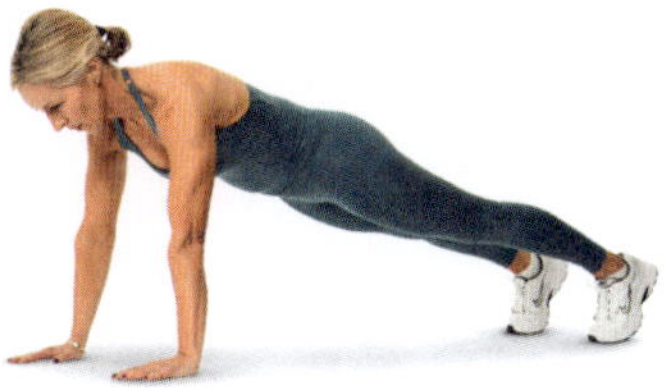

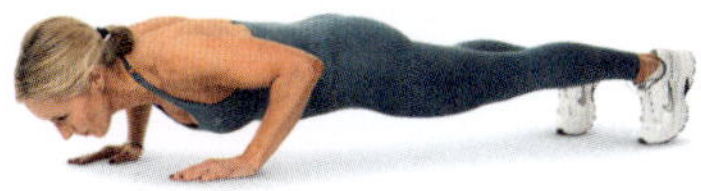

BRUSTDRÜCKEN

Die Ellbogen befinden sich am Rand des Gesichtsfelds (wie ein großes A). Die Arme über der Brust (nicht über dem Kopf) nach oben drücken, dabei ausatmen.

12 Wdh.

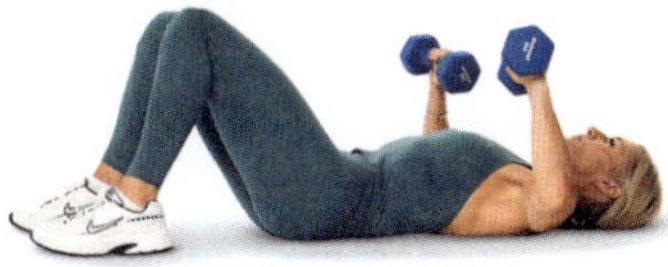

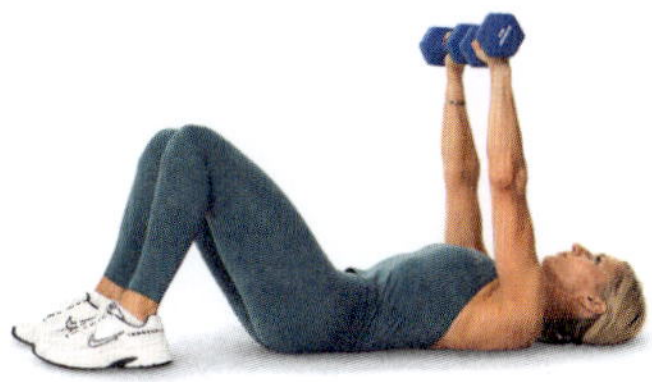

TRIZEPS-EXTENSIONS

Stand oder Kniestand, Arme über dem Kopf. Arme nach hinten beugen, die Ellbogen bleiben an den Ohren. Arme langsam wieder strecken. Nicht nach hinten neigen.

12 Wdh.

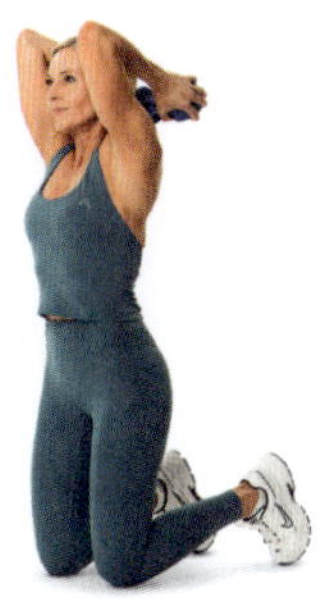

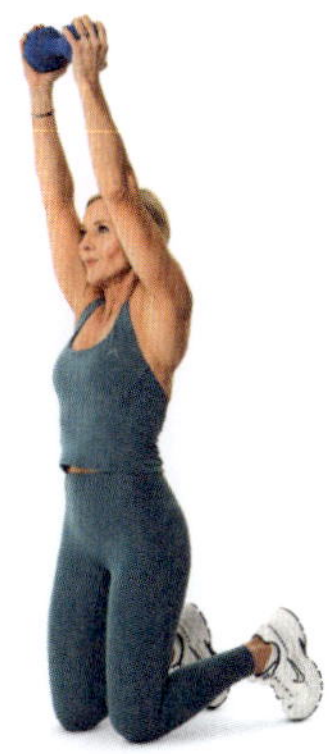

TRIZEPS-KICKBACKS

Vierfüßlerstand. Langsam einen Arm parallel zum Rücken nach hinten strecken – nicht schwingen! Das Becken nicht drehen, den Rücken gerade halten. Schultern über den Handgelenken.

10 Wdh. pro Seite

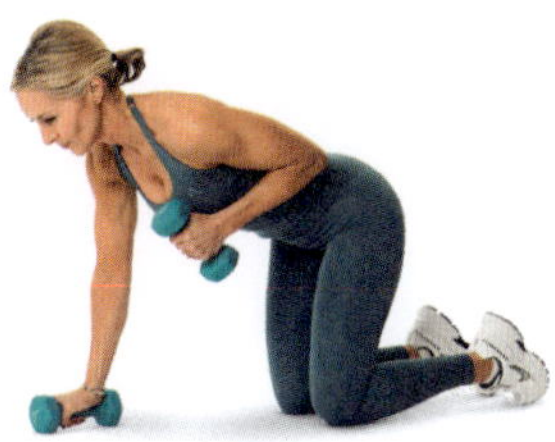

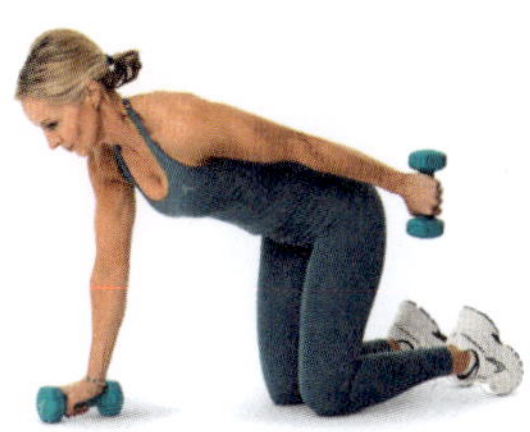

WOCHE 03
DIENSTAG

30 MIN.
OBERER KÖRPER
HANTELN & STUHL

Zwischen den Übungen 15 Sekunden Pause. Jede Übung 12-mal wiederholen.

SUPER SET

3 Sätze

SCHULTERDRÜCKEN

Knie locker, Bauchmuskeln angespannt, Ellbogen am Rand des Gesichtsfelds. Arme langsam nach oben strecken, dann wieder bis zum 90°-Winkel beugen.

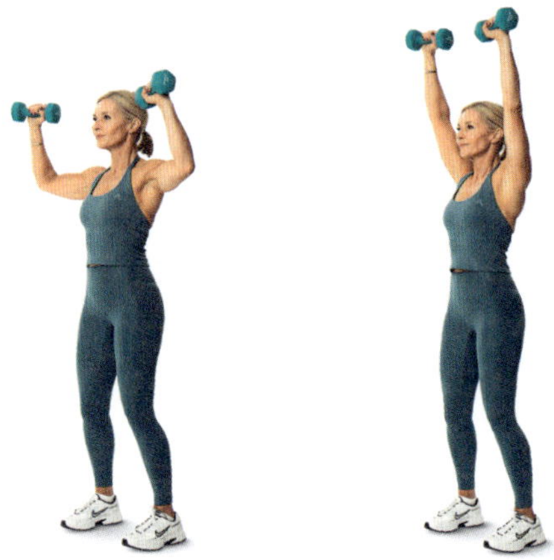

Y-DRÜCKEN

Arme seitlich auf Schulterhöhe ausstrecken, dann die Ellbogen leicht nach hinten zum Körper ziehen, dabei die Rückenmuskeln aktivieren. Die Arme wieder strecken.

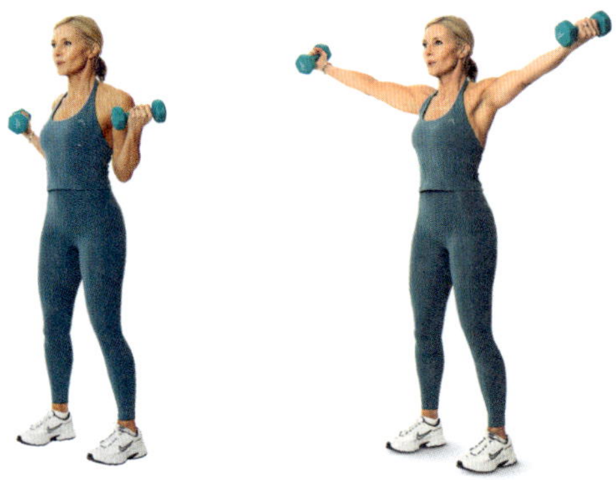

SUPER SET

3 Sätze

LIEGESTÜTZE

Hände etwas mehr als schulterbreit. In einer Bewegung nach unten kommen (Kopf nicht senken), Rücken gerade, Ellbogen nach hinten ziehen. Die Körpermitte angespannt halten und in einer Bewegung wieder hochkommen. Anfänger trainieren stehend an einer Wand oder an einer Bank, später auf Händen und Knien.

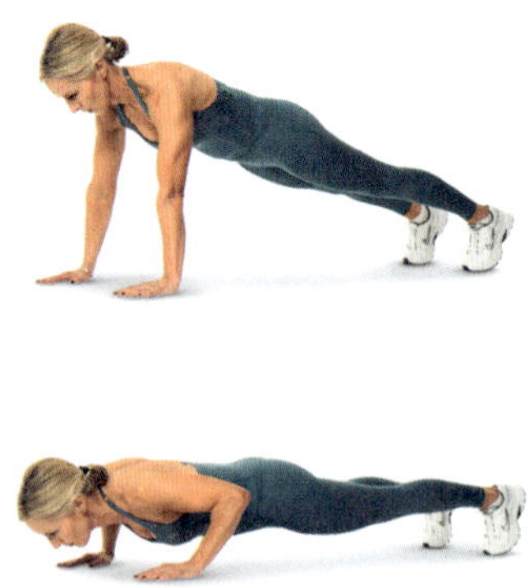

BRUSTDRÜCKEN

Die Ellbogen befinden sich am Rand des Gesichtsfelds (wie ein großes A). Die Arme über der Brust (nicht über dem Kopf) nach oben strecken, dabei ausatmen.

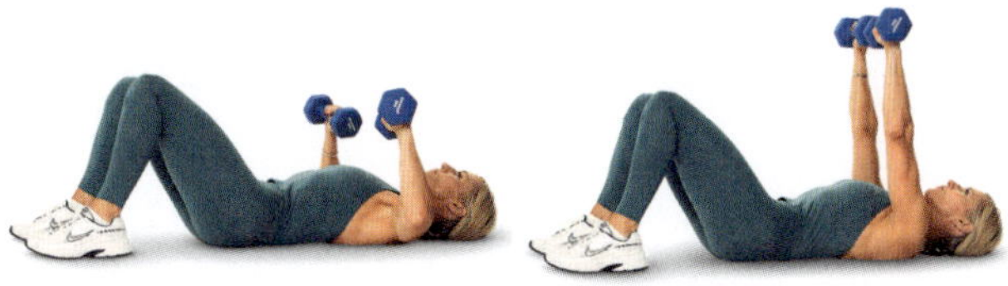

SUPER SET

3 Sätze

KURZHANTELRUDERN

Aus der Hüfte leicht vorbeugen. Rücken gerade, Handflächen nach oben. Ruderbewegungen ausführen, dabei das volle Bewegungsspektrum der Arme nutzen. Die Ellbogen bleiben am Körper.

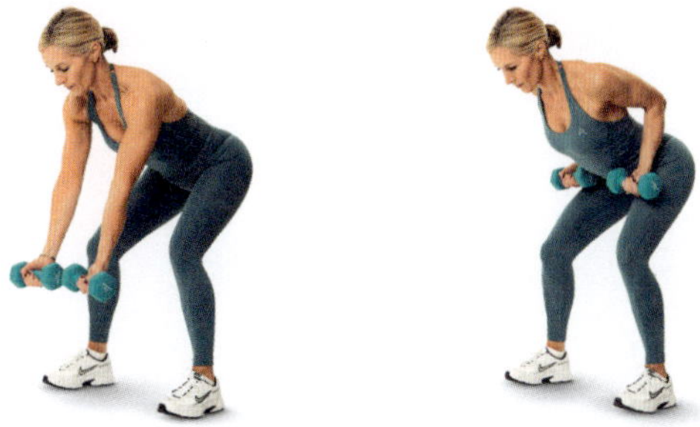

RÜCKENHEBEN

Bauchlage. Kopf und Schultern ein kleines Stück vom Boden heben. Nicht zu hoch kommen. Der Blick bleibt zum Boden gesenkt.

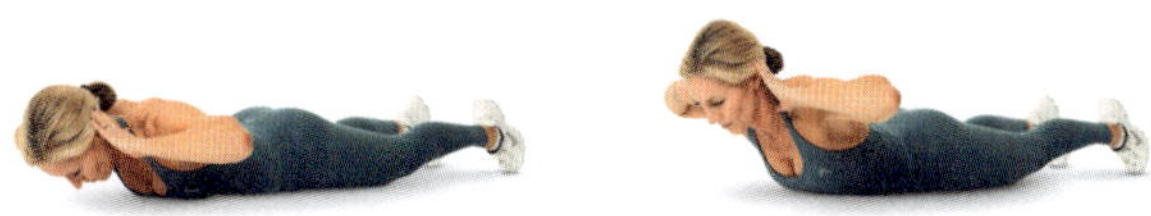

SUPER SET

2 Sätze

SKULL CRUSHER

Rückenlage. Mit einer oder zwei Hanteln trainieren. Das Gewicht hinter den Kopf führen (zwei Hanteln neben den Kopf), die Ellbogen nahe am Körper. Die Arme über der Brust nach oben strecken. Nur die Unterarme bewegen sich.

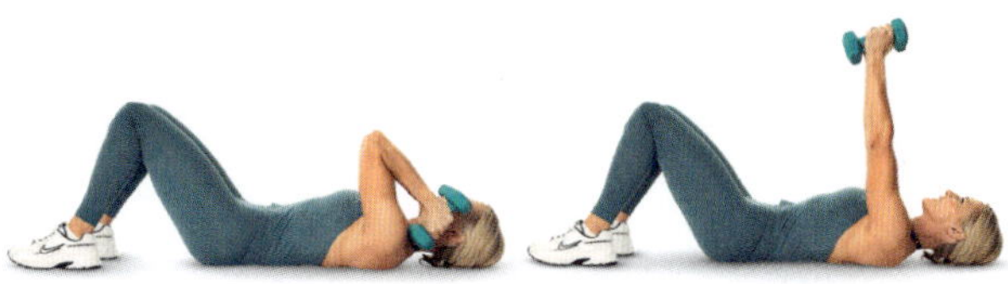

TRIZEPS-DIPS

Den Körper absenken, bis die Arme einen 90°-Winkel bilden. Die Finger zeigen nach vorn, der Rücken bleibt nahe am Stuhlsitz.

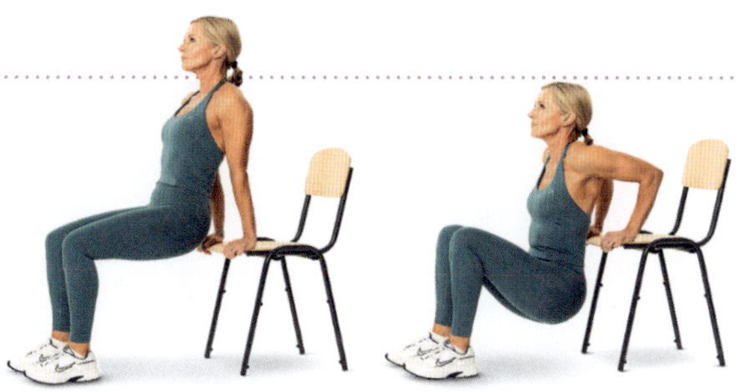

SUPER SET

2 Sätze

TOTER KÄFER

Rückenlage, Kopf auf der Matte oder leicht angehoben. Arm und gegenüberliegendes Bein langsam strecken. Seitenwechsel. Der Rücken bleibt auf der Matte, die Körpermitte bleibt angespannt. Die Übung kann mit leichten Hanteln ausgeführt werden.

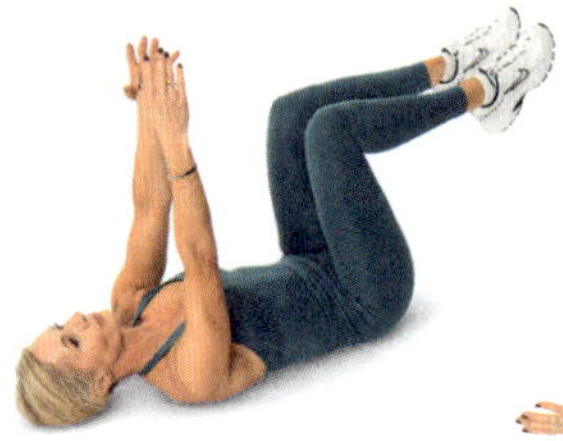

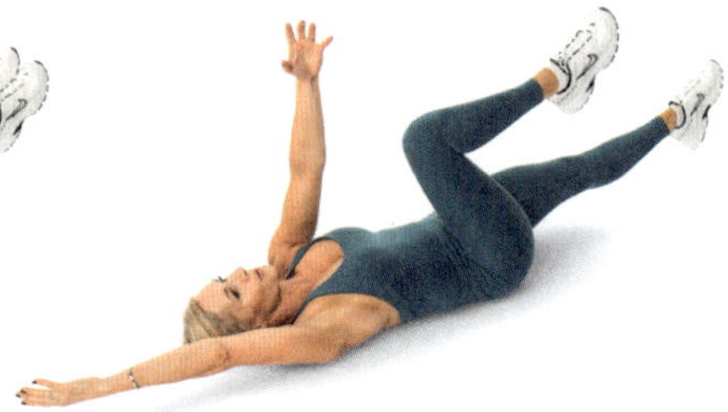

RUSSISCHER TWIST

Füße auf der Matte oder angehoben. Langsam den Oberkörper von einer Seite zur anderen drehen, ohne die Knie zu bewegen. Die Bauchmuskeln sind angespannt. Mit Gewichten oder ohne.

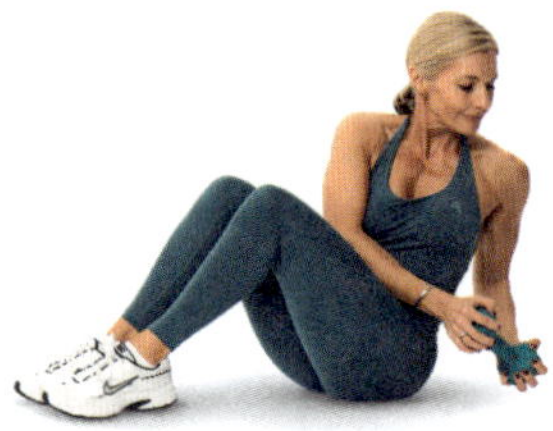

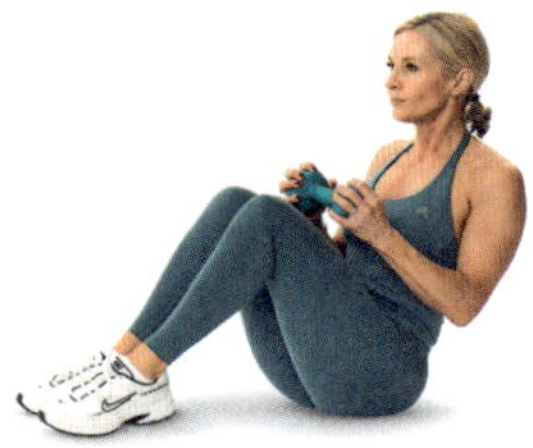

SUPER SET

2 Sätze

PLANK MIT SCHULTER-TIPP

(auf den Zehen)

Schultern über den Handgelenken, Rücken gerade, Bauchmuskeln angespannt, Kopf in eine Linie mit der Wirbelsäule. Eine Hand heben und die gegenüberliegende Schulter antippen. Becken gerade halten, Gesäß anspannen.

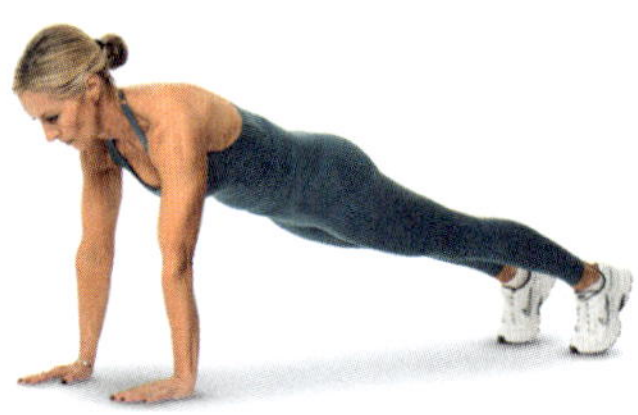

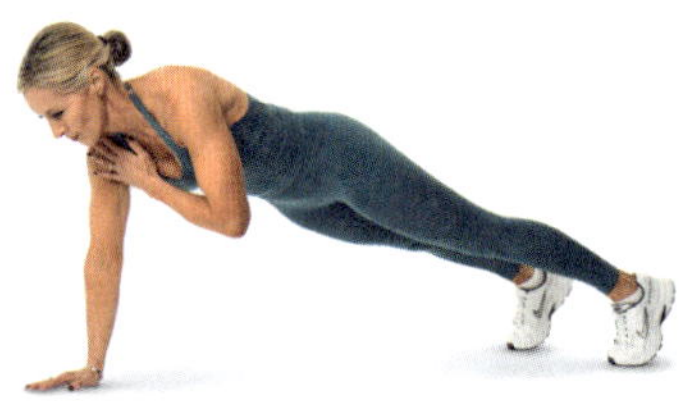

TIEFE PLANK MIT KNIE-TIPP

Plank auf den Ellbogen. Kopf und Körper bilden eine Linie. Die Knie abwechselnd langsam senken.

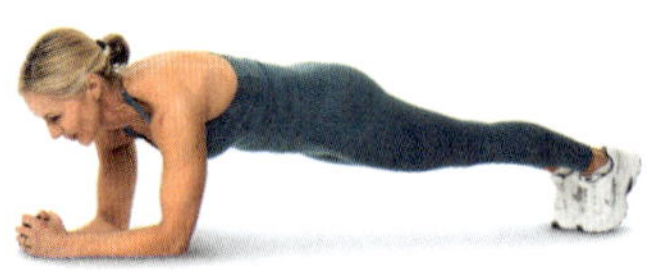

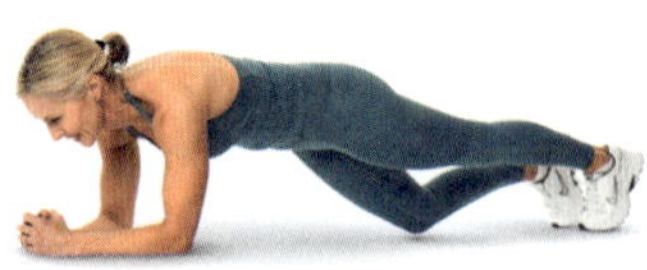

WOCHE 03
MITTWOCH

30 MIN.
UNTERER KÖRPER
HANTEL/BAND

Zwischen den Übungen 15 Sekunden Pause. Jede Sequenz 2-mal ausführen.

SEQUENZ 1

KREBSGANG

Weite Grätsche, Knie beugen. Mit oder ohne Band drei Schritte seitwärts gehen, dann drei Schritte zur anderen Seite. Knie zeigen nach außen, Rücken bleibt gerade.

10 Wdh.

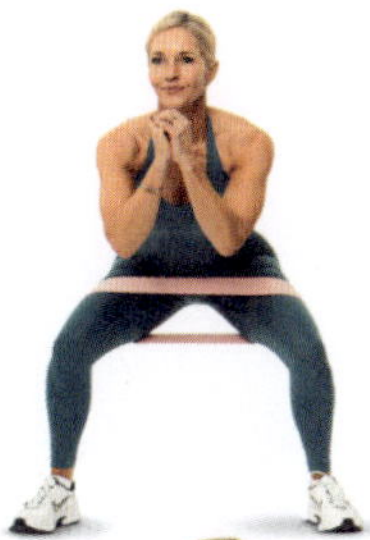
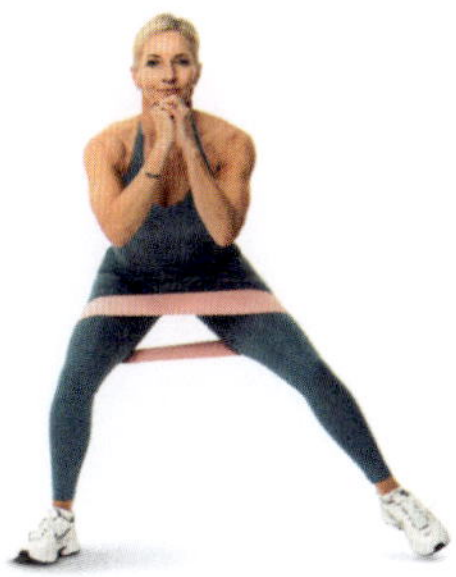

SQUATS

Das Gewicht auf die Fersen verlagern. Rücken gerade, Gesäß nach hinten schieben (wie beim Hinsetzen). Brust heben, Schultern nach hinten ziehen. Wieder in den Stand kommen und wiederholen.

10 Wdh.

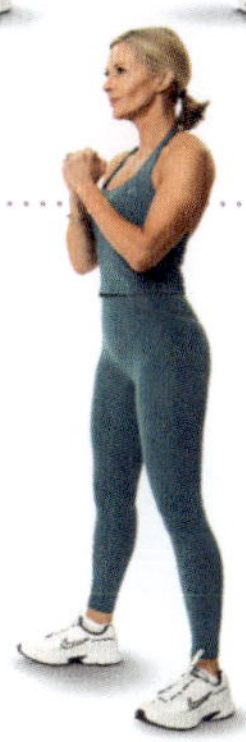
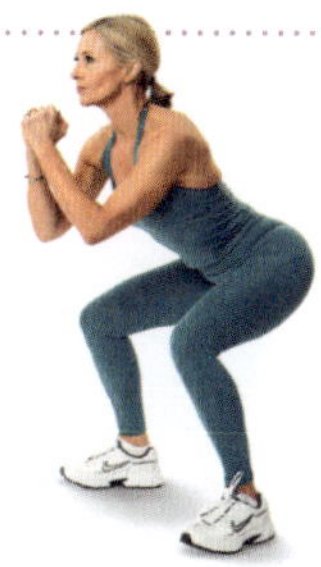

DONKEY KICKS

Vierfüßlerstand, Schultern über den Handgelenken, Bauchmuskeln anspannen. Das abgewinkelte Bein mit geflextem Fuß Richtung Decke heben (nicht zu hoch). Das Becken bleibt gerade.

10 Wdh. pro Seite

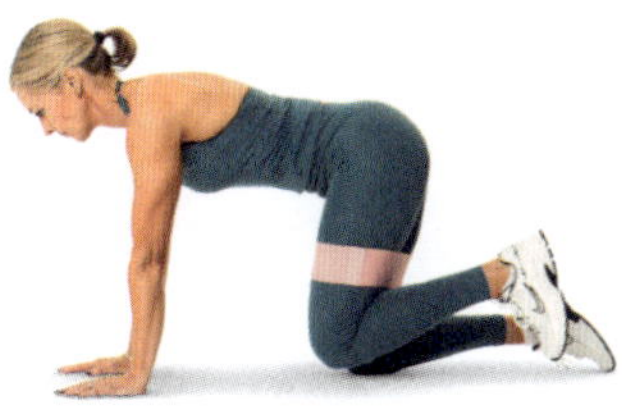
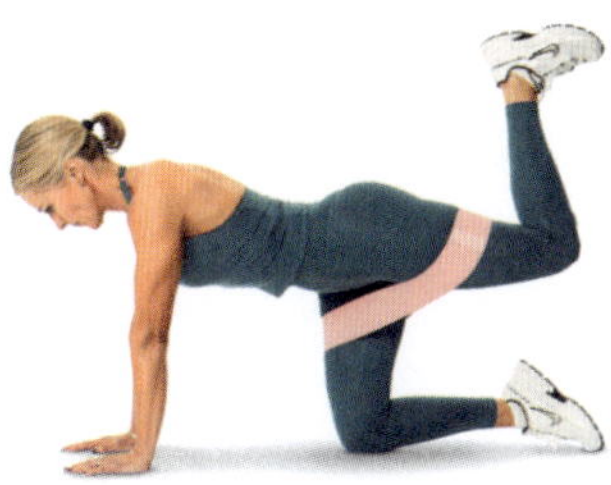

FEUERHYDRANT-KICKS

Vierfüßlerstand. Langsam ein Knie zur Seite heben und wieder senken. Das Becken bleibt gerade.

10 Wdh. pro Seite

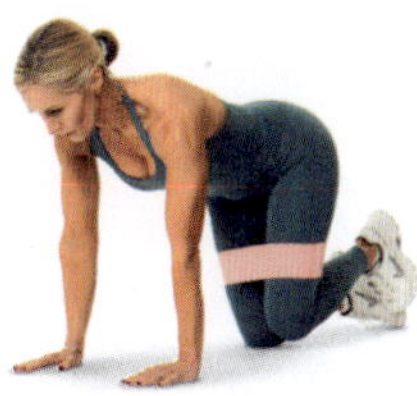
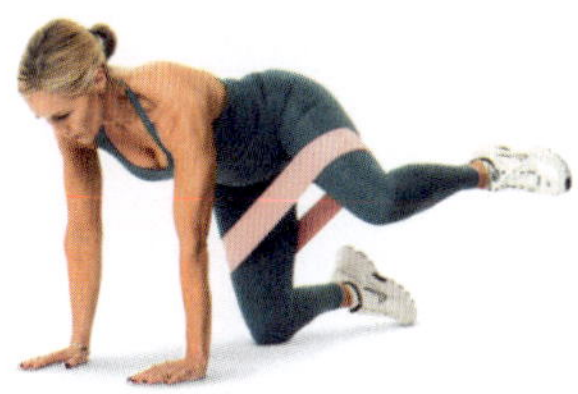

BECKENLIFT

Rückenlage, Nacken und Schultern entspannt. Die Füße ans Gesäß stellen, das Becken nach vorn kippen, die Fersen in den Boden drücken und den Körper heben. Wieder senken und wiederholen.

15 Wdh.

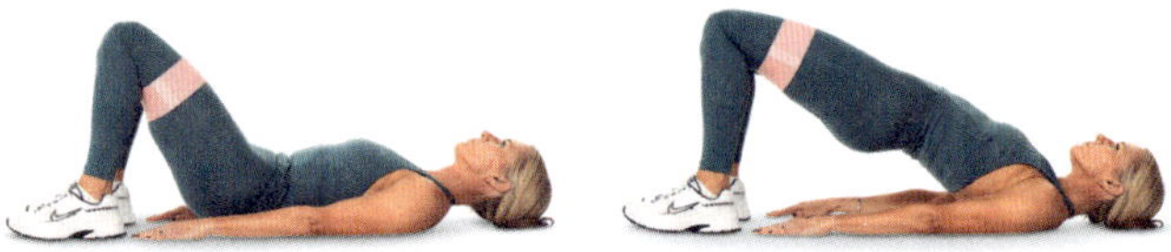

SEQUENZ 2

BEINHEBEN IM STAND

Aufrecht stehen, Füße parallel. Das Knie des Standbeins leicht beugen. Das andere Bein mit geflextem Fuß langsam zur Seite heben (nicht zu hoch) und senken.

10 Wdh. pro Seite

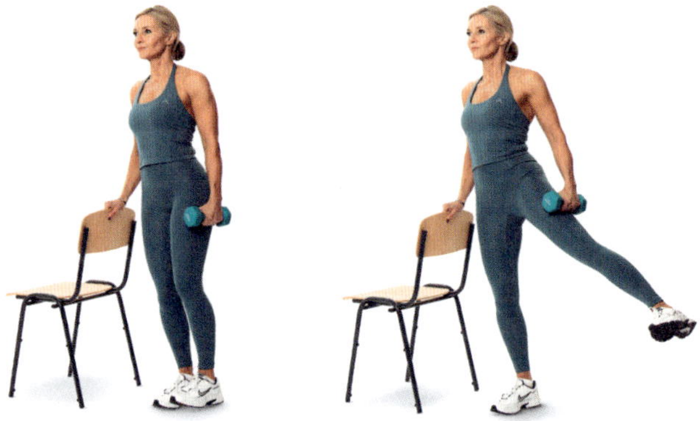

SQUATS MIT VERZÖGERUNG

Das Gewicht auf die Fersen verlagern. Rücken gerade, Gesäß nach hinten schieben (wie beim Hinsetzen). Einen Atemzug in der tiefen Kniebeuge verharren. Brust heben, Schultern nach hinten ziehen. Wieder in den Stand kommen und wiederholen.

12 Wdh.

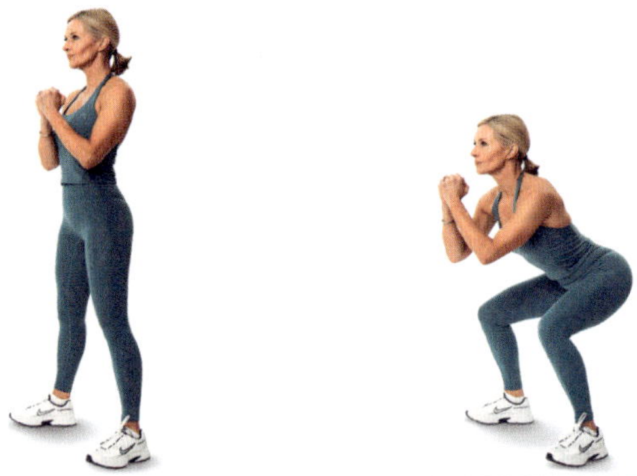

AUSFALLSCHRITT NACH HINTEN

Schultern nach hinten ziehen, Körpermitte anspannen. Ein Bein nach hinten setzen, Beine im 90°-Winkel beugen. Gewicht liegt auf der Ferse des Standbeins. Seitenwechsel.

10 Wdh. pro Seite

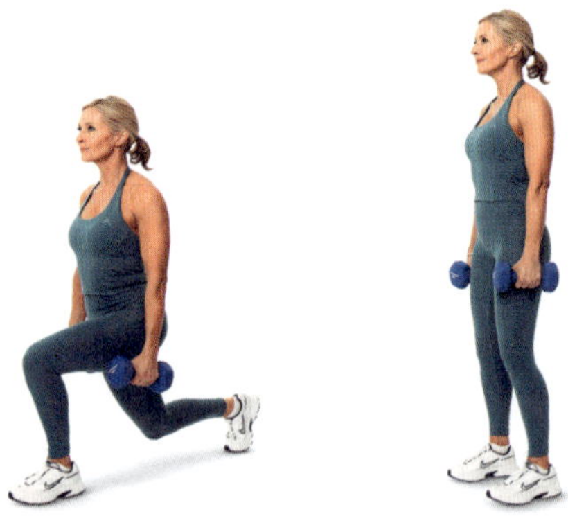

HOFKNICKS

Ein Bein schräg hinter das andere setzen, das vordere Knie nicht verdrehen. Der Oberkörper bleibt aufrecht. Die Beine so weit beugen, wie es für das hintere Knie angenehm ist. In den Stand kommen und wiederholen. Seitenwechsel.

12 Wdh.

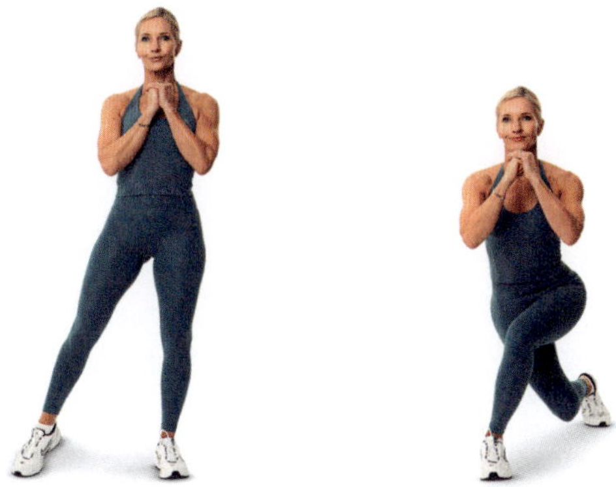

SEQUENZ 3

MUSCHEL

Seitenlage, die Fersen liegen aufeinander. Langsam das obere Knie heben und wieder senken, dabei das Gesäß anspannen. Die Hüfte bleibt gerade, der Oberkörper angehoben, die Bauchmuskeln angespannt.

10 Wdh. pro Seite

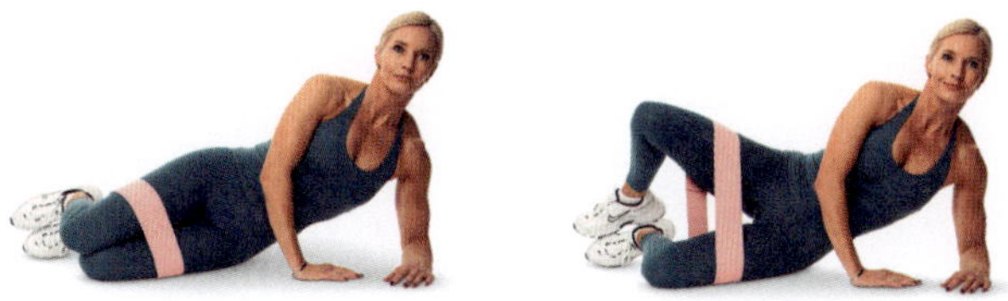

BEINHEBEN IN SEITENLAGE

Seitenlage, die Hüfte gerade, das untere Bein gebeugt. Das obere Bein mit geflextem Fuß langsam heben und senken. Die Körpermitte ist angespannt.

12 Wdh. pro Seite

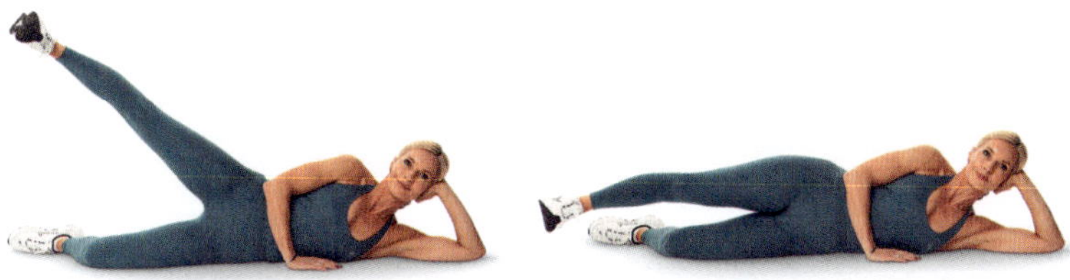

KICKBACKS

Vierfüßlerstand, Körpermitte anspannen. Ein Bein nach hinten strecken (nicht zu hoch), Gesäß anspannen.

12 Wdh. pro Seite

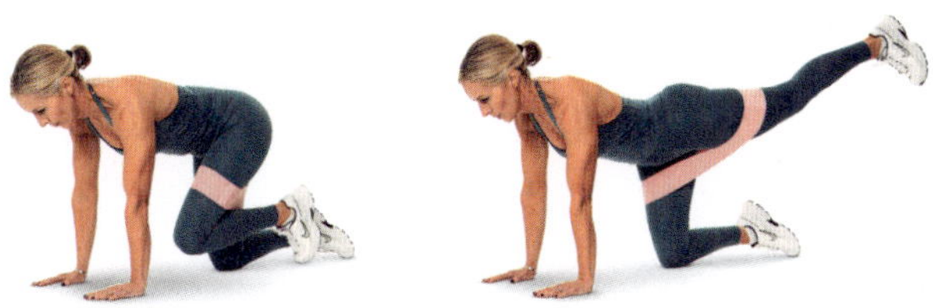

SQUATS AN DER WAND

Knie im 90°-Winkel, Rücken an der Wand. Die Hände nicht auf die Beine stützen.

30 Sek. halten

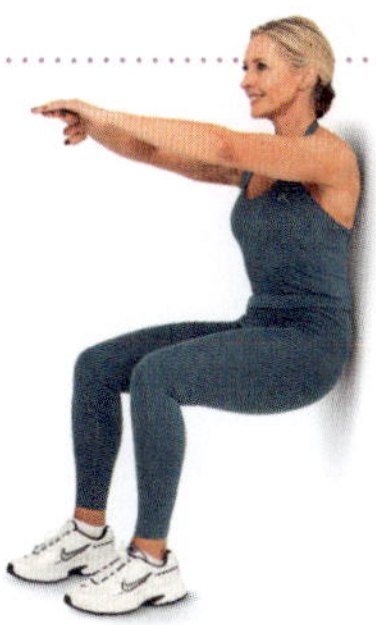

SEQUENZ 4
RUMPF

VOGEL + HUND

Vierfüßlerstand. Arm und entgegengesetztes Bein ausstrecken, das Bein nicht zu hoch heben. Rücken und Becken gerade halten. Ellbogen und Knie unter dem Körper zusammenführen. Seitenwechsel.

10 Wdh. pro Seite

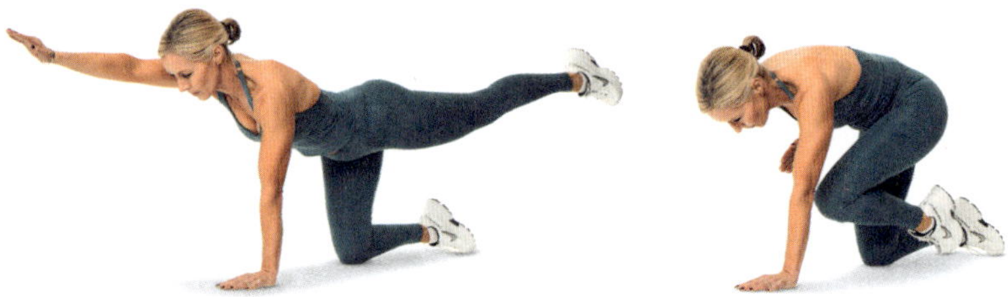

CRUNCHES

Kopf und Schultern von der Matte heben und wieder ablegen. Dabei den Kopf stützen, aber nicht daran ziehen. Das Kinn nicht zur Brust ziehen.

10 Wdh.

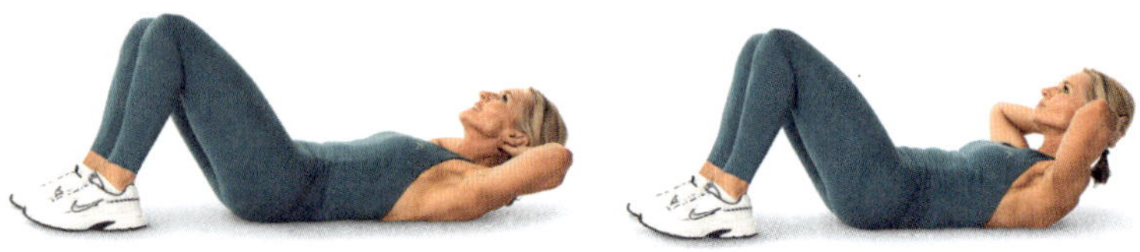

BEINHEBEN

Rückenlage. Die Beine so weit absenken, wie es angenehm ist. Der Rücken bleibt auf der Matte.

10 Wdh.

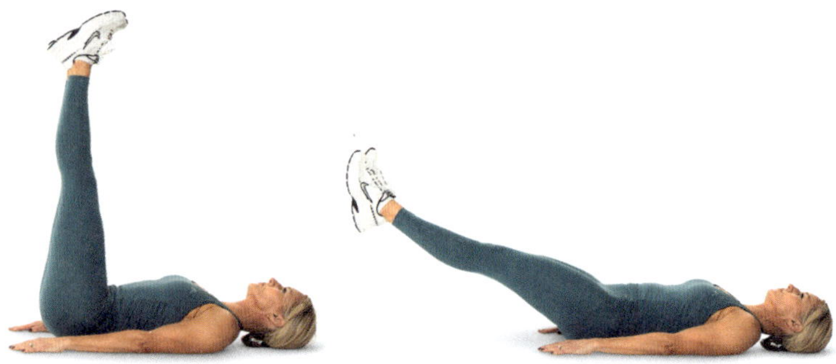

KLETTERN

Schultern über den Handgelenken, Körpermitte angespannt. Abwechselnd die Knie unter dem Körper zum gegenüberliegenden Ellbogen führen. Das Becken möglichst wenig bewegen und den Rücken gerade halten.

10 Wdh.

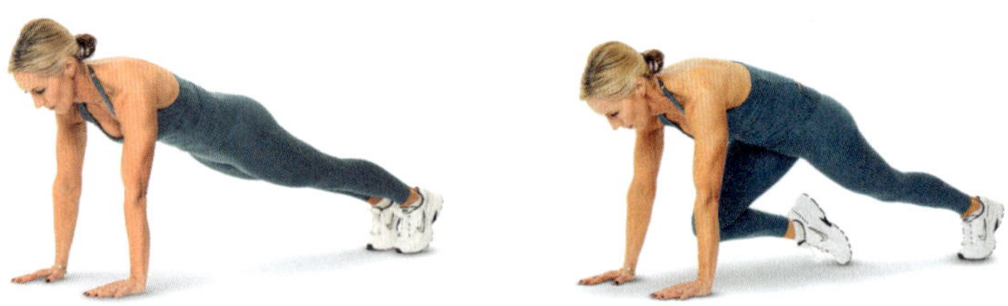

WOCHE 03
FREITAG

30 MIN.
KRAFT UND HIIT
HANTELN

Jede Übung 30 Sekunden lang ausführen. Zwischen den Übungen 15 Sekunden Pause. Jede Sequenz 3-mal ausführen, 1 Minute Pause zwischen den Sequenzen.

SEQUENZ 1

SQUAT MIT SCHULTERDRÜCKEN

Mit einem Squat beginnen. Beim Aufrichten die Arme über den Kopf nach oben strecken.

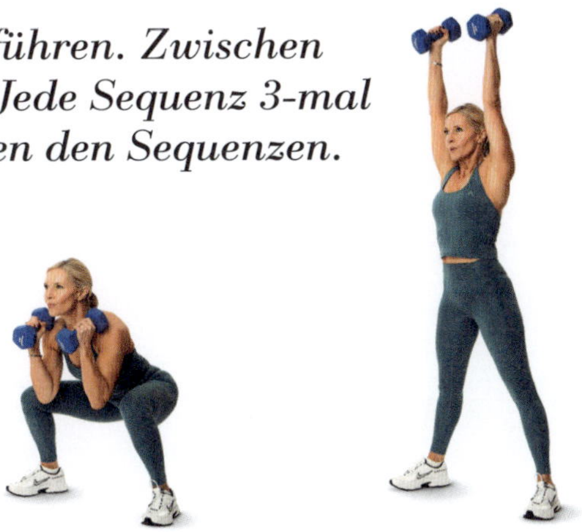

RUDERN IN DER PLANK

(auf Knien oder Zehen)

In der Plank beginnen, das Becken möglichst wenig bewegen. Eine Hand mit Gewicht bis zum Gesäß heben und wieder senken. Der Ellbogen bleibt nahe am Körper. Wer möchte, kann zuerst in der Plank auf Knien üben.

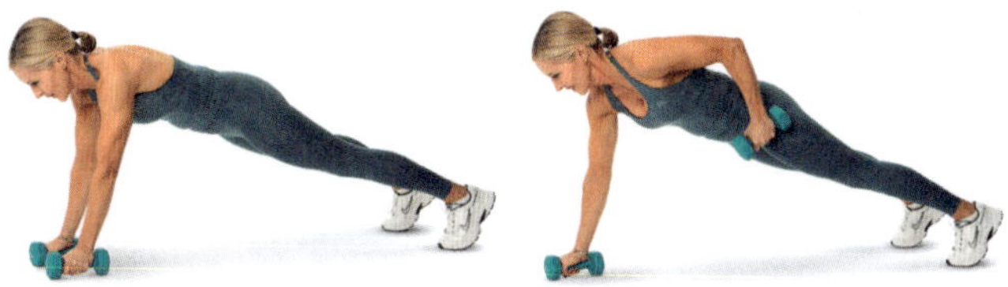

SHUTTLE RUNS

Jeweils drei Schritte auf der Matte hin und her laufen, am Ende jeweils in die Knie gehen und auf den Boden tippen. Der Rücken bleibt gerade.

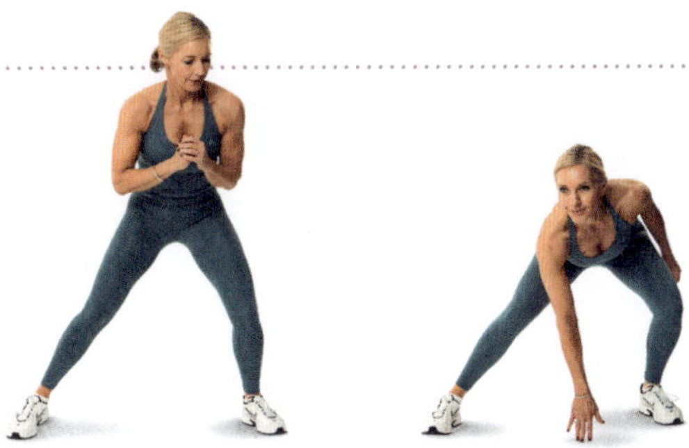

PLANK MIT SCHULTER-TIPP

Schultern über den Handgelenken, Rücken gerade, Bauchmuskeln angespannt, Kopf in eine Linie mit der Wirbelsäule. Eine Hand heben und die gegenüberliegende Schulter antippen. Becken gerade halten, Gesäß anspannen.

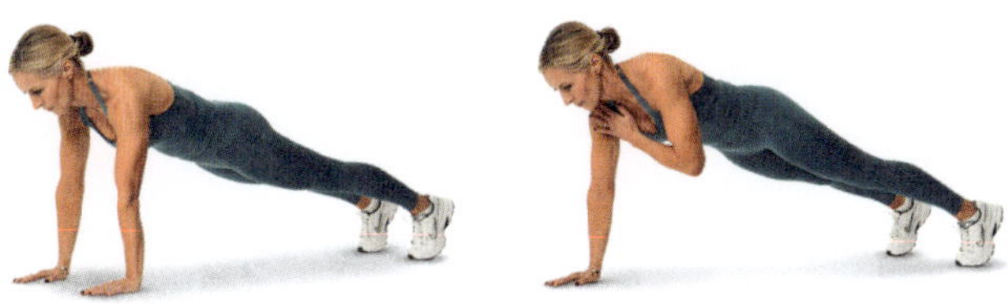

SEQUENZ 2

AUSFALLSCHRITT NACH HINTEN

Schultern nach hinten ziehen, Körpermitte anspannen. Ein Bein nach hinten setzen, Beine im 90°-Winkel beugen. Gewicht liegt auf der Ferse des Standbeins. Seitenwechsel.

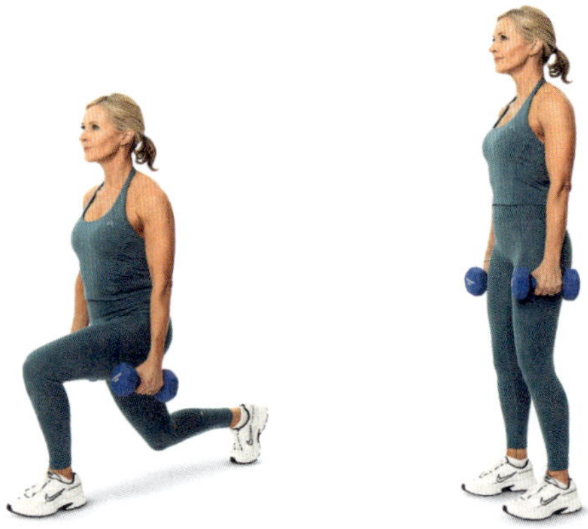

LIEGESTÜTZE

Hände etwas mehr als schulterbreit. In einer Bewegung nach unten kommen (Kopf nicht senken), Rücken gerade, Ellbogen nach hinten ziehen. Die Körpermitte angespannt halten und in einer Bewegung wieder hochkommen. Anfänger trainieren stehend an einer Wand oder an einer Bank, später auf Händen und Knien.

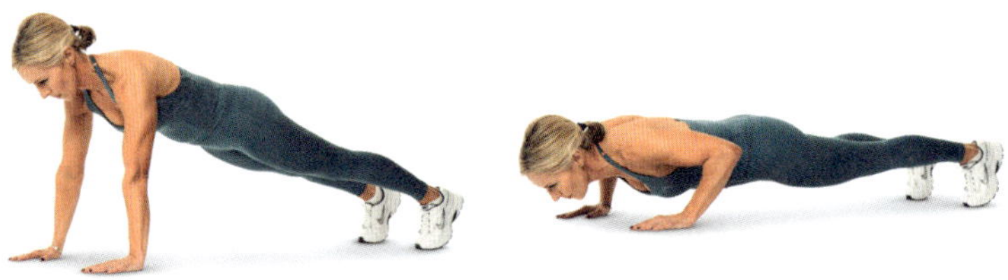

SCHNELLES BOXEN

Körpermitte angespannt und Knie locker. Die Arme abwechselnd auf Schulterhöhe nach vorn strecken.

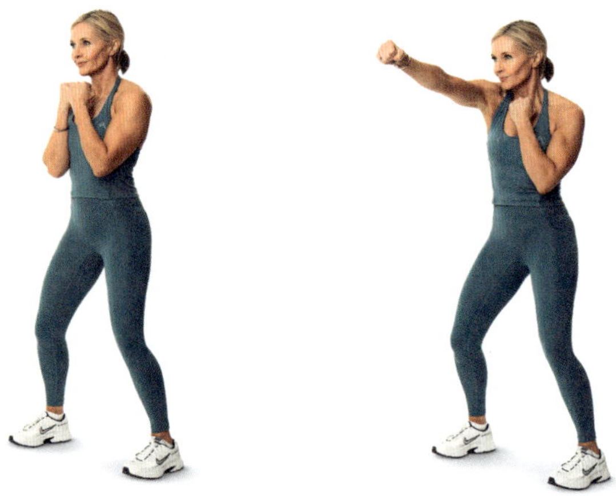

FAHRRAD-CRUNCHES

Hände hinter dem Kopf (nicht am Kopf ziehen). Einen Ellbogen zum gegenüberliegenden Knie führen, den Rücken nicht anheben. Langsam wieder ablegen, Seitenwechsel. Die Bewegungen kontrolliert ausführen, um die schräge Bauchmuskulatur zu trainieren.

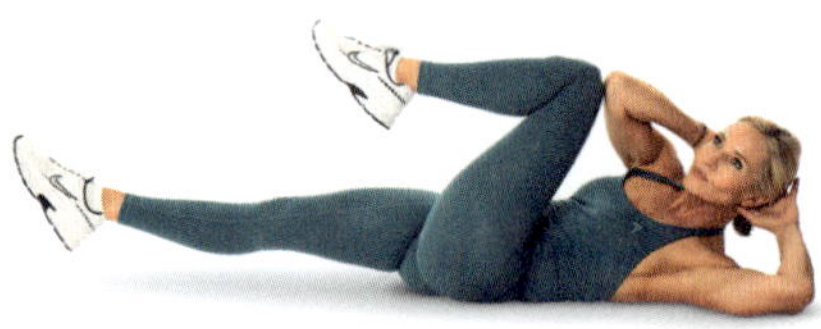

SEQUENZ 3

SQUAT, SPRUNG UND SCHULTERDRÜCKEN

Mit einem Squat beginnen. Aus der tiefen Position zügig aufrichten, hochspringen, die Beine schließen und die Hände (evtl. mit Hantel) über den Kopf heben. Für eine gelenkschonende Variante den Sprung weglassen.

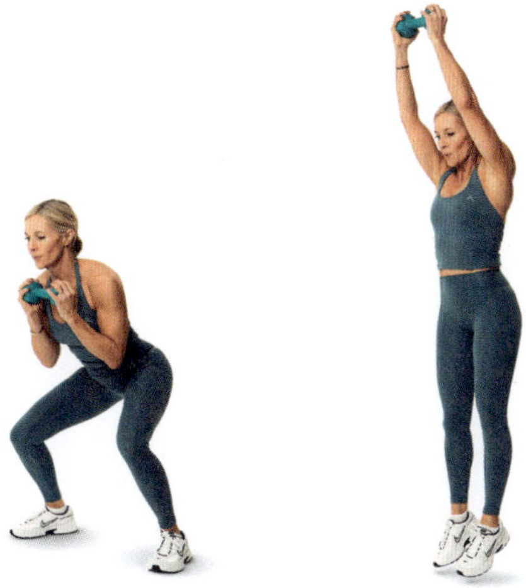

BIZEPS-CURLS UND SCHULTERDRÜCKEN

Die Arme nicht schwingen. Ellbogen an den Körper anlegen. Langsam die Gewichte auf Schulterhöhe heben. Die Ellbogen vom Körper lösen und die Gewichte über den Kopf nach oben drücken.

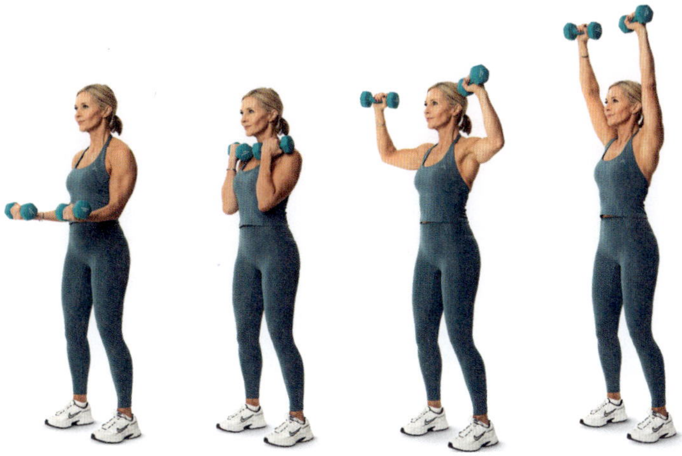

RAUPE

Die Beine sind gestreckt. Mit den Händen vorwärts laufen bis in die Plank, dann wieder zurück in die Ausgangsposition kommen.

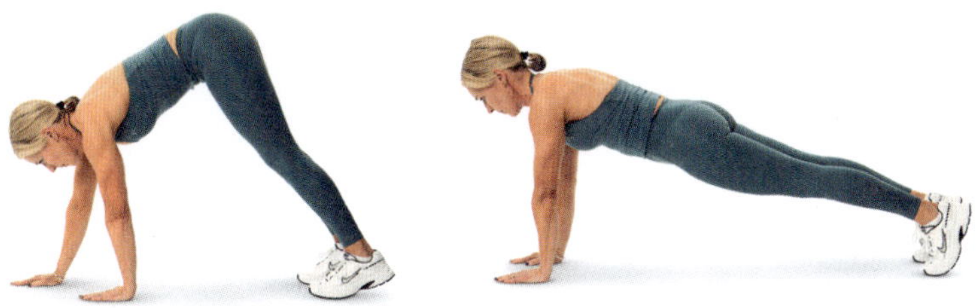

BERGSTEIGER

In der Plank beginnen, Becken nicht heben, Rücken gerade, Körpermitte angespannt, Schultern über den Handgelenken. Die Knie im eigenen Tempo abwechselnd zur Brust heranziehen.

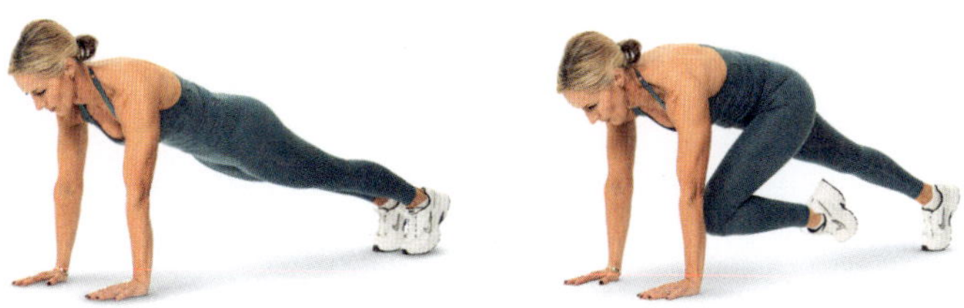

WOCHE 04
MONTAG

30 MIN.
GANZER KÖRPER
HANTELN

Jede Übung 12-mal wiederholen. Zwischen den Übungen 15 Sekunden Pause. Jede Sequenz 2-mal ausführen.

SEQUENZ 1

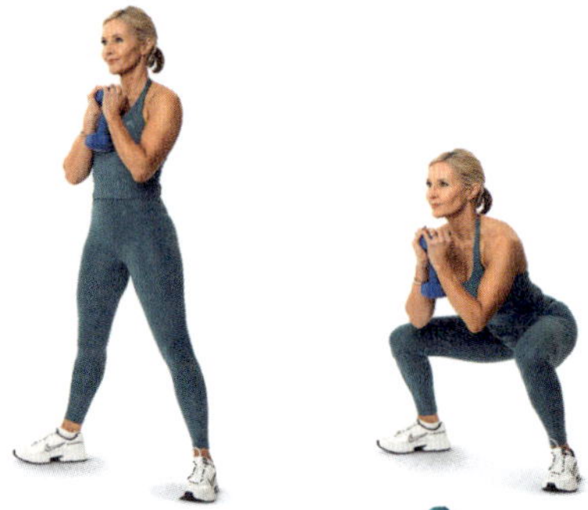

GOBLET SQUATS

Beine weit gespreizt, Zehen zeigen nach außen, Gewicht vor der Brust. Tiefe Kniebeuge, Gesäß hinten. Fersen in den Boden drücken und wieder aufrichten.

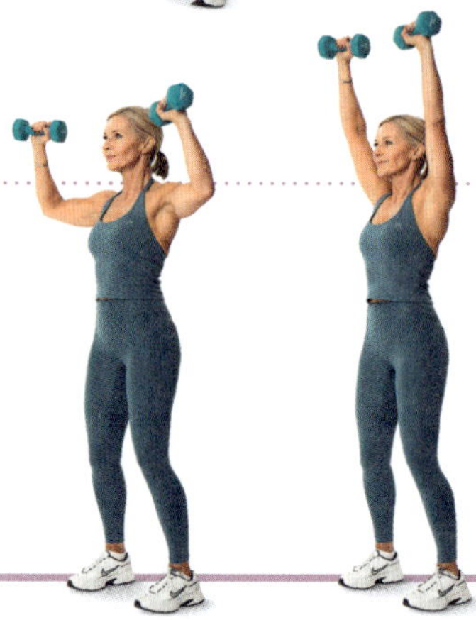

SCHULTERDRÜCKEN

Knie locker, Bauchmuskeln angespannt, Ellbogen am Rand des Gesichtsfelds. Arme langsam nach oben strecken, dann wieder bis zum 90°-Winkel beugen.

SEQUENZ 2

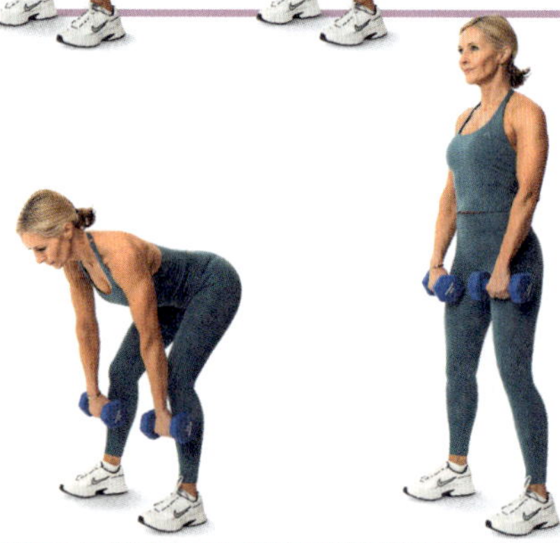

KREUZHEBEN

Knie leicht gebeugt. Becken leicht nach hinten schieben, Rücken gerade. Aus der Hüfte vorbeugen, bis der Oberkörper parallel zum Boden ist. Wieder aufrichten. Den Rücken nicht runden, den Kopf nicht hängen lassen.

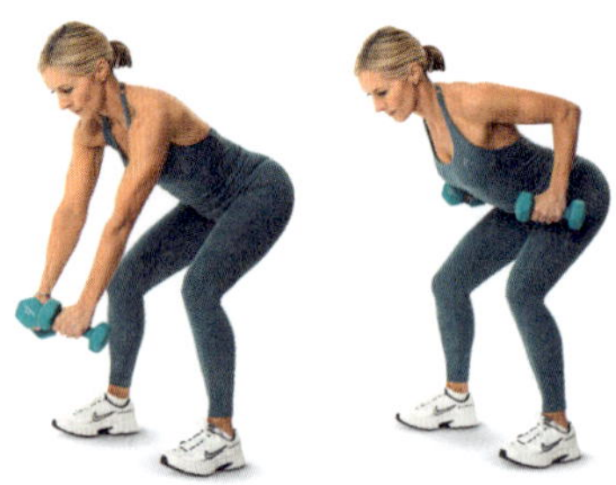

RUDERN IN DER VORBEUGE

Aus der Hüfte vorbeugen, Arme ausstrecken. Rücken gerade, Kopf in einer Linie mit der Wirbelsäule. Die Arme beugen, Hände langsam zu den Hüftknochen führen. Der Rücken bleibt gerade.

Y-DRÜCKEN

Mit leichten Gewichten oder ohne die Arme seitlich auf Schulterhöhe ausstrecken, dann die Ellbogen leicht nach hinten zum Körper ziehen, dabei die Rückenmuskeln aktivieren. Die Arme wieder strecken.

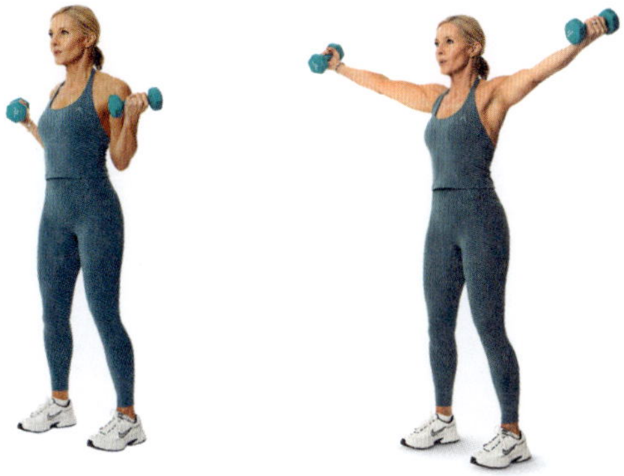

SEQUENZ 3

AUSFALLSCHRITT NACH HINTEN

Schultern nach hinten ziehen, Körpermitte anspannen. Ein Bein nach hinten setzen, Beine im 90°-Winkel beugen. Gewicht liegt auf der Ferse des Standbeins. Seitenwechsel.

12 Wdh. pro Seite

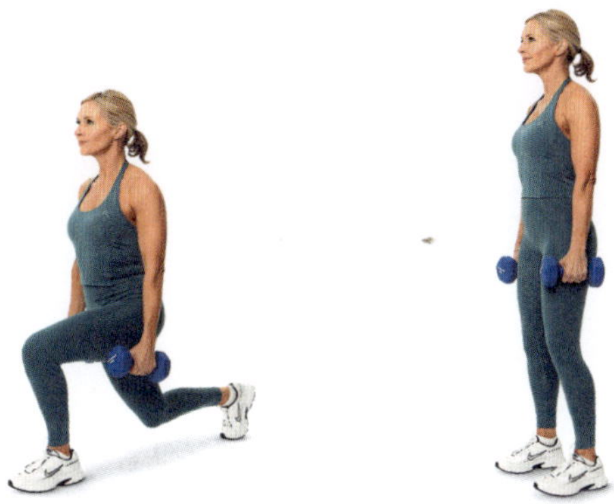

SPLIT SQUATS

Schrittstellung, Schultern nach hinten ziehen, Körpermitte anspannen, Knie im 90°-Winkel beugen (oder wie es angenehm ist). Brust ist aufgerichtet, das vordere Knie hinter der Fußspitze. Wieder in den Stand kommen.

12 Wdh. pro Seite

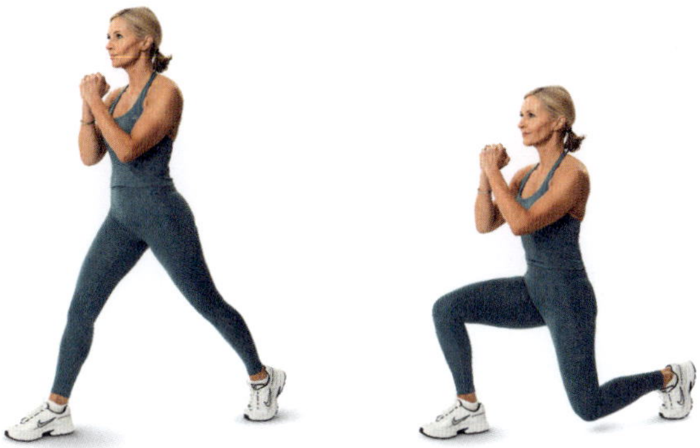

TRIZEPS-KICKBACKS

Vierfüßlerstand. Langsam einen Arm parallel zum Rücken nach hinten strecken – nicht schwingen! Das Becken nicht drehen, den Rücken gerade halten. Schultern über den Handgelenken.

12 Wdh. pro Seite

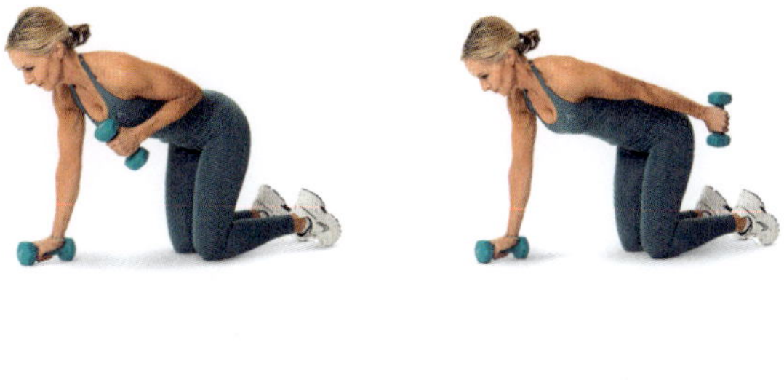

SEQUENZ 4

BRUSTDRÜCKEN

Die Ellbogen befinden sich am Rand des Gesichtsfelds (wie ein großes A). Die Arme über der Brust (nicht über dem Kopf) nach oben strecken, dabei ausatmen.

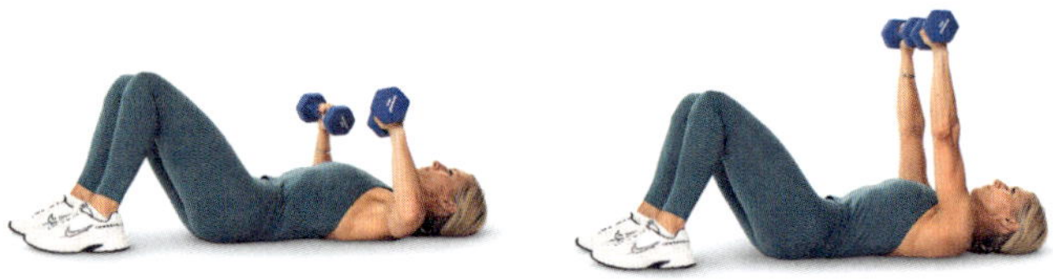

KLAPPMESSER MIT GEBEUGTEN BEINEN

Der Rücken bleibt am Boden. Klein zusammenrollen, dann langsam Arme und Beine ausstrecken (nur so weit, wie es angenehm ist).

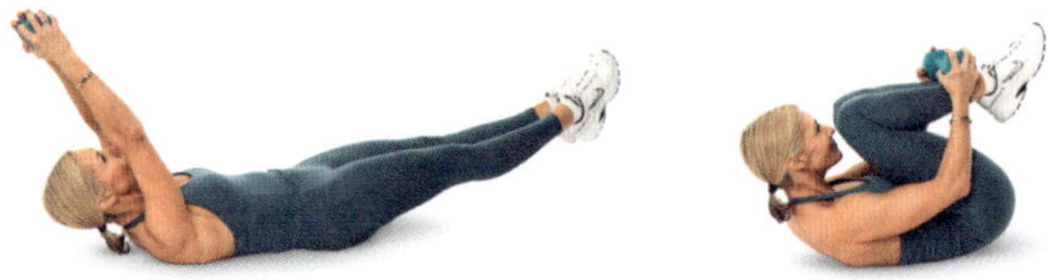

SEQUENZ 5

SQUAT MIT SCHULTERDRÜCKEN

Mit einem Squat beginnen. Beim Aufrichten die Arme über den Kopf nach oben strecken.

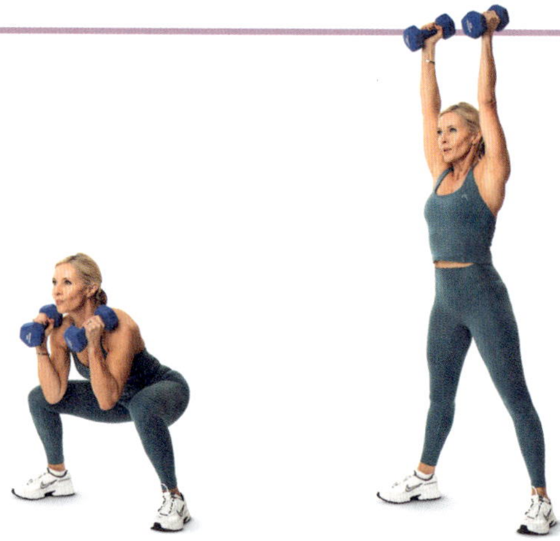

KREUZHEBEN UND RUDERN IM STAND

Knie leicht gebeugt. Becken leicht nach hinten schieben, Rücken gerade. Aus der Hüfte vorbeugen, bis der Oberkörper parallel zum Boden ist. Wieder aufrichten. Den Rücken nicht runden, den Kopf nicht hängen lassen. Aufrecht stehen, die Knie sind locker. Die Ellbogen nach oben ziehen.

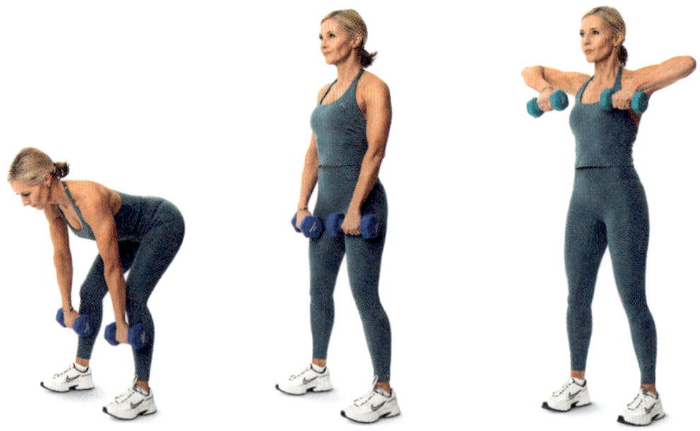

SEQUENZ 6
RUMPF

ZEHEN-TIPPS

Rückenlage, Kopf auf der Matte oder leicht angehoben. Beine abgewinkelt über die Hüften heben. Die Füße abwechselnd auf den Boden tippen. Der Rücken bleibt auf der Matte.

20 Sek.

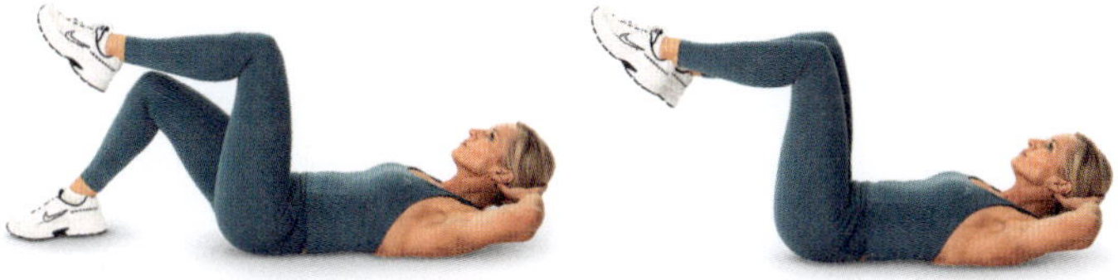

RÜCKWÄRTS ROLLEN

Der Kopf bleibt auf der Matte. Das Becken vom Boden heben – das ist nur eine kleine Bewegung. Kopf und Schultern bleiben entspannt.

20 Sek.

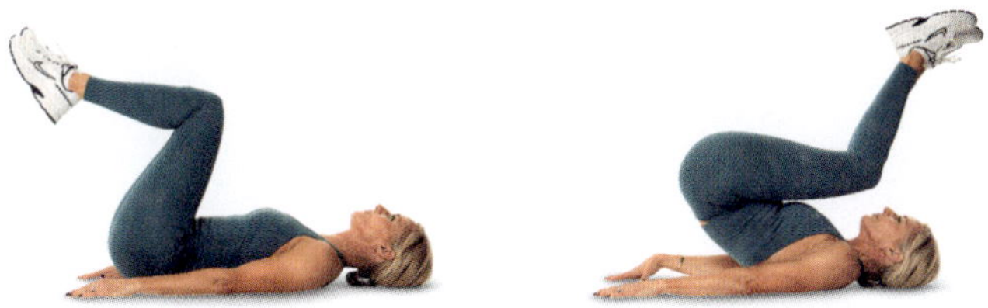

SEITLICHE PLANK

Der Ellbogen liegt direkt unter der Schulter, die Hüften übereinander. Die Körpermitte ist angespannt. (Kann auch auf den Knien ausgeführt werden).

20 Sek. halten pro Seite

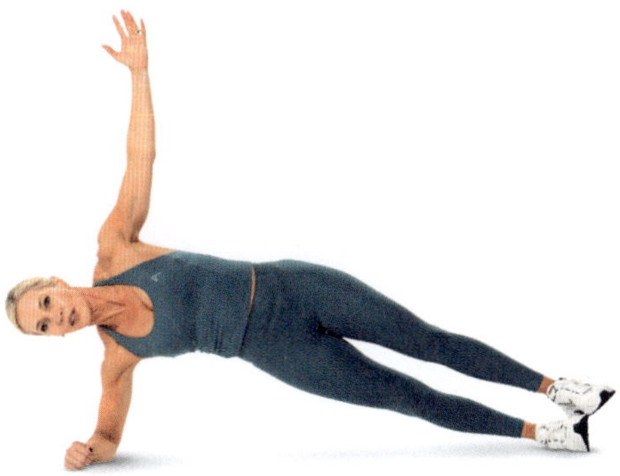

PLANK (hoch oder tief)

Schultern über den Handgelenken, Rücken gerade, Bauchmuskeln angespannt, Kopf in einer Linie mit der Wirbelsäule. Gesäß anspannen.

20 Sek. halten

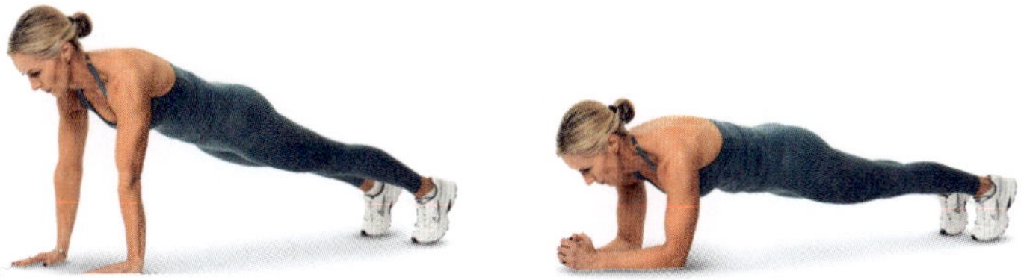

WOCHE 04 **DIENSTAG**

30 MIN.
OBERER KÖRPER
HANTELN

Zwischen den Übungen 15 Sekunden Pause. Jede Sequenz 3-mal ausführen. Zwischen den Sequenzen 10-mal Schulterdrücken.

SEQUENZ 1

BRUSTDRÜCKEN

Die Ellbogen befinden sich am Rand des Gesichtsfelds (wie ein großes A). Die Arme über der Brust (nicht über dem Kopf) nach oben strecken, dabei ausatmen.

12 Wdh.

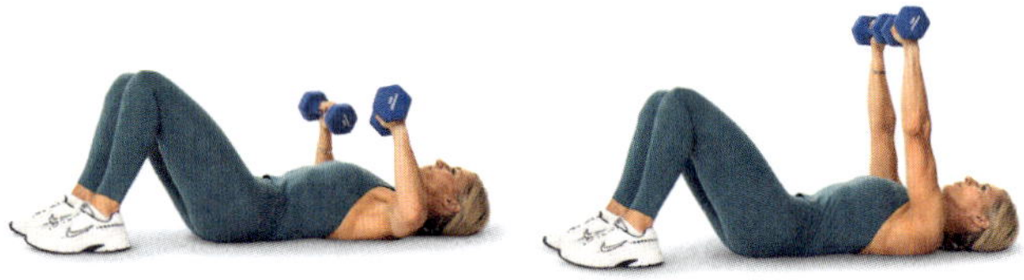

LIEGESTÜTZE

Hände etwas mehr als schulterbreit. In einer Bewegung nach unten kommen (Kopf nicht senken), Rücken gerade, Ellbogen nach hinten ziehen. Die Körpermitte angespannt halten und in einer Bewegung wieder hochkommen. Anfänger trainieren stehend an einer Wand oder an einer Bank, später auf Händen und Knien.

12 Wdh.

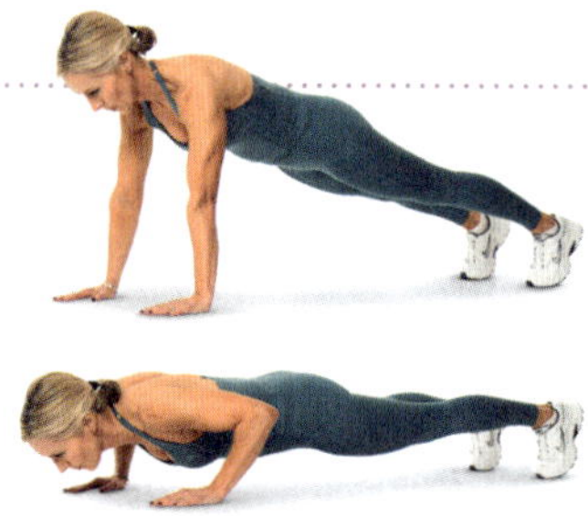

ZWISCHEN DEN SEQUENZEN

SCHULTERDRÜCKEN

Knie locker, Bauchmuskeln angespannt, Ellbogen am Rand des Gesichtsfelds. Arme langsam strecken, dann wieder bis zum 90°-Winkel beugen.

10 Wdh.

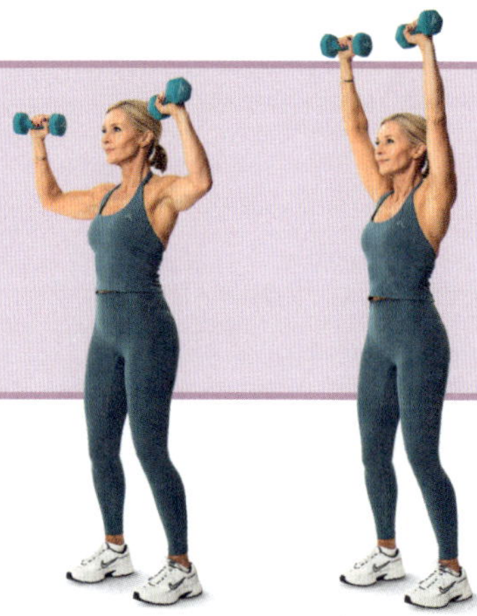

SEQUENZ 2

SKULL CRUSHER

Rückenlage. Mit einem oder zwei Gewichten trainieren. Gewicht hinter den Kopf führen (zwei Hanteln neben den Kopf), Ellbogen nahe am Körper. Die Arme über der Brust nach oben strecken.. Nur die Unterarme bewegen sich.

10 Wdh.

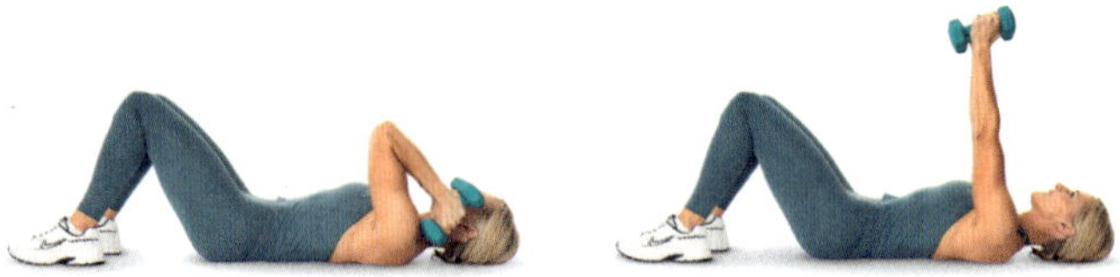

TRIZEPS-KICKBACKS

Vierfüßlerstand. Langsam einen Arm parallel zum Rücken nach hinten strecken – nicht schwingen! Das Becken nicht drehen, den Rücken gerade halten. Schultern über den Handgelenken.

10 Wdh. pro Seite

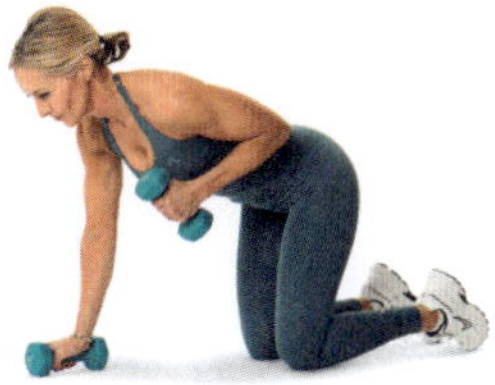

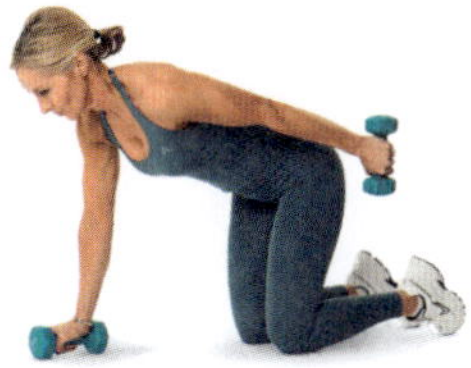

SEQUENZ 3

ARMHEBEN SEITLICH

Knie locker, Körpermitte angespannt. Arme seitlich (ohne Schwung) auf Schulterhöhe heben und langsam wieder senken. Nicht nach hinten neigen.

8 Wdh.

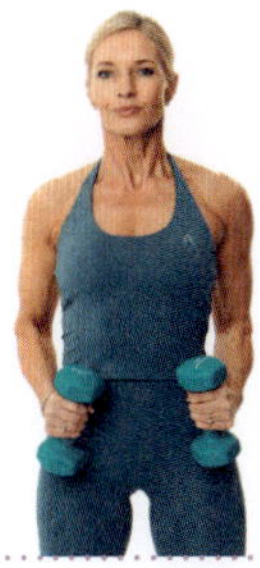

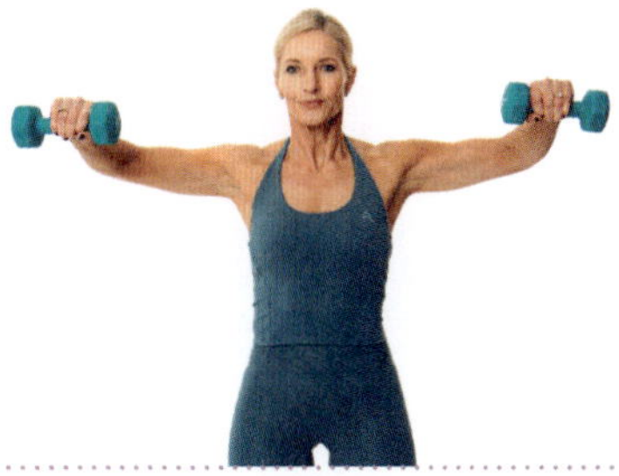

BUTTERFLY-BRUSTÖFFNER

Rückenlage, der Kopf liegt auf der Matte. Ellbogen leicht anwinkeln. Die Arme langsam öffnen, aber nicht ablegen, dann wieder über die Brust heben.

8 Wdh.

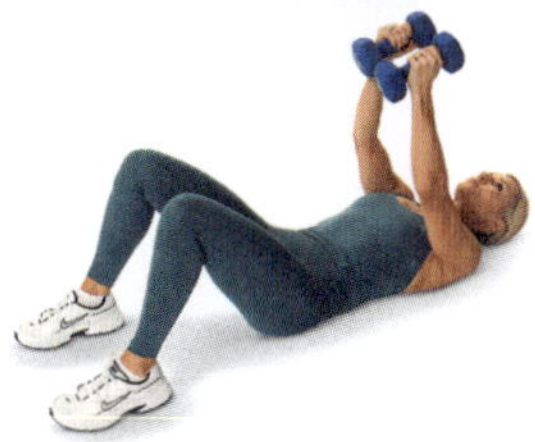

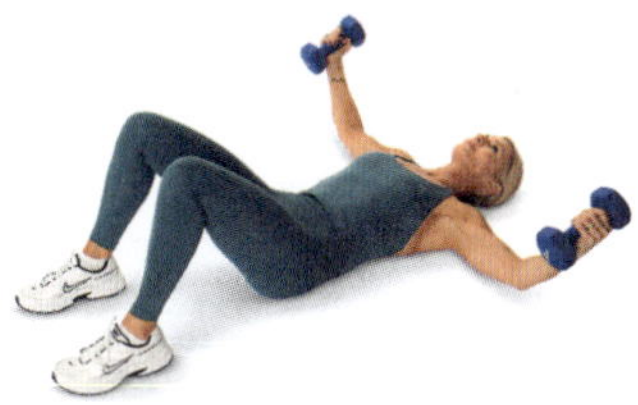

FLUGZEUG

Mit leichten Gewichten oder ohne die Arme auf Schulterhöhe ausstrecken und kleine Kreise beschreiben – erst in eine Richtung, dann in die andere.

8 Wdh. in jeder Richtung

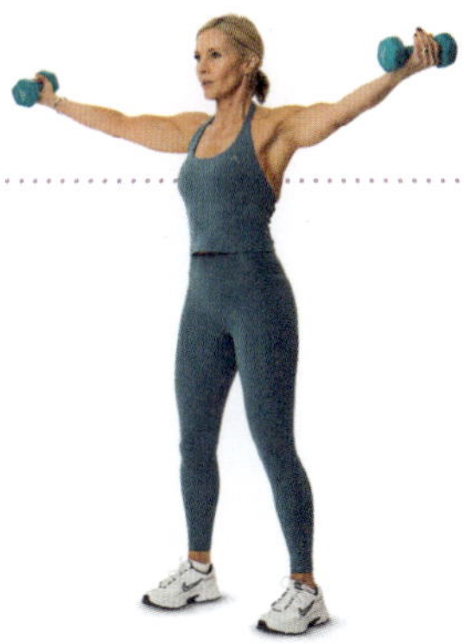

PLANK (hoch oder tief)

Schultern über den Handgelenken, Rücken gerade, Bauchmuskeln angespannt, Kopf in einer Linie mit der Wirbelsäule. Gesäß anspannen.

1 Minute halten

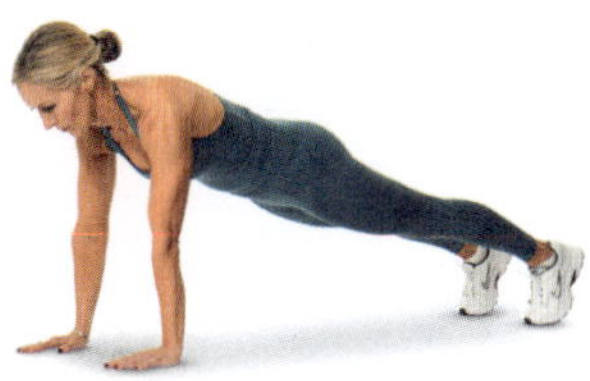

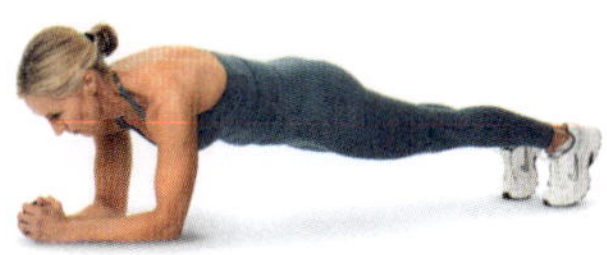

WOCHE 04 **MITTWOCH**

30 MIN.
UNTERER KÖRPER
BÄNDER & HANTELN

Zwischen den Übungen 15 Sekunden Pause. Jede Sequenz 2-mal ausführen. Zwischen den Sequenzen 10 Squats mit Sprung und Schulterdrücken.

SEQUENZ 1

KREBSGANG

Weite Grätsche, Knie beugen. Mit oder ohne Band drei Schritte zur Seite gehen, dann drei Schritte zur anderen Seite. Knie zeigen nach außen, Rücken bleibt gerade.

30 Sek.

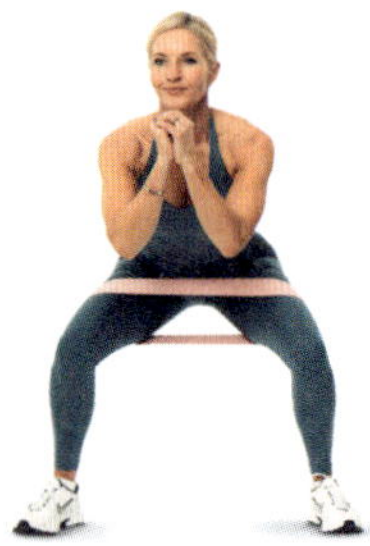

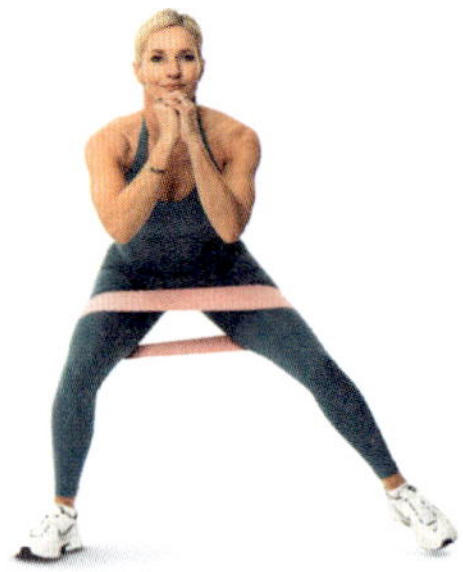

FEUERHYDRANT-KICKS

Vierfüßlerstand. Langsam ein Knie zur Seite heben und wieder senken. Das Becken bleibt gerade.

15 Sek. pro Seite

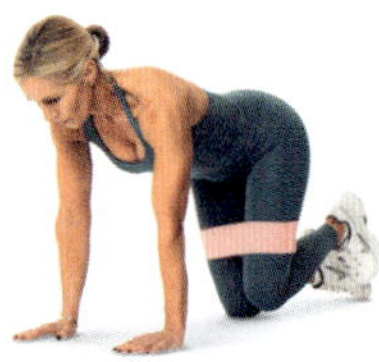

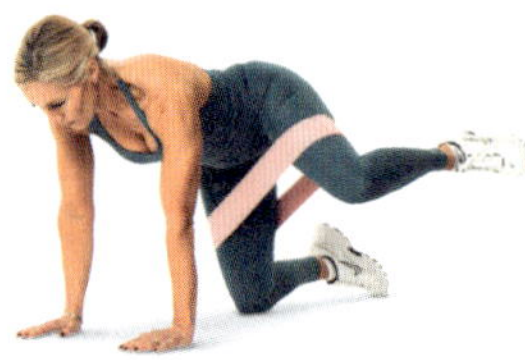

BECKENLIFT

Rückenlage, Nacken und Schultern entspannt. Die Füße ans Gesäß stellen, das Becken nach vorn kippen, die Fersen in den Boden drücken und den Körper heben. Wieder senken und wiederholen.

30 Sek.

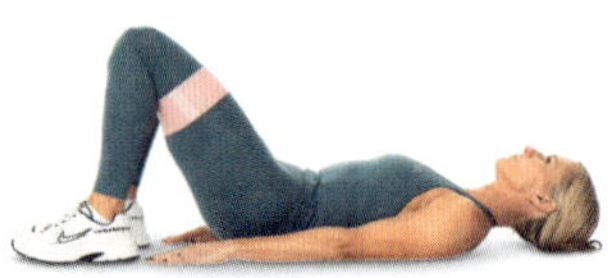

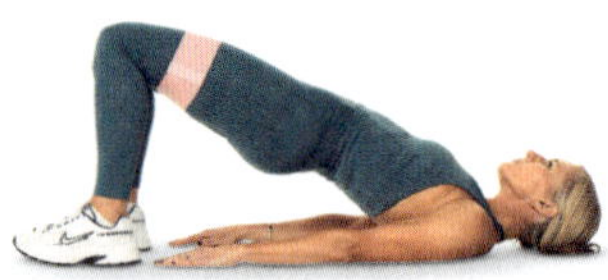

SQUAT, SPRUNG UND SCHULTERDRÜCKEN

Mit einem Squat beginnen. Zügig aufrichten, hochspringen, die Beine schließen und die Hände (evtl. mit Hantel) über den Kopf heben. Für eine gelenkschonende Variante den Sprung weglassen.

10 Wdh.

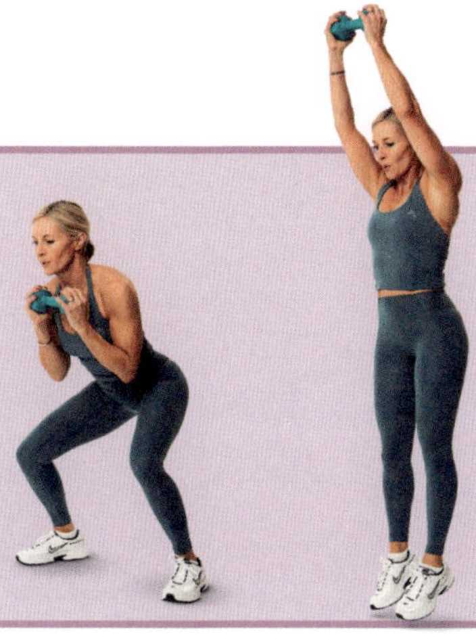

ZWISCHEN DEN SEQUENZEN

SEQUENZ 2

GOBLET SQUATS

Beine weit gespreizt, Zehen zeigen nach außen, Gewicht vor der Brust. Tiefe Kniebeuge, Gesäß hinten. Fersen in den Boden drücken und wieder aufrichten.

12 Wdh.

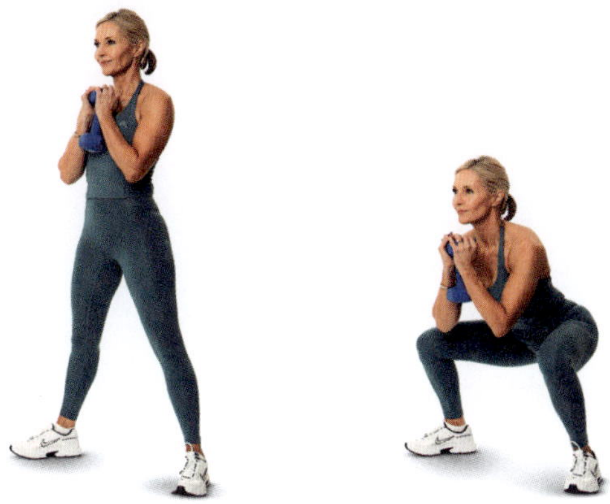

AUSFALLSCHRITT NACH HINTEN

Schultern nach hinten ziehen, Körpermitte anspannen. Ein Bein nach hinten setzen, Beine im 90°-Winkel beugen. Gewicht liegt auf der Ferse des Standbeins. Seitenwechsel.

10 Wdh. pro Seite

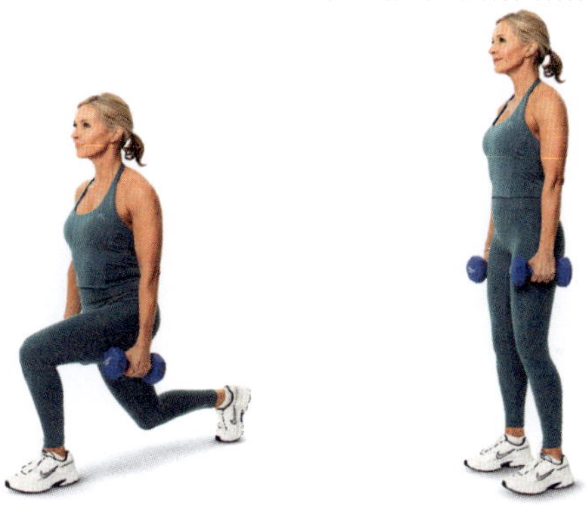

KREUZHEBEN

Knie leicht gebeugt. Becken leicht nach hinten schieben, Rücken gerade. Aus der Hüfte vorbeugen, bis der Oberkörper parallel zum Boden ist. Wieder aufrichten. Den Rücken nicht runden, den Kopf nicht hängen lassen.

15 Wdh.

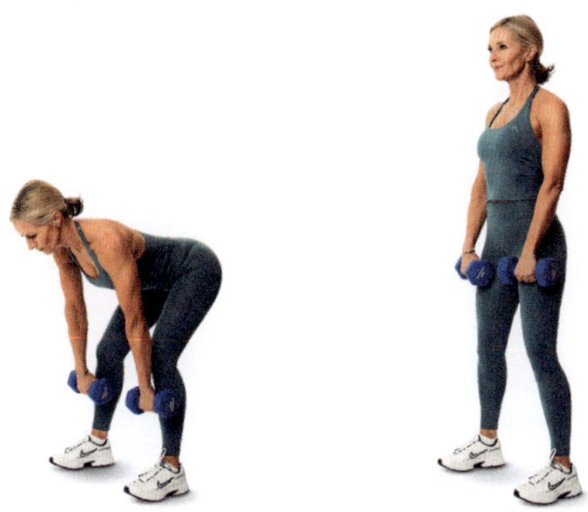

SEQUENZ 3

DONKEY KICKS

Vierfüßlerstand, Schultern über den Handgelenken, Bauchmuskeln anspannen. Das abgewinkelte Bein mit geflextem Fuß Richtung Decke heben (nicht zu hoch). Das Becken bleibt gerade.

12 Wdh. pro Seite

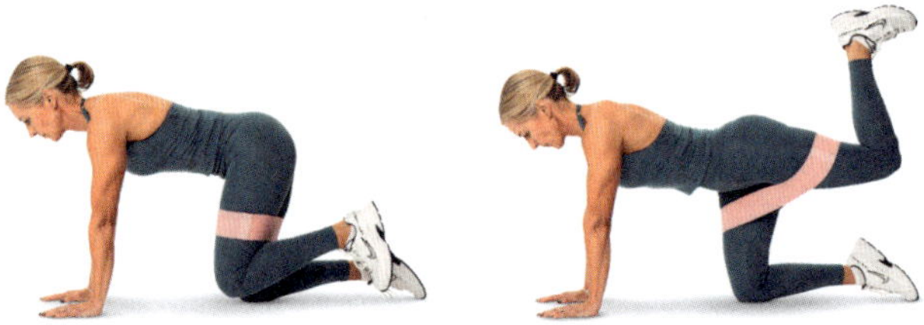

SPLIT SQUATS

Schrittstellung, Schultern nach hinten ziehen, Körpermitte anspannen, Knie im 90°-Winkel beugen (oder wie es angenehm ist). Brust ist aufgerichtet, das vordere Knie hinter der Fußspitze. Wieder in den Stand kommen.

10 Wdh. pro Seite

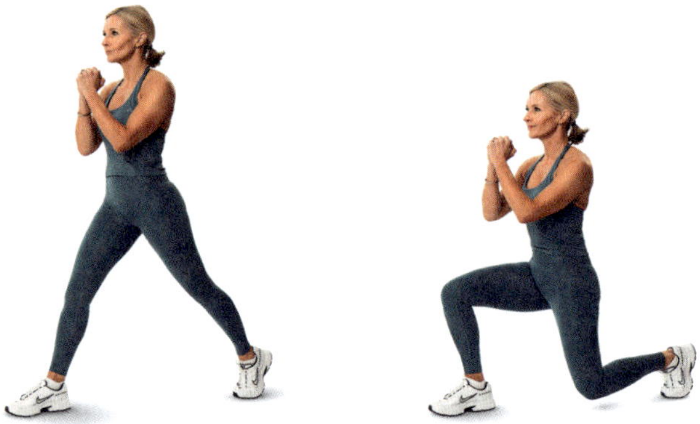

SQUATS AN DER WAND

Knie im 90°-Winkel, Rücken an der Wand. Die Hände nicht auf die Beine stützen.

30 Sek. halten

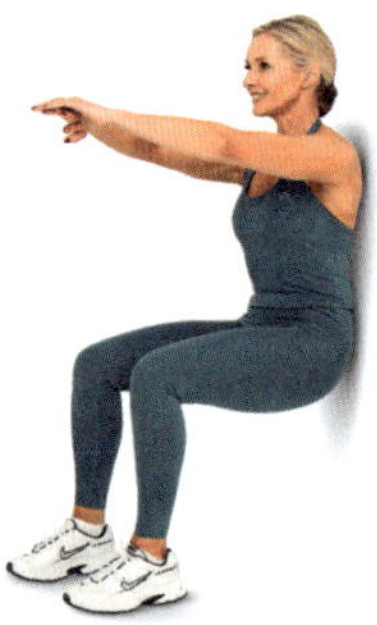

SEQUENZ 4

AUSFALLSCHRITT SEITLICH

Das Becken nach hinten schieben, ein Bein beugen, das andere bleibt gestreckt. Oberkörper mit geradem Rücken nach vorn. Die Ferse in den Boden drücken, um wieder in den Stand zu kommen.

10 Wdh. pro Seite

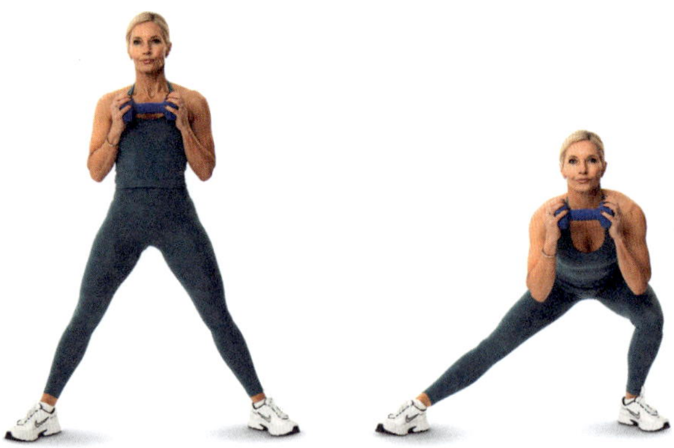

HANTEL SCHWINGEN

Die Knie sind locker (aber nicht gebeugt). Aus der Hüfte vorbeugen, das Gewicht zwischen die Beine führen. Aufrichten und das Gewicht auf Brusthöhe bringen, dabei das Becken vorschieben.

15 Wdh.

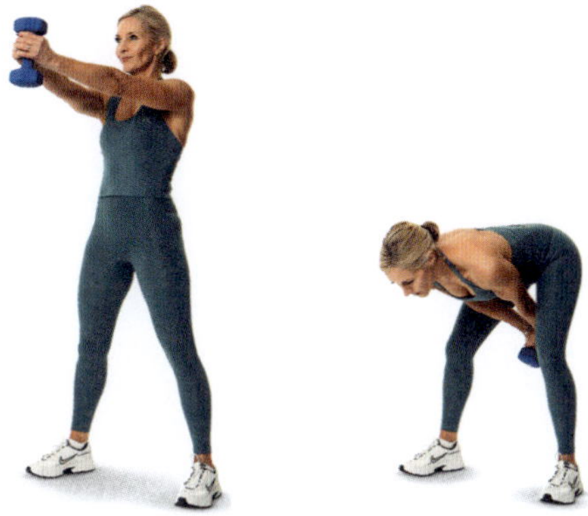

SEQUENZ 5
RUMPF

CRUNCHES

Kopf und Schultern von der Matte heben und wieder ablegen. Dabei den Kopf stützen, aber nicht daran ziehen. Das Kinn nicht zur Brust ziehen.

10 Wdh.

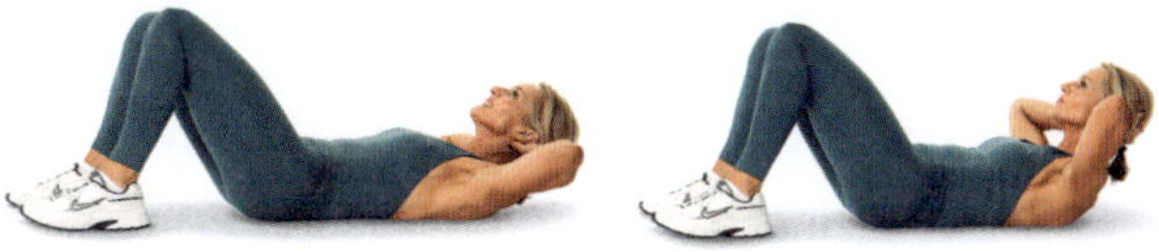

PLANK DIPS

Die Körpermitte anspannen, der Körper bildet eine Linie. Das Becken abwechselnd rechts und links absenken.

10 Wdh.

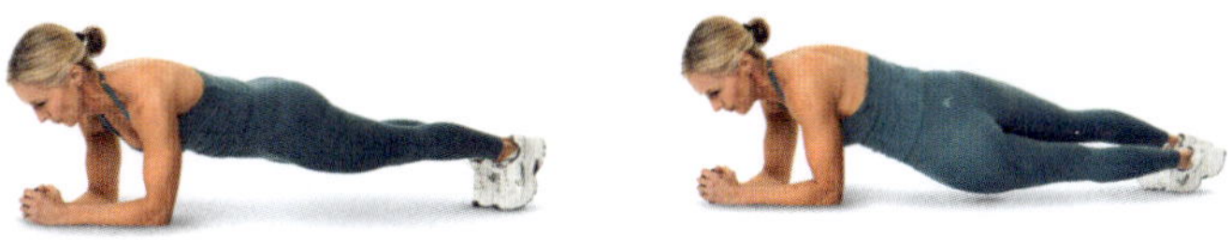

RÜCKWÄRTS ROLLEN

Der Kopf bleibt auf der Matte. Das Becken vom Boden heben – das ist nur eine kleine Bewegung. Kopf und Schultern bleiben entspannt.

10 Wdh.

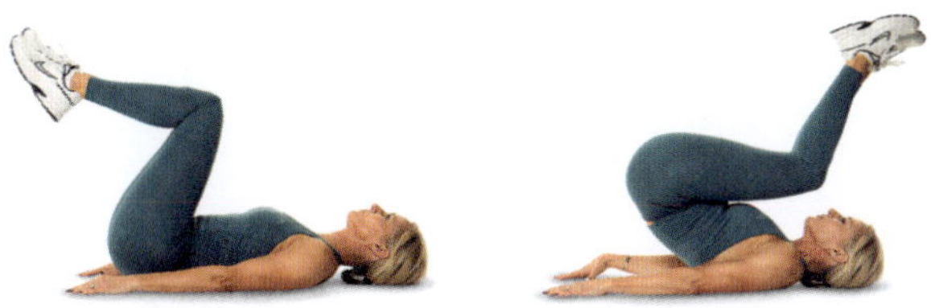

WOCHE 04 **FREITAG**

30 MIN.
KRAFT + HIIT
HANTELN

Zwischen den Übungen 15 Sekunden Pause. Zwischen den Sequenzen 30 Sekunden Pause.

SEQUENZ 1
3 MINUTEN HIIT
Keine Wiederholungen

SHUTTLE RUNS

Jeweils drei Schritte auf der Matte hin und her laufen, am Ende in die Knie gehen und auf den Boden tippen. Der Rücken bleibt gerade.

30 Sek.

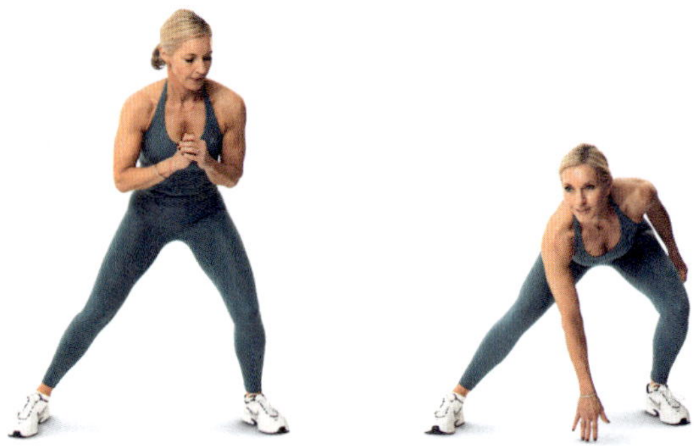

RAUPE

Die Beine sind gestreckt. Mit den Händen vorwärts laufen bis in die Plank, dann wieder zurück in die Ausgangsposition.

30 Sek.

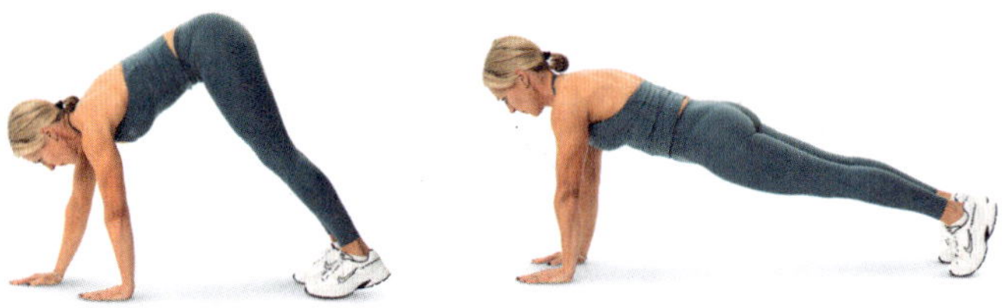

MARSCHIEREN

Aufrecht stehen und die Knie abwechselnd heben. Die Schultern nach hinten ziehen.

30 Sek.

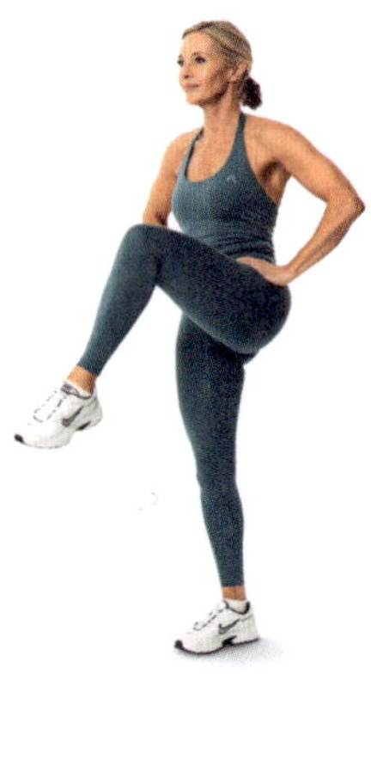

BURPEES

Aufrechter Stand, Füße hüftbreit, Arme an den Seiten. Die Knie beugen und die Hände vor den Füßen auf den Boden setzen. Nach hinten in die Plank springen. Der ganze Körper bildet eine gerade Linie. Wieder in die Hockposition springen, dann Strecksprung nach oben. Für eine gelenkschonende Variante nicht springen, sondern die Beine schrittweise setzen.

30 Sek.

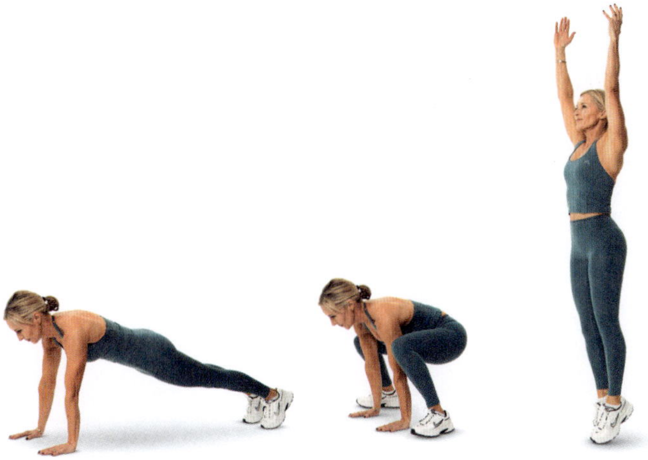

BERGSTEIGER

In der Plank beginnen, Becken nicht heben, Rücken gerade, Körpermitte angespannt, Schultern über den Handgelenken. Die Knie im eigenen Tempo abwechselnd zur Brust heranziehen.

30 Sek.

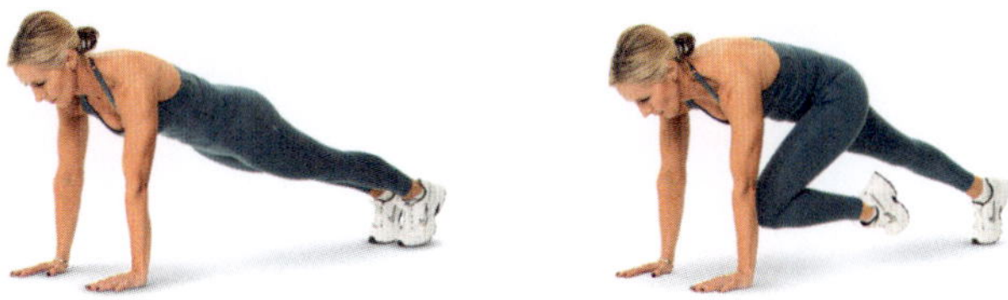

SQUAT (MIT SPRUNG)

Gewicht auf den Fersen, Rücken gerade, Gesäß nach hinten schieben. Brust heben, Schultern nach hinten ziehen. Wieder in den Stand kommen und wiederholen. Für mehr Intensität Strecksprung anschließen.

30 Sek.

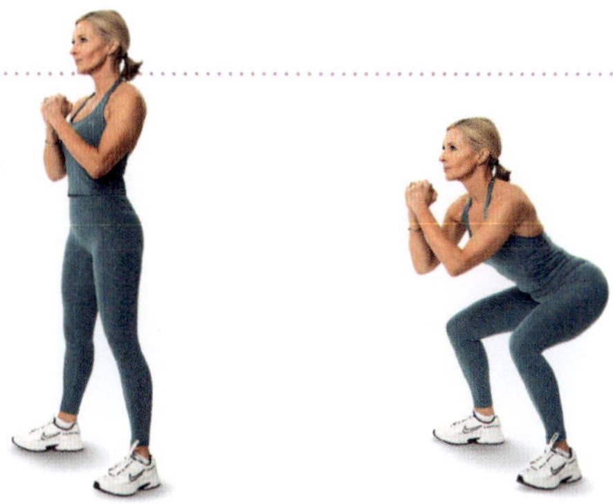

SEQUENZ 2
OBERER KÖRPER

2 Sätze

REVERSE FLIES

Aus der Hüfte nach vorn beugen, Rücken gerade und Körpermitte angespannt. Die Arme langsam auf Schulterhöhe heben (nicht schwingen), langsam senken. Die Handflächen zeigen nach innen.

30 Sek.

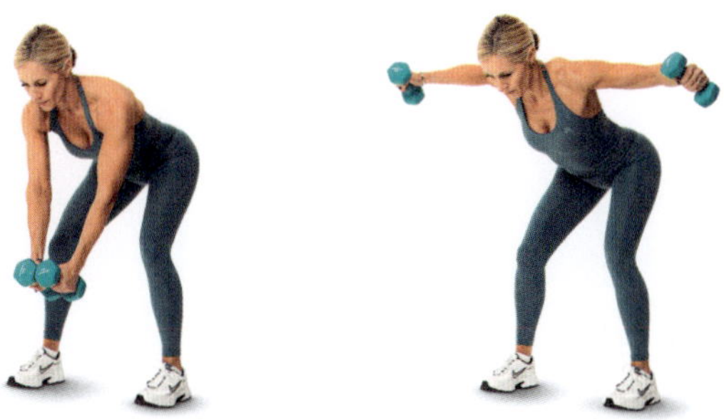

RUDERN IN DER PLANK

In der Plank beginnen, das Becken möglichst wenig bewegen. Eine Hand mit Gewicht bis zur Hüfte heben und wieder senken. Der Ellbogen bleibt nahe am Körper. Wer möchte, kann zuerst in der Plank auf Knien üben.

30 Sek.

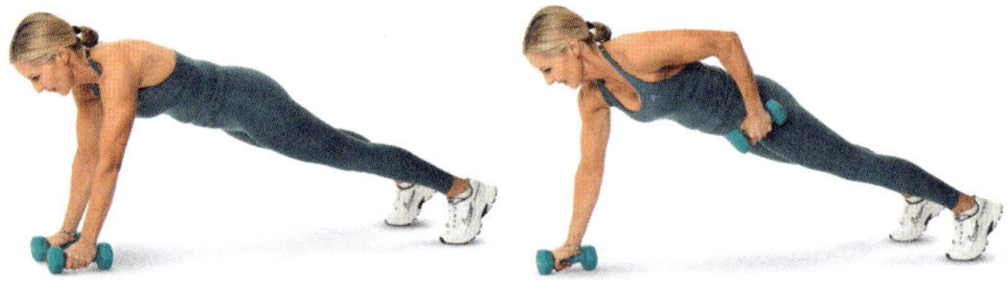

LIEGESTÜTZE

Hände etwas mehr als schulterbreit. In einer Bewegung nach unten kommen (Kopf nicht senken), Rücken gerade, Ellbogen nach hinten ziehen. Die Körpermitte angespannt halten und in einer Bewegung wieder hochkommen. Anfänger trainieren stehend an einer Wand oder an einer Bank, später auf Händen und Knien.

30 Sek.

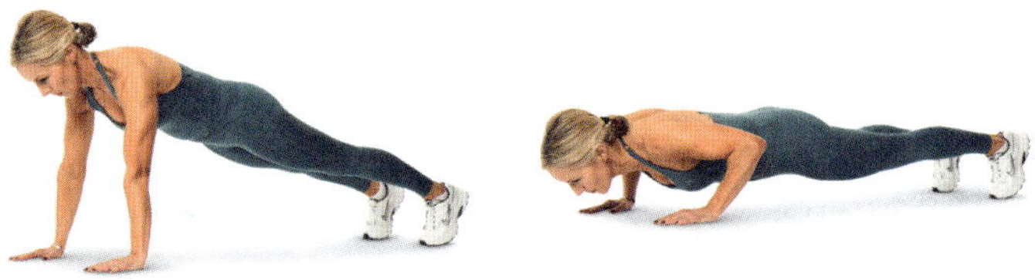

SCHULTERDRÜCKEN

Knie locker, Bauchmuskeln angespannt, Ellbogen am Rand des Gesichtsfelds. Arme langsam nach oben strecken, dann wieder bis zum 90°-Winkel beugen.

30 Sek.

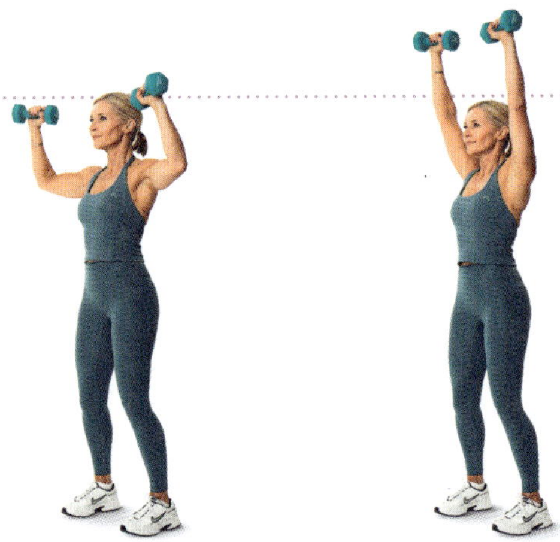

SEQUENZ 3
OBERER KÖRPER CARDIO

3 Sätze

BOXEN

Körpermitte angespannt und Knie locker. Die Arme abwechselnd auf Schulterhöhe nach vorn strecken.

20 Sek.

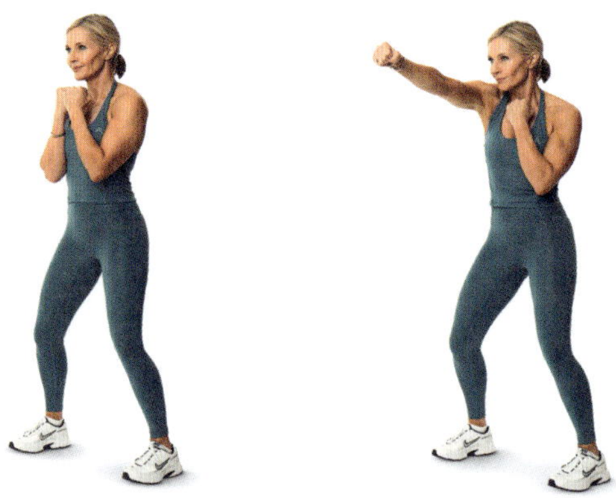

BURPEE UND SCHULTERDRÜCKEN

Aufrechter Stand, Füße hüftbreit, Arme an den Seiten. Die Knie beugen und die Hände vor den Füßen auf den Boden setzen. Nach hinten in die Plank springen. Der ganze Körper bildet eine gerade Linie. Wieder in die Hockposition springen und aufrichten. Knie locker, Bauchmuskeln angespannt, Ellbogen am Rand des Gesichtsfelds. Arme langsam nach oben strecken, dann wieder bis zum 90°-Winkel beugen.

20 Sek.

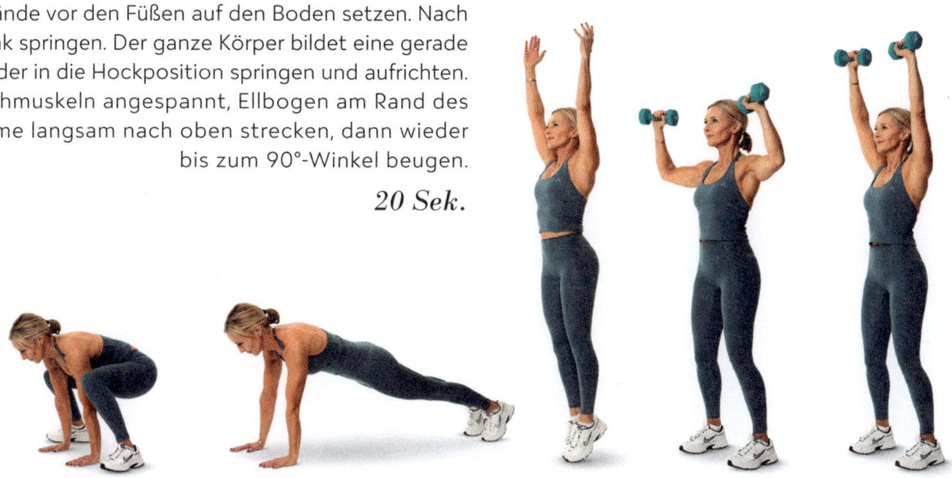

BÄRENGANG

In der Plank beginnen. Mit den Füßen schrittweise vorgehen, bis die Knie unter den Hüften sind. Rücken gerade halten, Gesäß nicht anheben. Die Schultern bleiben über den Handgelenken. Wieder zurück in die Plank gehen.

20 Sek.

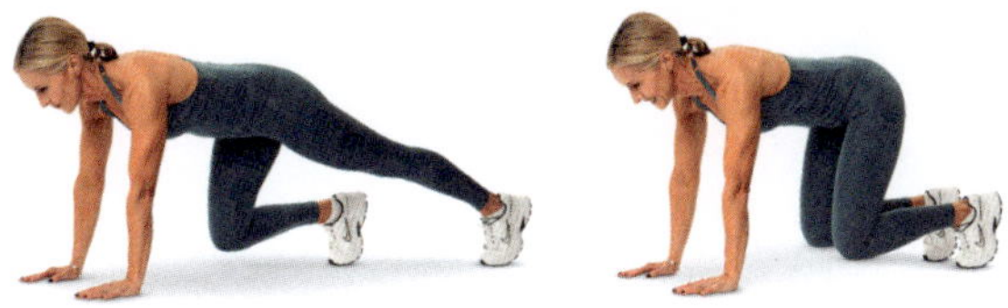

SEQUENZ 4
BEINE

2 Sätze

REISSEN

Eine Hantel mittig vor dem Körper, freier Arm zur Seite ausgestreckt. In die Kniebeuge gehen, dann wieder in den Stand kommen. Das Gewicht über den Kopf heben. Mit geradem Rücken in einer fließenden Bewegung langsam ausführen.

30 Sek. pro Seite

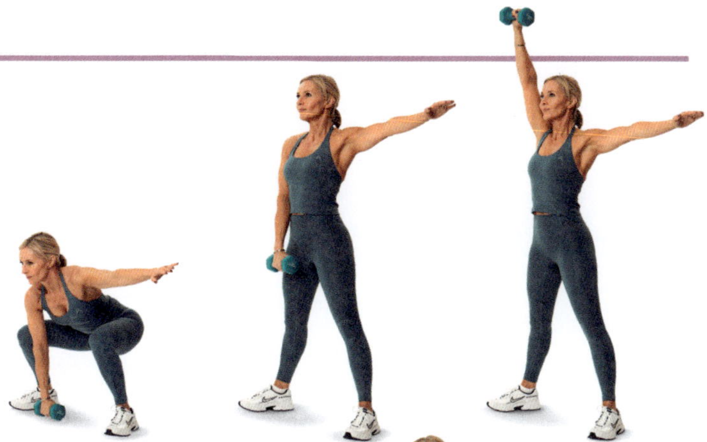

AUSFALLSCHRITT NACH HINTEN

Schultern nach hinten ziehen, Körpermitte anspannen. Ein Bein nach hinten setzen, Beine im 90°-Winkel beugen. Gewicht liegt auf der Ferse des Standbeins. Seitenwechsel.

30 Sek.

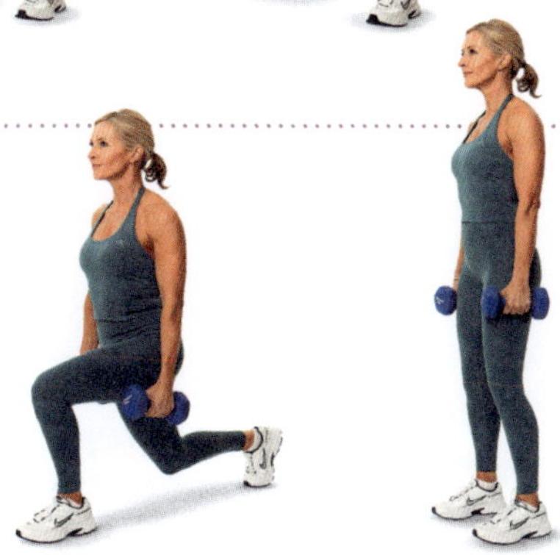

KREUZHEBEN

Knie leicht gebeugt. Becken leicht nach hinten schieben, Rücken gerade. Aus der Hüfte vorbeugen, bis der Oberkörper parallel zum Boden ist. Wieder aufrichten. Den Rücken nicht runden, den Kopf nicht hängen lassen.

30 Sek.

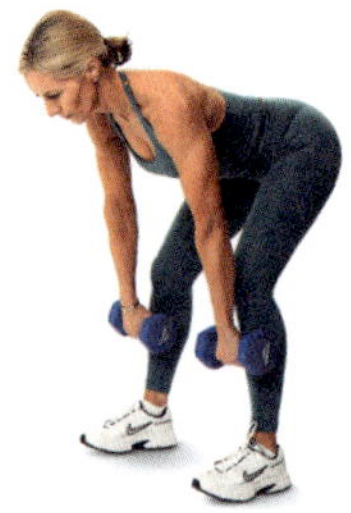
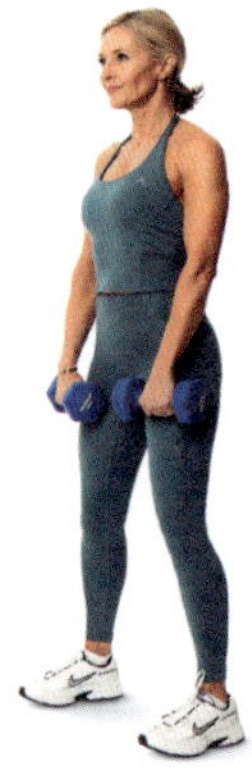

DONKEY KICKS

Vierfüßlerstand, Schultern über den Handgelenken, Bauchmuskeln anspannen. Das abgewinkelte Bein mit geflextem Fuß Richtung Decke heben (nicht zu hoch). Das Becken bleibt gerade.

30 Sek. pro Seite

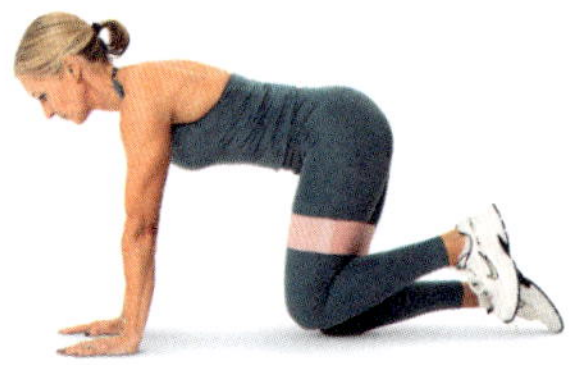
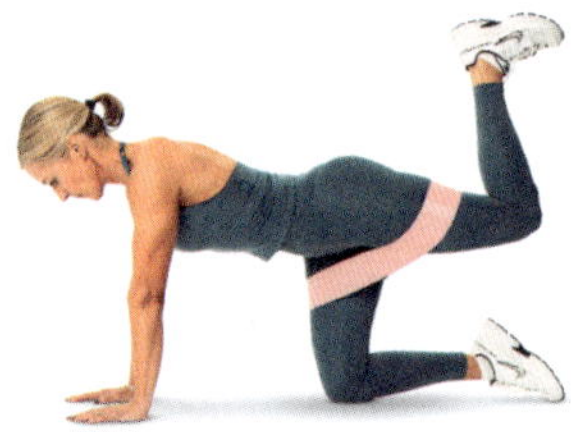

SEQUENZ 5
UNTERER KÖRPER CARDIO

3 Sätze

SQUAT, SPRUNG UND SCHULTERDRÜCKEN

Mit einem Squat beginnen. Aus der tiefen Position aufrichten, hochspringen, die Beine schließen und die Hände (evtl. mit Hantel) über den Kopf heben.

20 Sek.

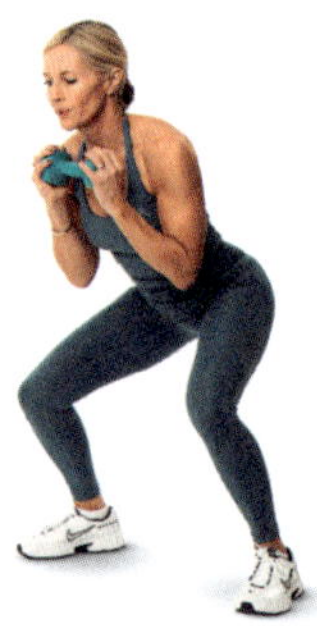
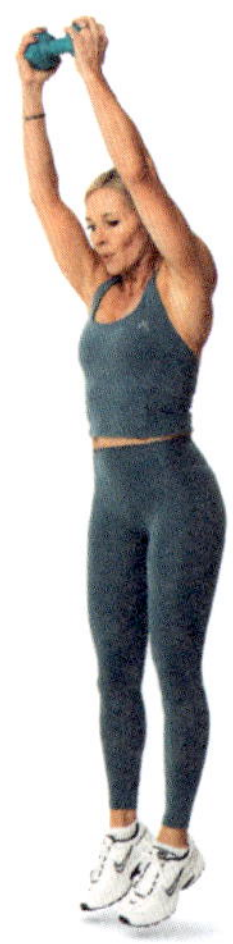

RAUPE

Die Beine sind gestreckt. Mit den Händen vorwärts laufen bis in die Plank, dann wieder zurück in die Ausgangsposition.

20 Sek.

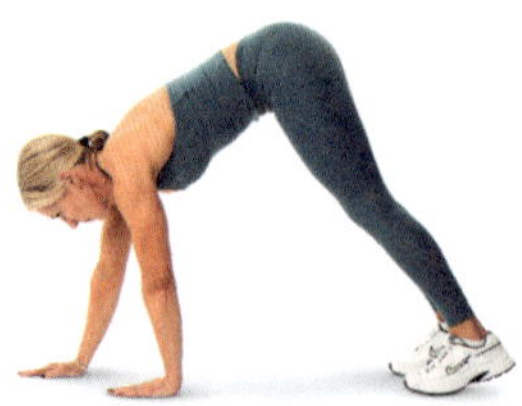
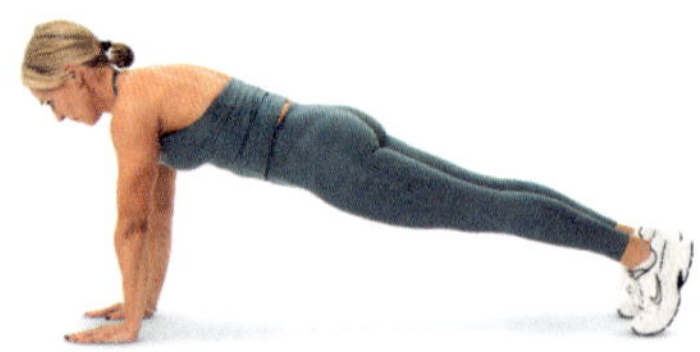

KLETTERN

Schultern über den Handgelenken, Körpermitte angespannt. Abwechselnd die Knie unter dem Körper zum gegenüberliegenden Ellbogen führen. Das Becken möglichst wenig bewegen und den Rücken gerade halten.

20 Sek.

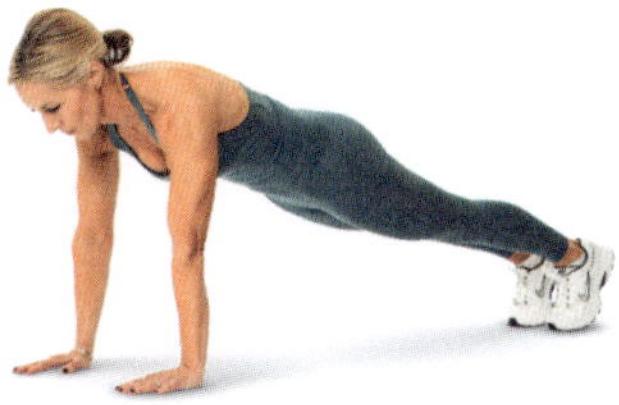

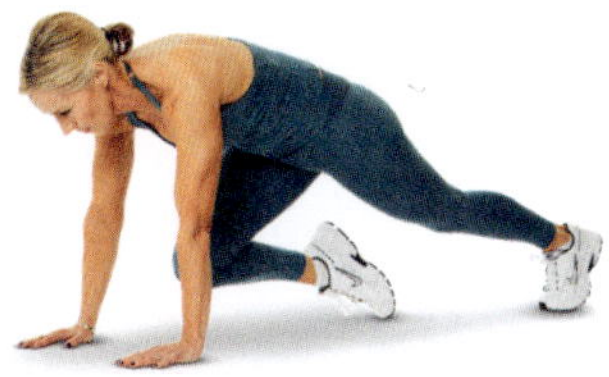

SEQUENZ 6
RUMPF

3 Sätze

KLAPPMESSER MIT GEBEUGTEN BEINEN

Der Rücken bleibt am Boden. Klein zusammenrollen, dann langsam Arme und Beine ausstrecken (nur so weit, wie es angenehm ist).

20 Sek.

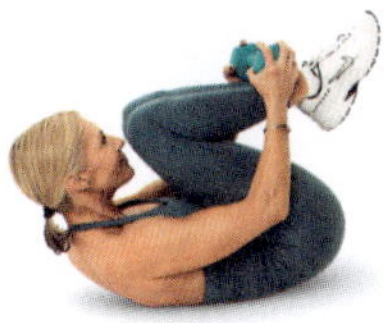

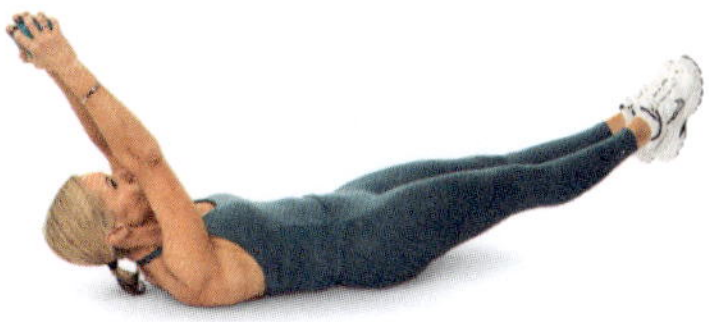

SEITLICHE PLANK

(beide Seiten halten)

Der Ellbogen liegt direkt unter der Schulter, die Hüften übereinander. Die Körpermitte ist angespannt. (Kann auch auf den Knien ausgeführt werden.)

20 Sek. pro Seite

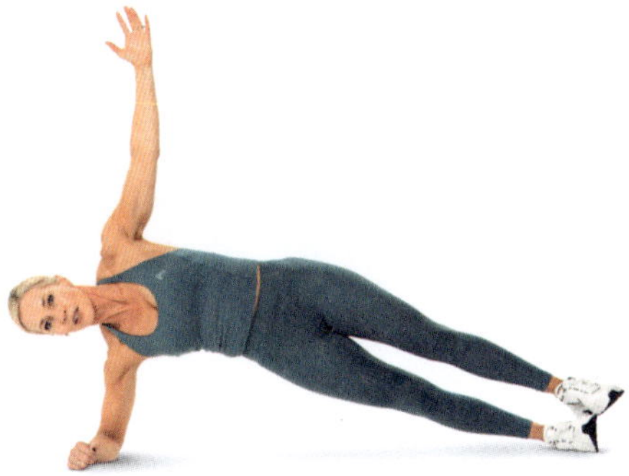

ZEHEN-TIPPS

Rückenlage, Kopf auf der Matte oder leicht angehoben. Beine abgewinkelt über die Hüfte heben. Die Füße abwechselnd auf den Boden tippen. Der Rücken bleibt auf der Matte.

20 Sek.

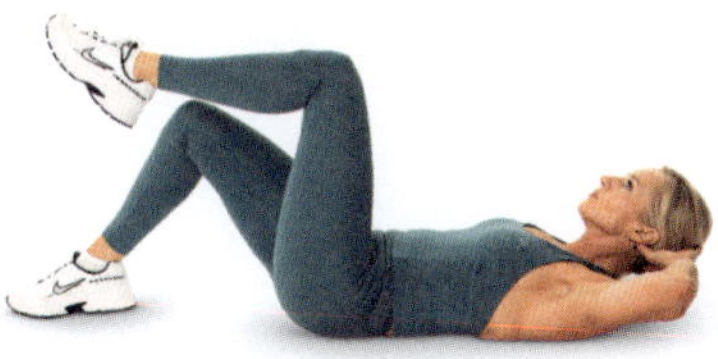

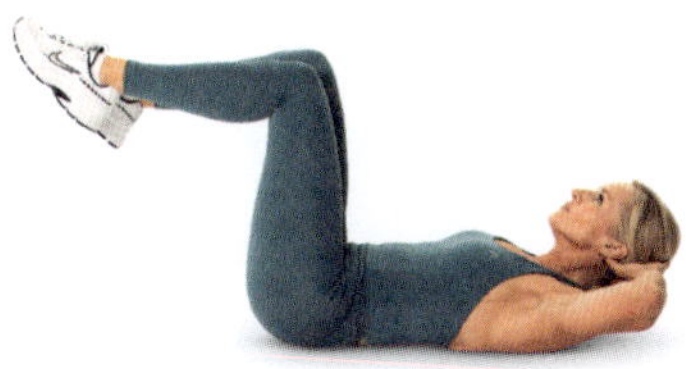

WOCHE 05 **MONTAG**

30 MIN.
GANZER KÖRPER
BÄNDER & HANTELN

Jede Übung 40 Sekunden lang ausführen, dazwischen 15 Sekunden Pause. Keine Wiederholungen.

GOBLET SQUATS

Beine weit gespreizt, Zehen zeigen nach außen, Gewicht vor der Brust. Tiefe Kniebeuge, Gesäß hinten. Fersen in den Boden drücken und wieder aufrichten.

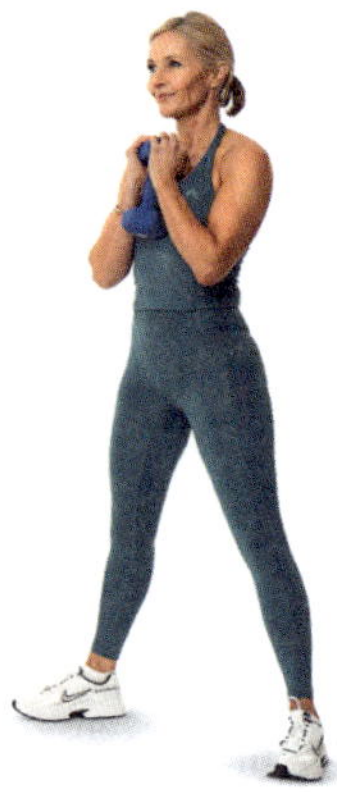

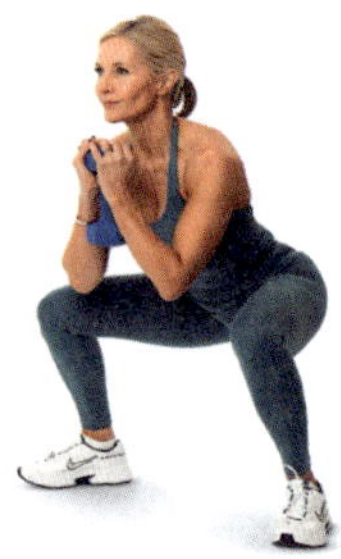

RUDERN IN DER PLANK

In der Plank beginnen, das Becken möglichst wenig bewegen. Eine Hand mit Gewicht bis zum Gesäß heben und wieder senken. Der Ellbogen bleibt nahe am Körper. Wer möchte, kann zuerst in der Plank auf Knien üben.

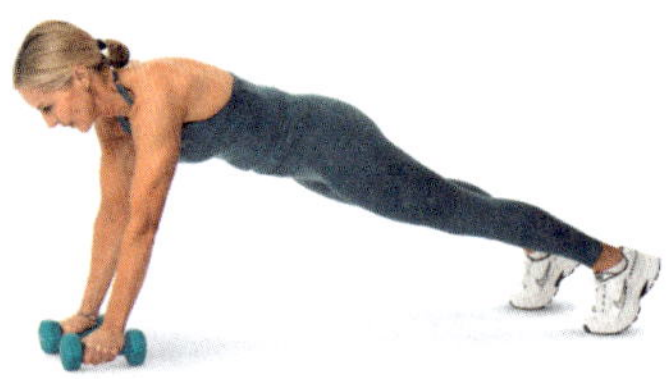

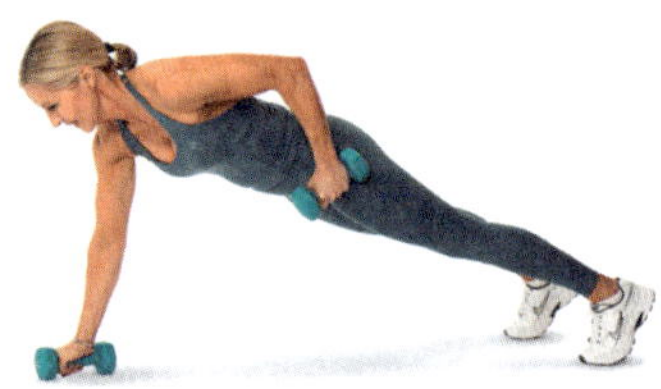

RUDERN IN DER VORBEUGE

Aus der Hüfte vorbeugen, Arme ausstrecken. Rücken gerade, Kopf in einer Linie mit der Wirbelsäule. Die Arme beugen, Hände langsam zu den Hüftknochen führen. Der Rücken bleibt gerade.

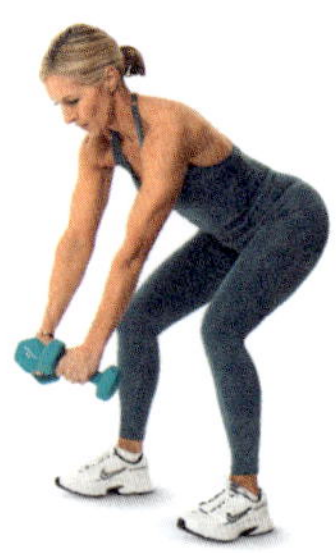

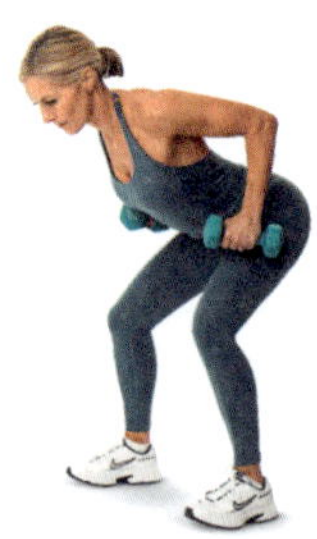

ARMHEBEN NACH VORN

Die Arme abwechselnd langsam nach vorn heben und senken. Nicht schwingen oder nach hinten neigen. Knie locker, Schultern nach hinten ziehen, Brust heben.

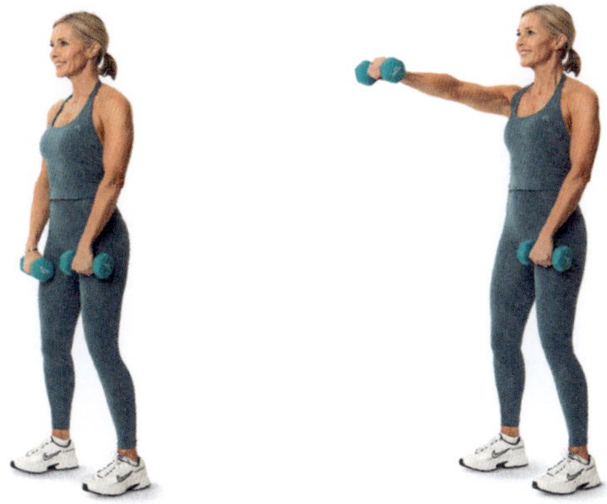

SPLIT SQUATS

(beide Seiten)

Schrittstellung, Schultern nach hinten ziehen, Körpermitte anspannen, Knie im 90°-Winkel beugen (oder wie es angenehm ist). Brust ist aufgerichtet, das vordere Knie hinter der Fußspitze. Wieder in den Stand kommen.

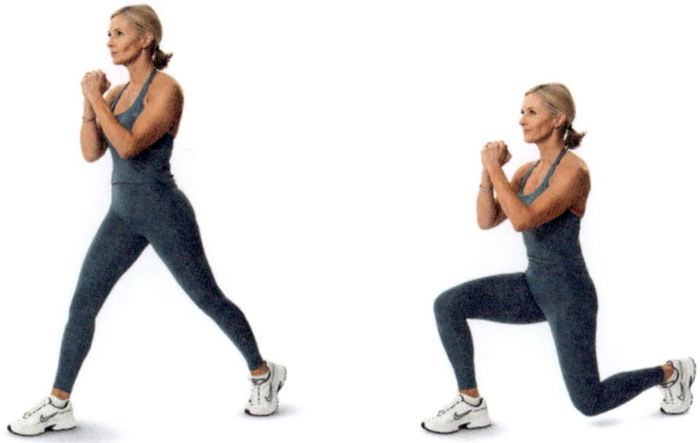

KREUZHEBEN UND AUSFALLSCHRITT NACH HINTEN

(Beine abwechseln)

Knie leicht gebeugt. Becken leicht nach hinten schieben, Rücken gerade. Aus der Hüfte vorbeugen, bis der Oberkörper parallel zum Boden ist. Wieder aufrichten. Den Rücken nicht runden, den Kopf nicht hängen lassen. Schultern nach hinten ziehen, Körpermitte anspannen. Ein Bein nach hinten setzen, Beine im 90°-Winkel beugen. Gewicht liegt auf der Ferse des Standbeins. Seitenwechsel.

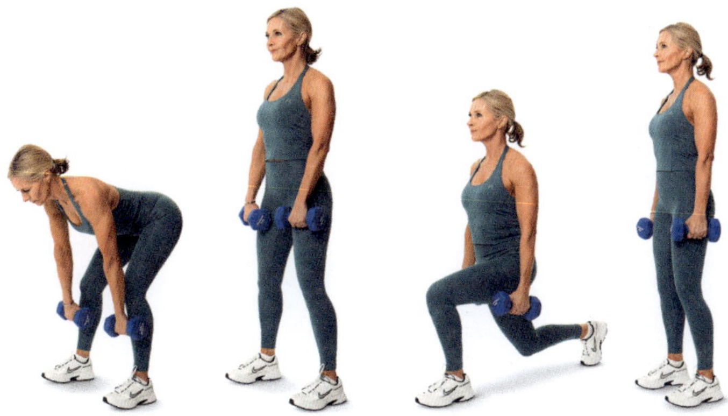

ZOTTMAN-CURLS

Bizeps-Curl aufwärts. Oben angekommen, die Handgelenke drehen, dann die Unterarme langsam senken. Die Ellbogen bleiben dicht am Körper.

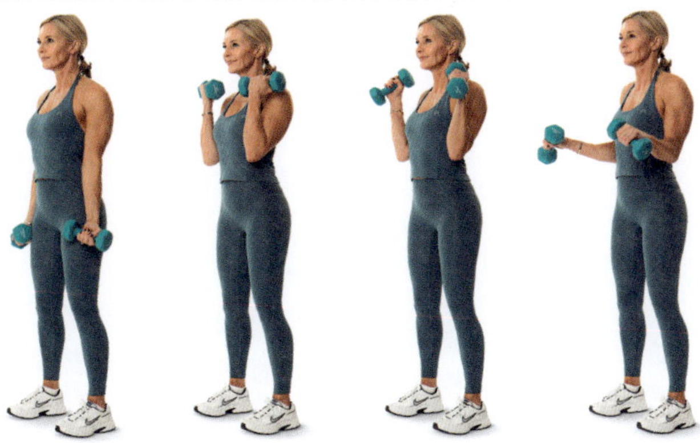

BRUSTDRÜCKEN

Die Ellbogen befinden sich am Rand des Gesichtsfelds (wie ein großes A). Die Arme über der Brust (nicht über dem Kopf) nach oben strecken, dabei ausatmen.

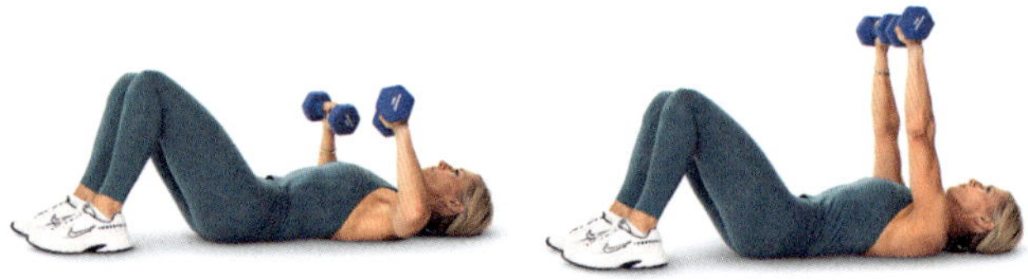

BUTTERFLY-BRUSTÖFFNER

Rückenlage, der Kopf liegt auf der Matte. Ellbogen leicht anwinkeln. Die Arme langsam zur Seite bewegen, aber nicht ablegen, dann wieder über die Brust heben.

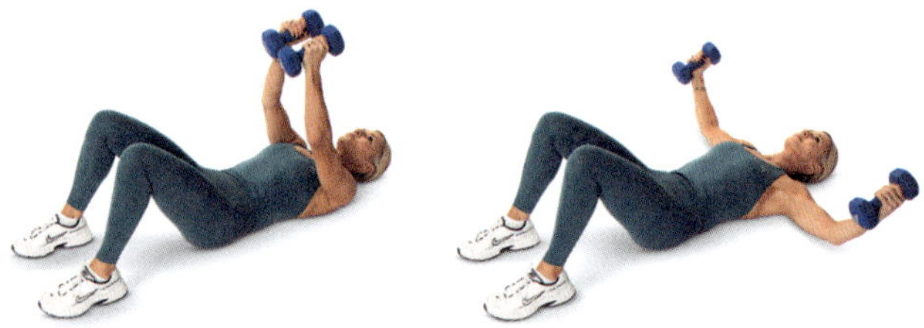

LIEGESTÜTZE

(auf Knien oder Zehen)

Hände etwas mehr als schulterbreit. In einer Bewegung nach unten kommen (Kopf nicht senken), Rücken gerade, Ellbogen nach hinten ziehen. Die Körpermitte angespannt halten und in einer Bewegung wieder hochkommen. Anfänger trainieren stehend an einer Wand oder an einer Bank, später auf Händen und Knien.

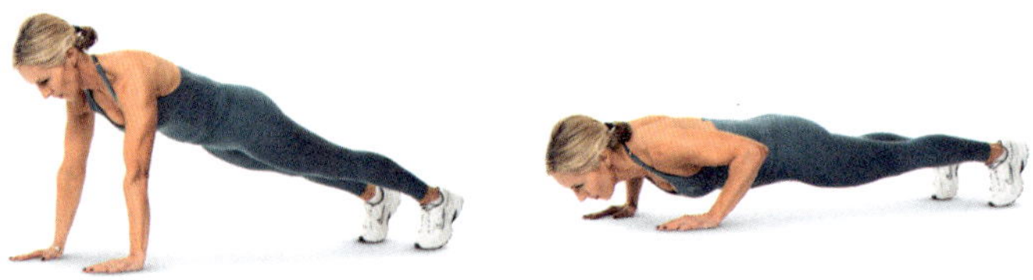

BERGSTEIGER

In der Plank beginnen, Becken nicht heben, Rücken gerade, Körpermitte angespannt, Schultern über den Handgelenken. Die Knie im eigenen Tempo abwechselnd zur Brust heranziehen.

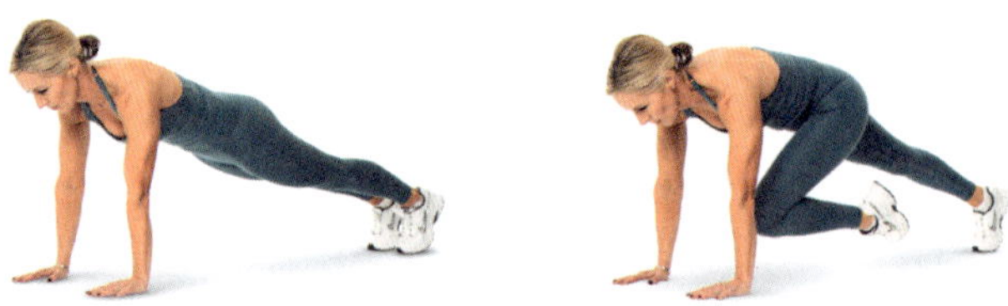

HOFKNICKS

Aus dem Stand ein Bein schräg hinter das andere setzen, dabei das vordere Knie nicht verdrehen. Der Oberkörper bleibt aufrecht. Die Beine so weit beugen, wie es für das hintere Knie angenehm ist. In den Stand kommen und wiederholen.

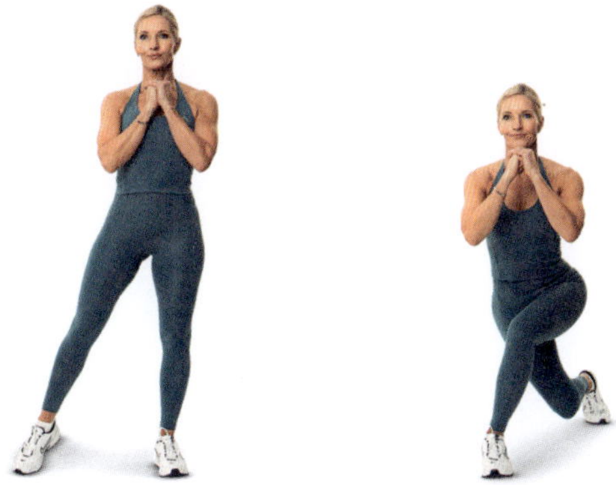

ARNOLD-SCHULTERDRÜCKEN

(beide Seiten)

Arme im 90°-Winkel vor dem Körper, Ellbogen auf Schulterhöhe. Abwechselnd einen Arm langsam zur Seite bewegen, dann nach oben strecken. Wieder senken, dabei die Handfläche zum Gesicht drehen. Wiederholen.

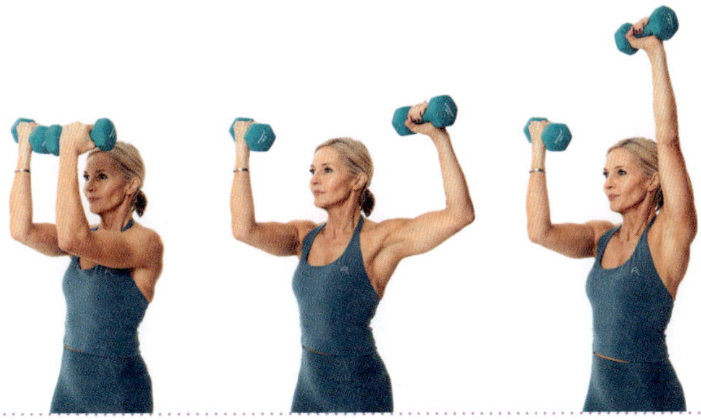

SQUAT MIT SCHULTERDRÜCKEN

Mit einem Squat beginnen. Beim Aufrichten die Arme über den Kopf nach oben strecken.

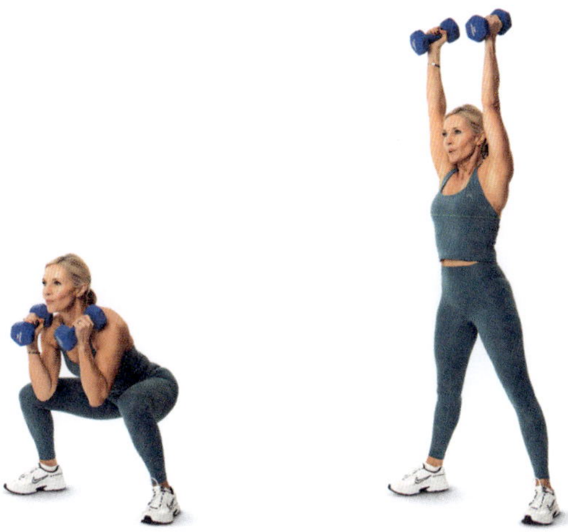

TRIZEPS-EXTENSIONS

Stand oder Kniestand, Arme über dem Kopf. Arme nach hinten beugen, die Ellbogen bleiben an den Ohren. Arme langsam wieder strecken. Nicht nach hinten neigen.

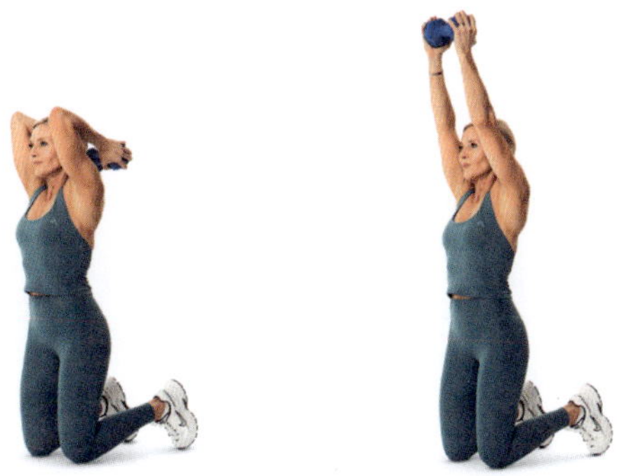

SEITLICHE CURLS

Schultern nach hinten ziehen, Körpermitte anspannen. Ellbogen an den Körper anlegen, Unterarme abspreizen. Ellbogen beugen und die Gewichte auf Schulterhöhe heben. Langsam wieder senken.

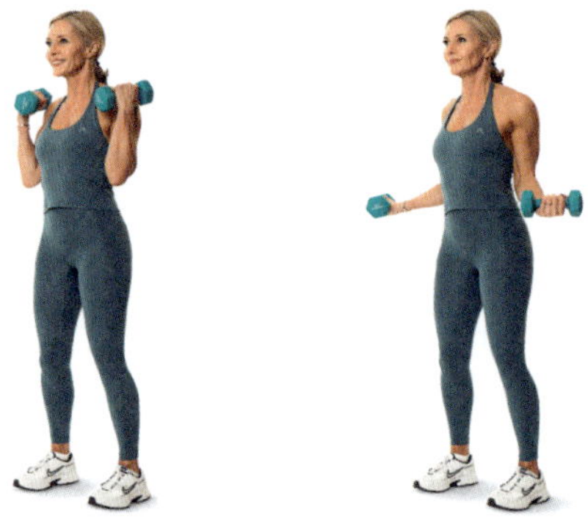

HANTEL SCHWINGEN

Die Knie sind locker (aber nicht gebeugt). Aus der Hüfte vorbeugen, das Gewicht zwischen die Beine führen. Aufrichten und das Gewicht auf Brusthöhe bringen, dabei das Becken vorschieben.

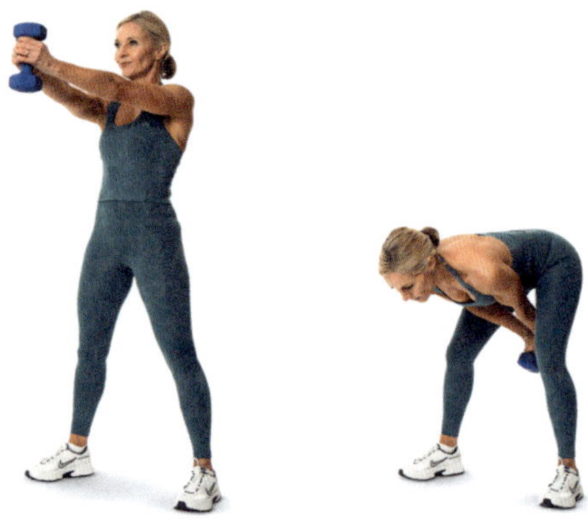

FAHRRAD-CRUNCHES

Hände hinter dem Kopf (nicht am Kopf ziehen). Einen Ellbogen zum gegenüberliegenden Knie führen, den Rücken nicht anheben. Langsam wieder ablegen, Seitenwechsel. Die Bewegungen kontrolliert ausführen, um die schräge Bauchmuskulatur zu trainieren.

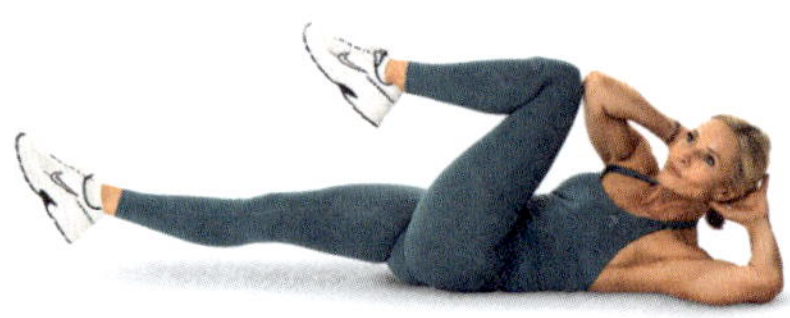

TOTER KÄFER

Rückenlage, Kopf auf der Matte oder leicht angehoben. Arm und gegenüberliegendes Bein langsam strecken. Seitenwechsel. Der Rücken bleibt auf der Matte, die Körpermitte bleibt angespannt. Die Übung kann mit leichten Hanteln ausgeführt werden.

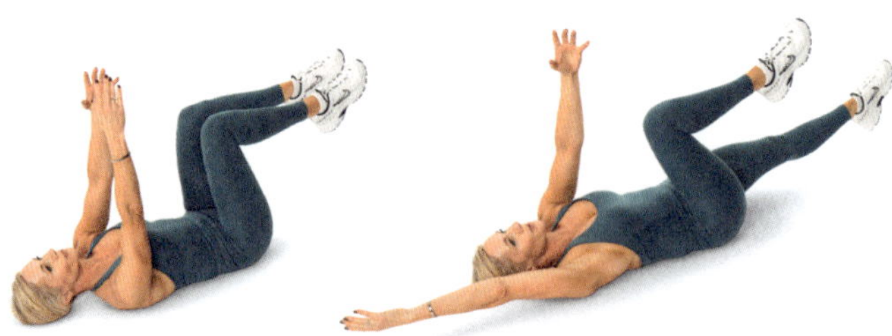

BECKENLIFT

Rückenlage, Nacken und Schultern entspannt. Die Füße ans Gesäß stellen, das Becken nach vorn kippen, die Fersen in den Boden drücken und den Körper heben. Wieder senken und wiederholen.

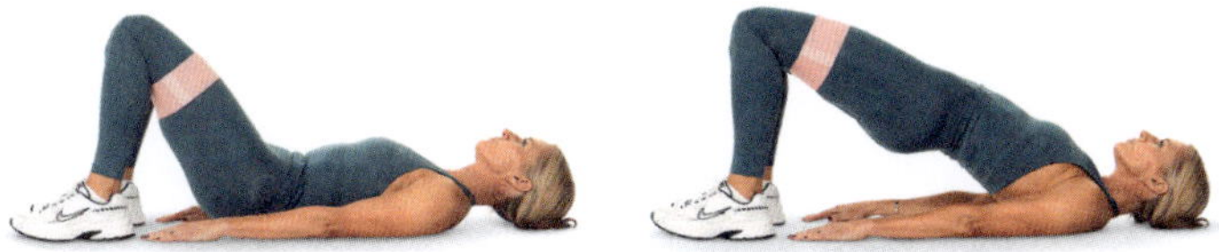

BOXEN

Körpermitte angespannt und Knie locker. Die Arme abwechselnd auf Schulterhöhe nach vorn strecken.

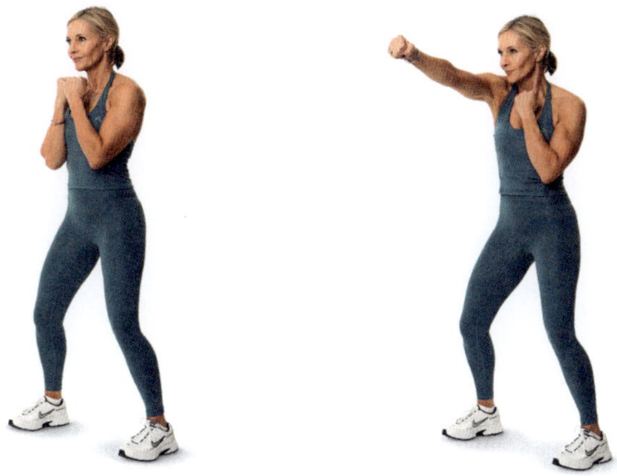

BÄRENGANG

In der Plank beginnen. Mit den Füßen schrittweise vorgehen, bis die Knie unter den Hüften sind. Rücken gerade halten, Gesäß nicht anheben. Die Schultern bleiben über den Handgelenken. Wieder zurück in die Plank gehen.

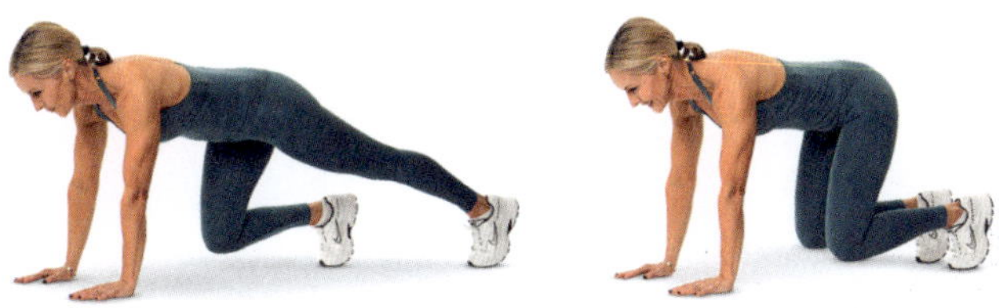

STUFEN-LIEGESTÜTZ

In der hohen Plank beginnen. In die tiefe Plank gehen, dabei das Becken ruhig halten. Wieder in die hohe Plank gehen. Die Arme jeweils abwechselnd einsetzen.

20 Sek.

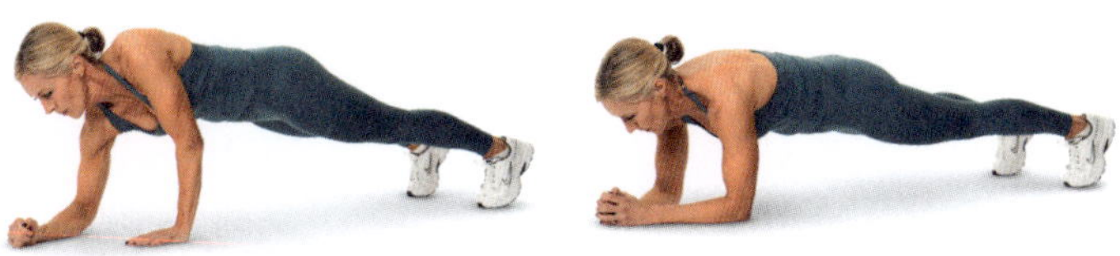

WOCHE 05 **DIENSTAG**

30 MIN.
TRIZEPS & BIZEPS
HANTELN

Jeweils 2 Sätze. Zwischen den Übungen 20 Sekunden Pause. Zwischen den Sequenzen 30 Sekunden Trizeps-Dips.

SUPER SET 1

TRIZEPS-LIEGESTÜTZ

Die Hände enger als für einen normalen Liegestütz aufsetzen. Den Körper absenken. Kopf nicht hängen lassen, Rücken gerade halten, Ellbogen dicht am Körper. Körpermitte angespannt halten und in einer Bewegung wieder hochkommen. Anfänger trainieren stehend an einer Wand oder an einer Bank, später auf Händen und Knien.

40 Sek.

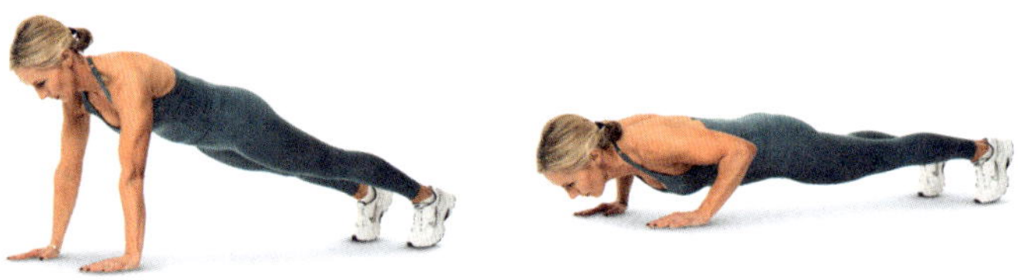

TRIZEPS-EXTENSIONS

Aufrechter Stand oder Kniestand. Arme über den Kopf heben, dann zum Rücken hin beugen, Ellbogen dicht an den Ohren. Langsam wieder heben. Nicht nach hinten neigen.

40 Sek.

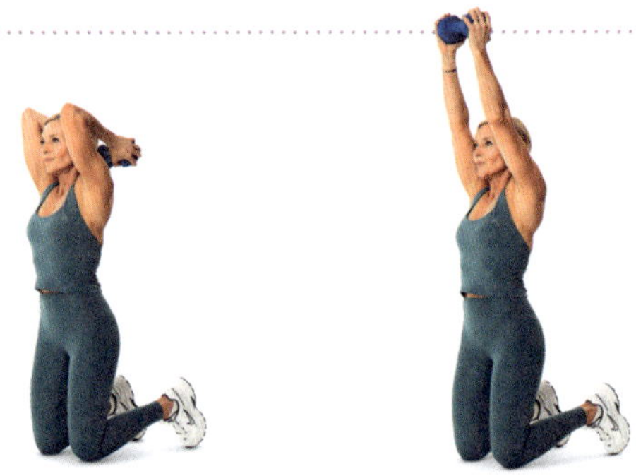

TRIZEPS-DIPS

(mit einem Stuhl)

Den Körper senken, bis die Arme einen 90°-Winkel bilden. Die Finger zeigen nach vorn, der Rücken bleibt nahe am Stuhlsitz.

30 Sek.

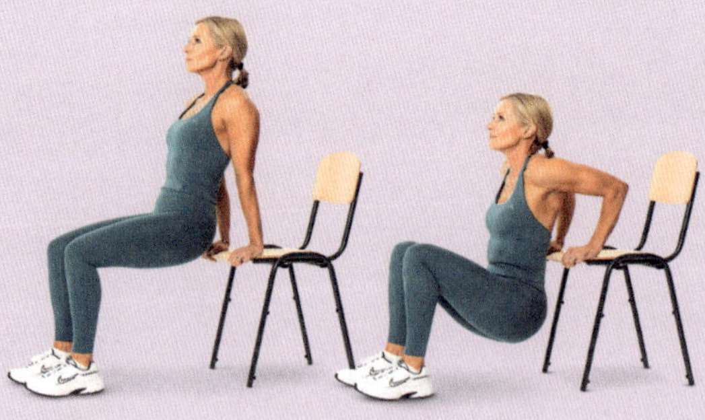

ZWISCHEN DEN SEQUENZEN

SUPER SET 2

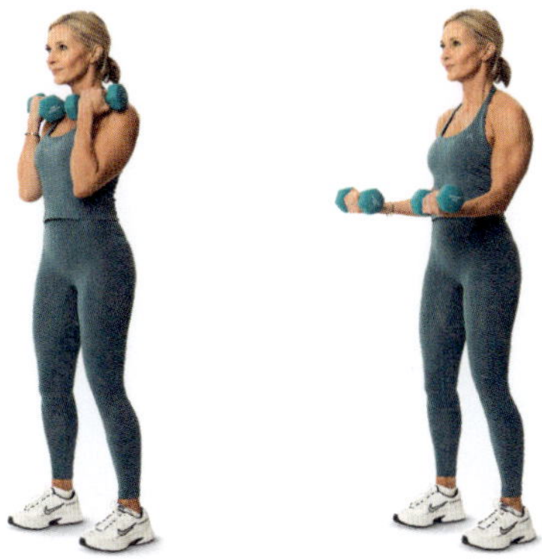

BIZEPS-CURLS

Die Arme nicht schwingen. Ellbogen an den Körper anlegen. Langsam die Gewichte heben und wieder senken.

40 Sek.

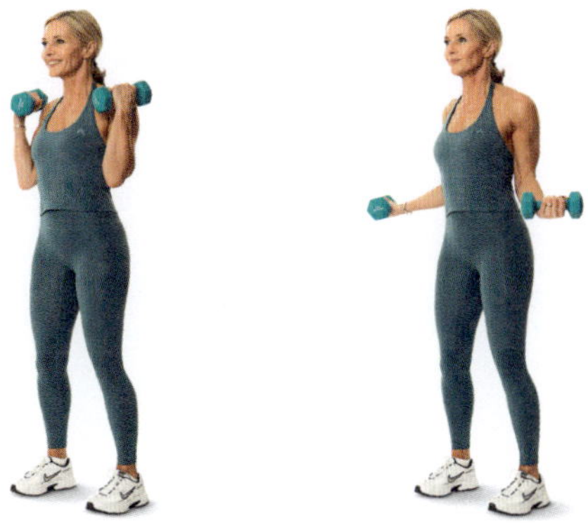

SEITLICHE CURLS

Schultern nach hinten ziehen, Körpermitte anspannen. Ellbogen an den Körper anlegen, Unterarme abspreizen. Ellbogen beugen und die Gewichte auf Schulterhöhe heben. Langsam wieder senken.

40 Sek.

SUPER SET 3

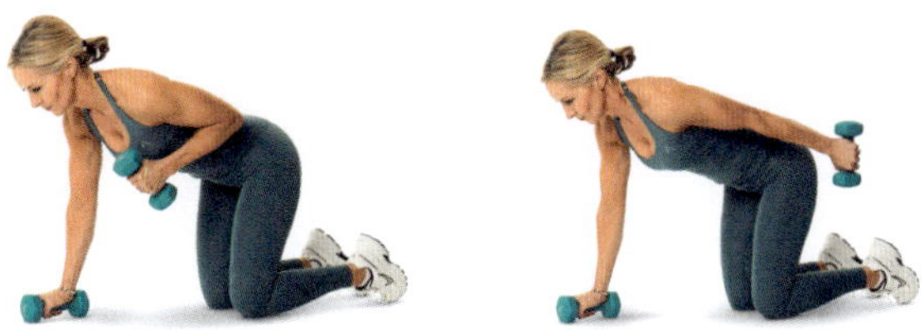

TRIZEPS-KICKBACKS

Vierfüßlerstand. Langsam einen Arm parallel zum Rücken nach hinten strecken – nicht schwingen! Das Becken nicht drehen, den Rücken gerade halten. Schultern über den Handgelenken.

30 Sek. pro Seite

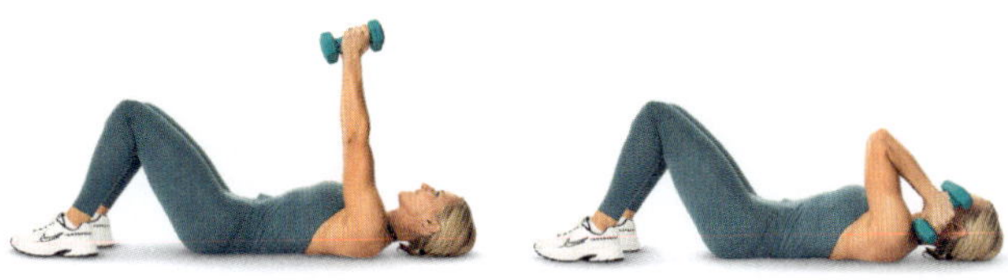

SKULL CRUSHER

Rückenlage. Mit einem oder zwei Gewichten trainieren. Das Gewicht hinter den Kopf führen (zwei Hanteln neben den Kopf), die Ellbogen sind nahe am Körper. Die Arme über der Brust nach oben strecken. Nur die Unterarme bewegen sich.

40 Sek.

SUPER SET 4

ZOTTMAN-CURLS

Bizeps-Curl aufwärts. Oben angekommen, die Handgelenke drehen, dann die Unterarme langsam senken. Die Ellbogen bleiben dicht am Körper.

40 Sek.

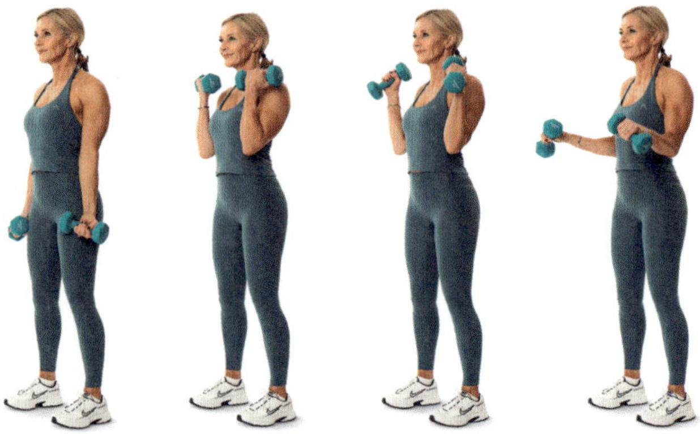

BIZEPS-CURLS

Die Arme nicht schwingen. Ellbogen an den Körper anlegen. Langsam die Gewichte heben und wieder senken.

30 Sek.

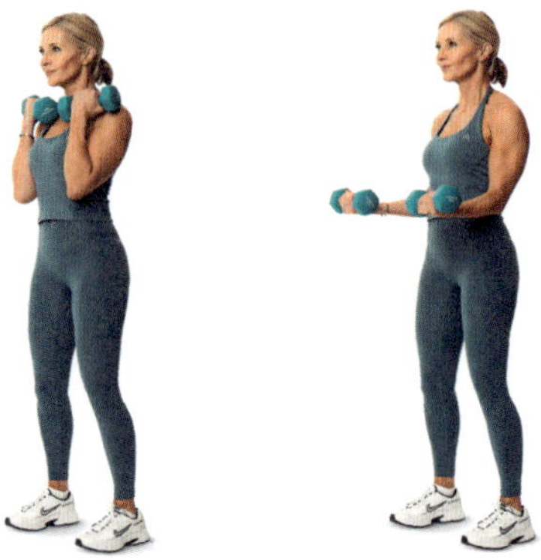

ABSCHLUSS

ARNOLD-SCHULTERDRÜCKEN (beide Seiten)

Arme im 90°-Winkel vor dem Körper, Ellbogen auf Schulterhöhe. Abwechselnd einen Arm langsam nach oben strecken. Wieder senken und dabei die Handfläche zum Gesicht drehen. Wiederholen.

30 Sek. pro Seite

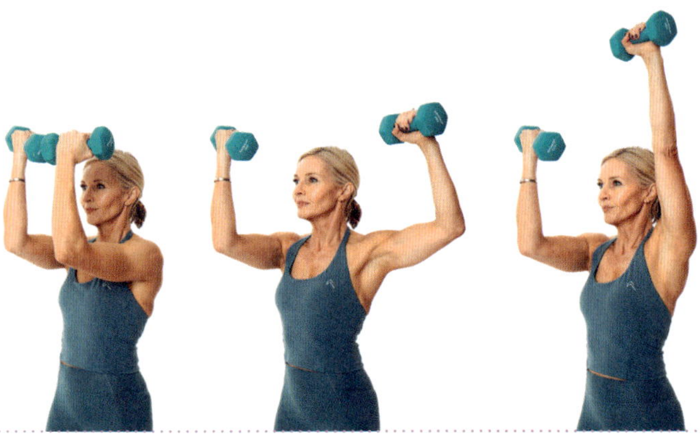

PLANK (hoch oder tief)

Schultern über den Handgelenken, Rücken gerade, Bauchmuskeln angespannt, Kopf in einer Linie mit der Wirbelsäule. Gesäß anspannen.

40 Sek. halten

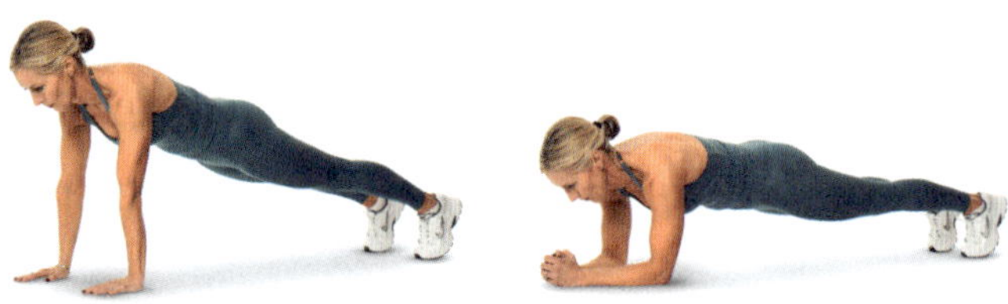

WOCHE 05
MITTWOCH

30 MIN.
UNTERER KÖRPER
BÄNDER & HANTELN

Keine Wiederholungen. Jede Übung 40 Sekunden ausführen, dazwischen 20 Sekunden Pause. Wer kann, nimmt schwerere Hanteln.

SEQUENZ 1
BEINE

GOBLET SQUATS

Beine weit gespreizt, Zehen zeigen nach außen, Gewicht vor der Brust. Tiefe Kniebeuge, Gesäß hinten. Fersen in den Boden drücken und aufrichten.

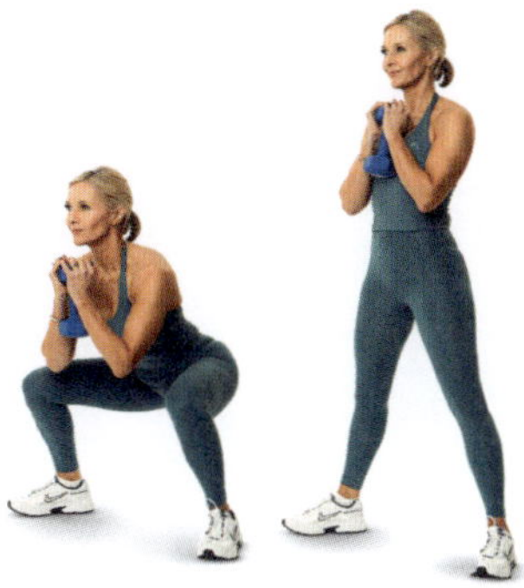

KREUZHEBEN

Knie leicht gebeugt. Becken leicht nach hinten schieben, Rücken gerade. Aus der Hüfte vorbeugen, bis der Oberkörper parallel zum Boden ist. Wieder aufrichten. Den Rücken nicht runden, den Kopf nicht hängen lassen.

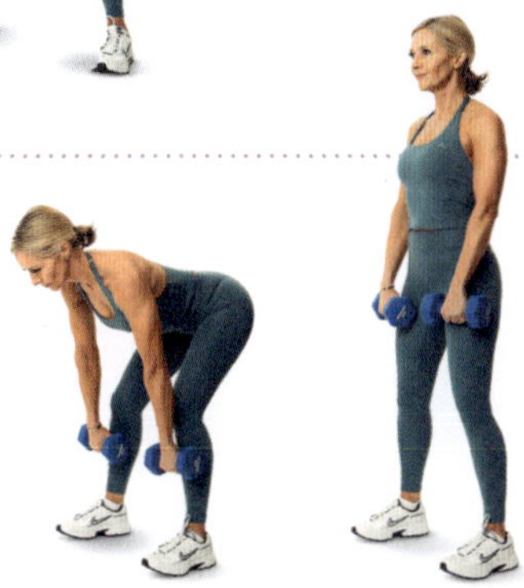

SPLIT SQUATS (beide Seiten)

Schrittstellung, Schultern nach hinten ziehen, Körpermitte anspannen, Knie im 90°-Winkel beugen (oder wie es angenehm ist). Brust ist aufgerichtet, das vordere Knie hinter der Fußspitze. Wieder in den Stand kommen.

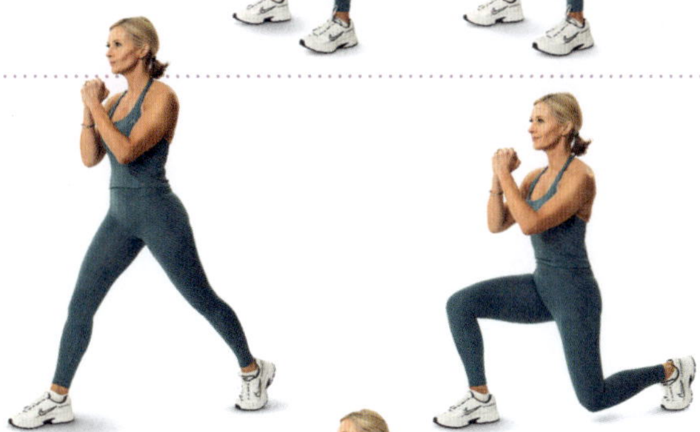

AUSFALLSCHRITT NACH HINTEN

Schultern nach hinten ziehen, Körpermitte anspannen. Ein Bein nach hinten setzen, Beine im 90°-Winkel beugen. Gewicht liegt auf der Ferse des Standbeins. Seitenwechsel.

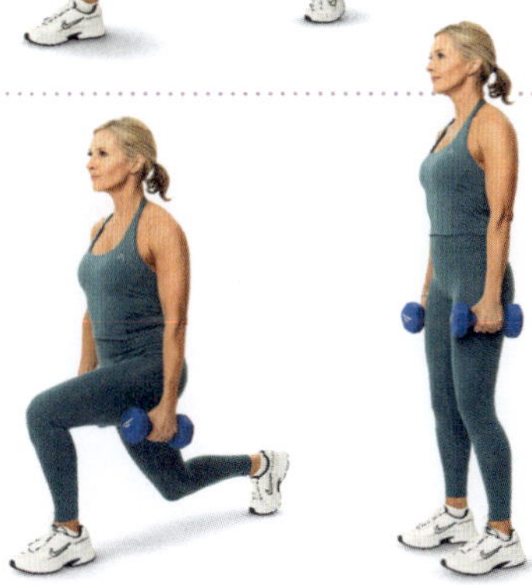

BECKENLIFT

Rückenlage, Nacken und Schultern entspannt. Die Füße ans Gesäß stellen, das Becken nach vorn kippen, die Fersen in den Boden drücken und den Körper heben. Wieder senken und wiederholen.

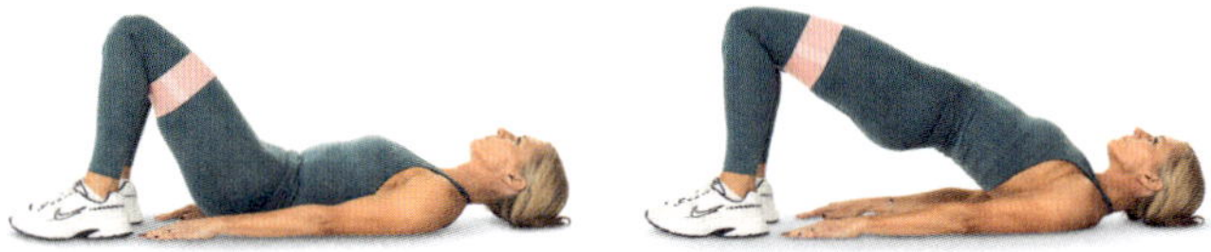

BEINHEBEN IM STAND

(pro Seite)

Aufrecht stehen, Füße parallel. Das Knie des Standbeins leicht beugen. Das andere Bein mit geflextem Fuß langsam zur Seite heben (nicht zu hoch) und senken.

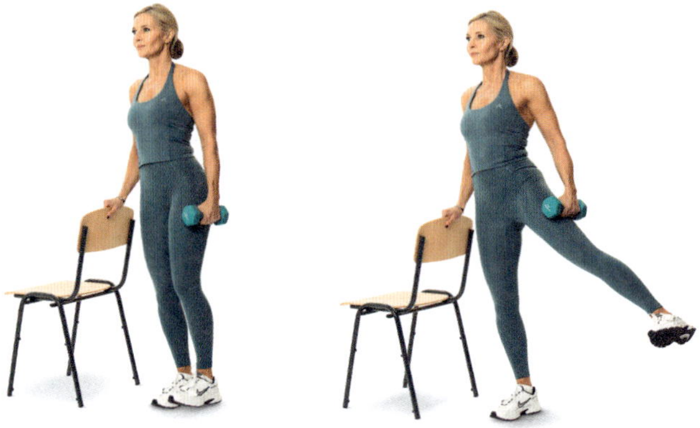

GOBLET SQUATS MIT VERZÖGERUNG

Beine weit gespreizt, Zehen zeigen nach außen, Gewicht vor der Brust. Tiefe Kniebeuge, Gesäß hinten. 3 Atemzüge halten, dann die Fersen in den Boden drücken und wieder aufrichten.

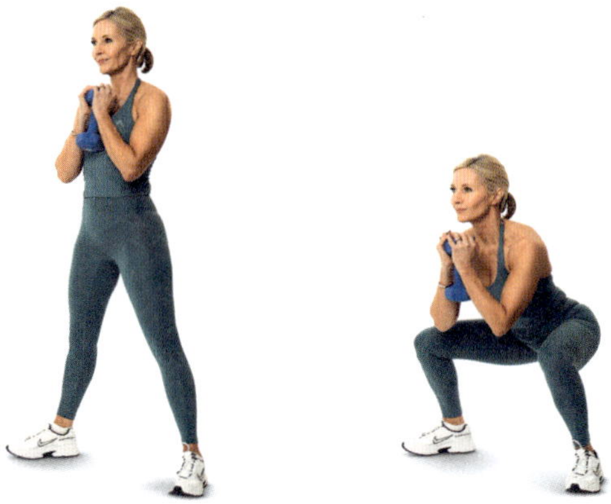

HOFKNICKS

Ein Bein schräg hinter das andere setzen, dabei das vordere Knie nicht verdrehen. Der Oberkörper bleibt aufrecht. Die Beine so weit beugen, wie es für das hintere Knie angenehm ist. In den Stand kommen und wiederholen.

20 Sek. pro Seite.

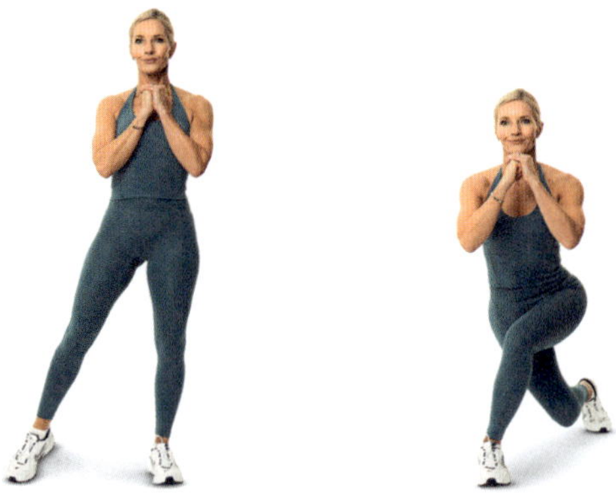

AUSFALLSCHRITT SEITLICH

Das Becken nach hinten schieben, ein Bein beugen, das andere bleibt gestreckt. Oberkörper mit geradem Rücken nach vorn. Die Ferse in den Boden drücken, um wieder in den Stand zu kommen. Seitenwechsel.

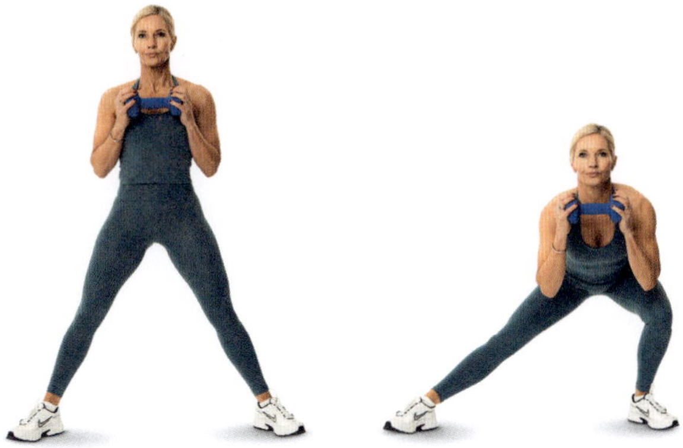

BEINHEBEN IN SEITENLAGE

(beide Seiten)

Seitenlage, die Hüften übereinander, das untere Bein gebeugt. Das obere Bein mit geflextem Fuß langsam heben und senken. Die Körpermitte ist angespannt.

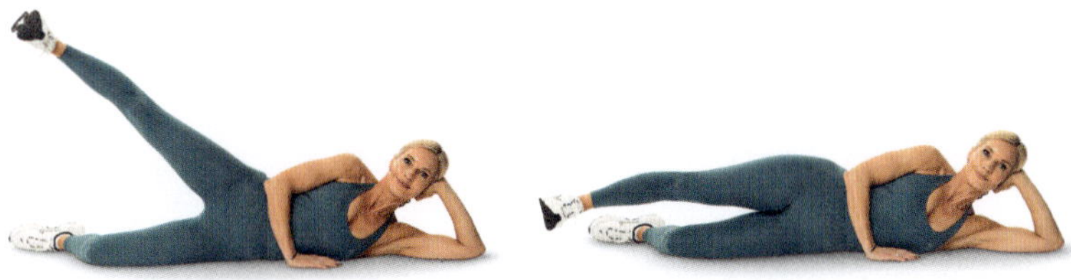

KREUZHEBEN UND 2 AUSFALLSCHRITTE

(Beine abwechseln)

Knie leicht gebeugt. Becken leicht nach hinten schieben, Rücken gerade. Aus der Hüfte vorbeugen, bis der Oberkörper parallel zum Boden ist. Wieder aufrichten. Den Rücken nicht runden, den Kopf nicht hängen lassen. Schultern nach hinten ziehen, Körpermitte anspannen. Ein Bein nach hinten setzen, Beine im 90°-Winkel beugen. Gewicht liegt auf der Ferse des Standbeins. Seitenwechsel.

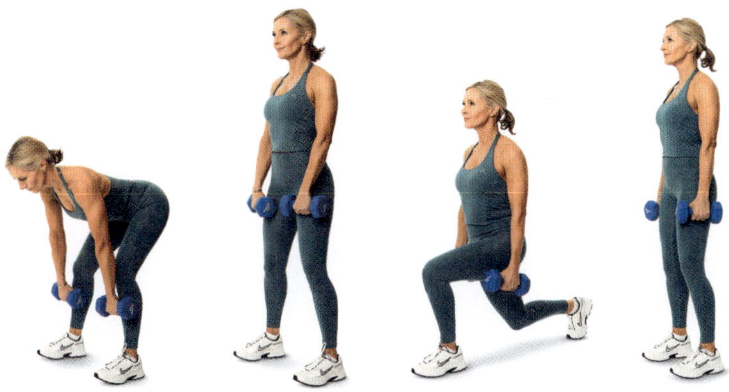

SQUATS (20 Sek.) UND SQUATS MIT SPRUNG (20 Sek.)

Gewicht auf den Fersen, Rücken gerade, Gesäß nach hinten schieben (wie beim Hinsetzen). Brust heben, Schultern nach hinten ziehen. Wieder in den Stand kommen und wiederholen bzw. einen Strecksprung anschließen.

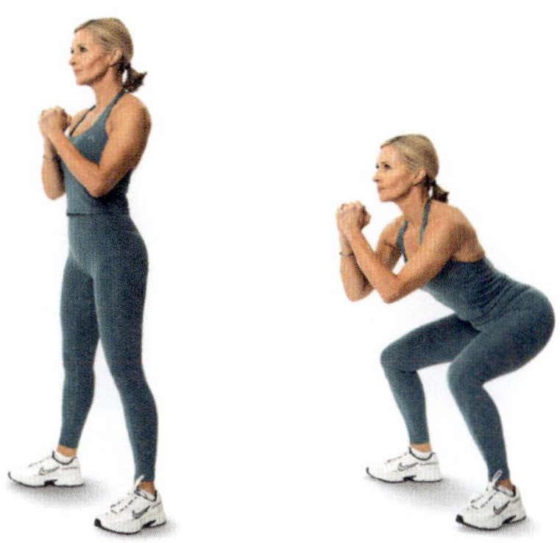

SEQUENZ 2
RUMPF

CRUNCHES

Kopf und Schultern von der Matte heben und wieder ablegen. Dabei den Kopf stützen, aber nicht daran ziehen. Das Kinn nicht zur Brust ziehen.

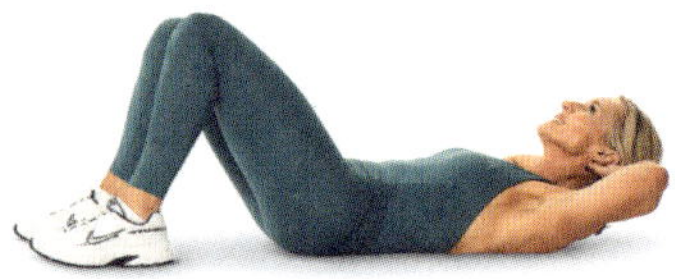

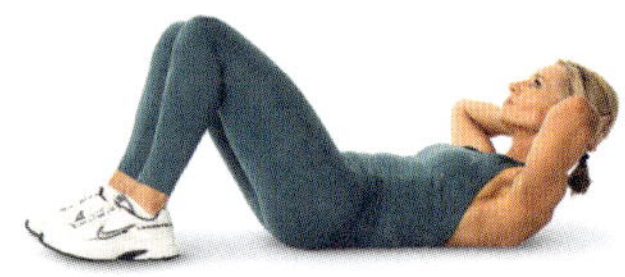

SEITLICHE PLANK

(beide Seiten halten)

Der Ellbogen liegt direkt unter der Schulter, die Hüften übereinander. Die Körpermitte ist angespannt. (Kann auch auf den Knien ausgeführt werden).

Pro Seite 30 Sek. halten

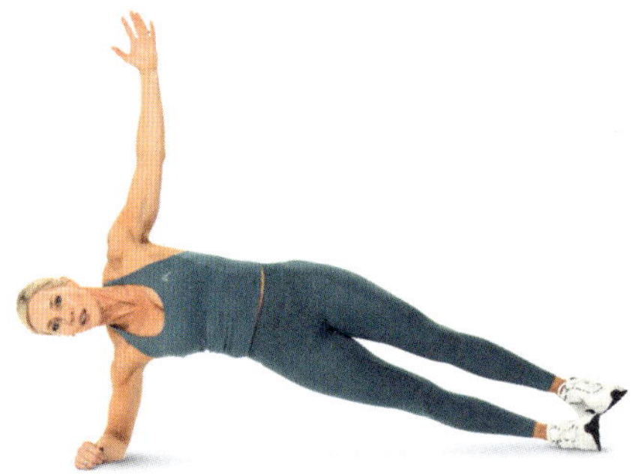

BEINHEBEN

Rückenlage. Die Beine nur so weit senken, wie es angenehm ist. Der Rücken bleibt auf der Matte.

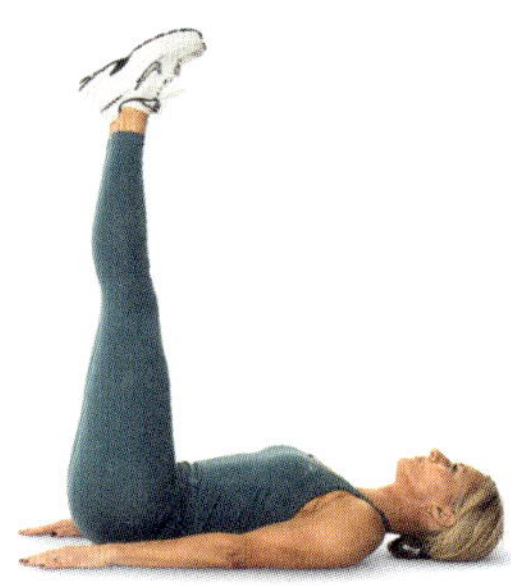

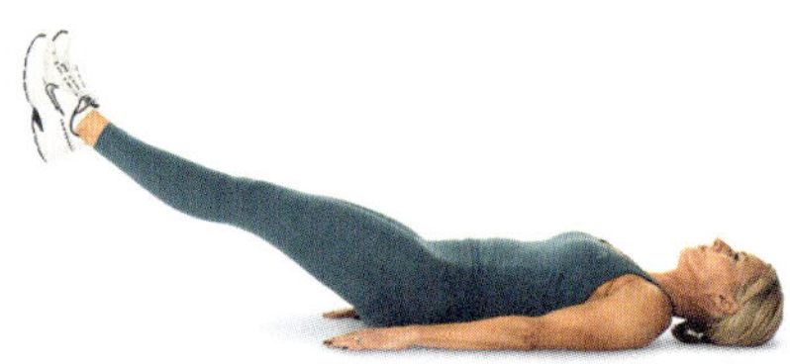

PLANK MIT SCHULTER-TIPP

Schultern über den Handgelenken, Rücken gerade, Bauchmuskeln angespannt, Kopf in eine Linie mit der Wirbelsäule. Eine Hand heben und die gegenüberliegende Schulter antippen. Becken gerade halten, Gesäß anspannen.

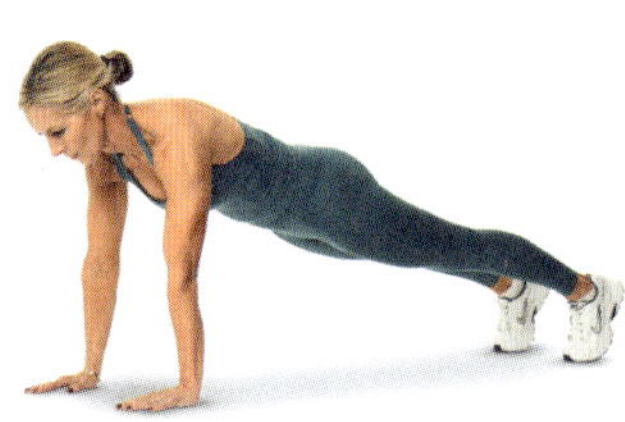

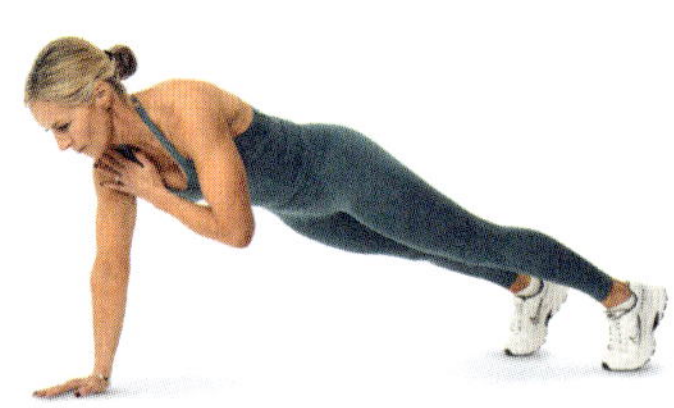

KLAPPMESSER MIT GEBEUGTEN BEINEN

Der Rücken bleibt am Boden. Klein zusammenrollen, dann langsam Arme und Beine ausstrecken (nur so weit, wie es angenehm ist).

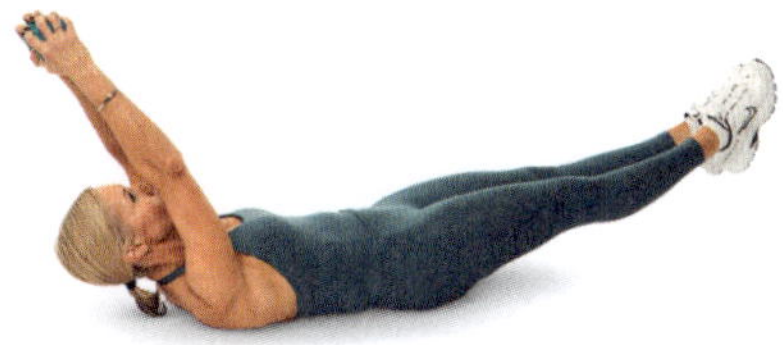

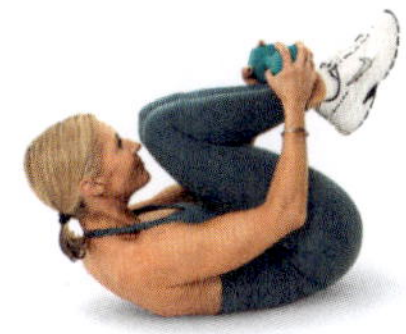

PLANK DIPS

Die Körpermitte anspannen, der Körper bildet eine Linie. Das Becken abwechselnd rechts und links absenken.

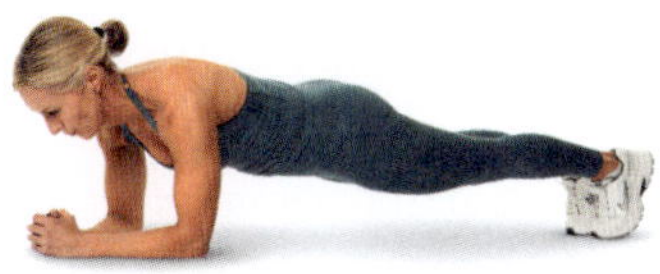

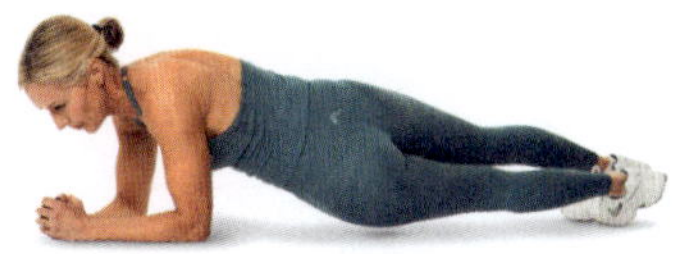

FAHRRAD-CRUNCHES

Hände hinter dem Kopf (nicht am Kopf ziehen). Einen Ellbogen zum gegenüberliegenden Knie führen, den Rücken nicht anheben. Langsam wieder ablegen, Seitenwechsel. Die Bewegungen kontrolliert ausführen, um die schräge Bauchmuskulatur zu trainieren.

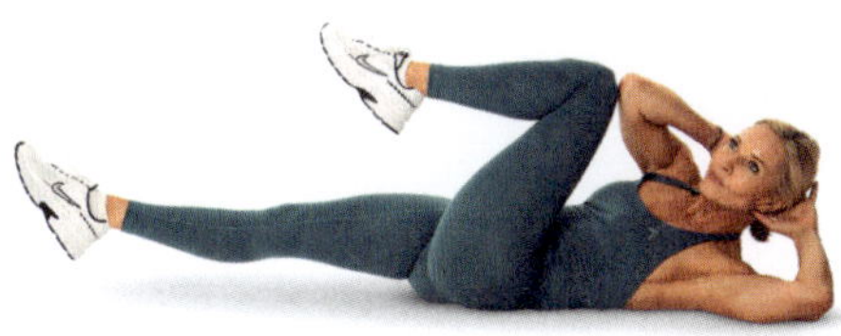

ZEHEN-TAPS

Rückenlage, Kopf auf der Matte oder leicht gehoben. Beine abgewinkelt über die Hüften heben. Die Füße abwechselnd auf den Boden tippen. Der Rücken bleibt auf der Matte.

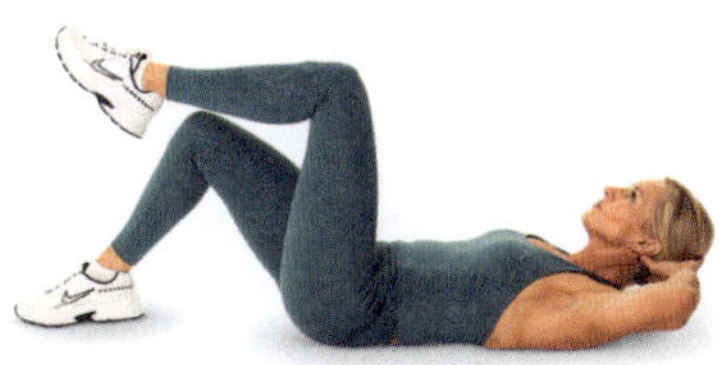

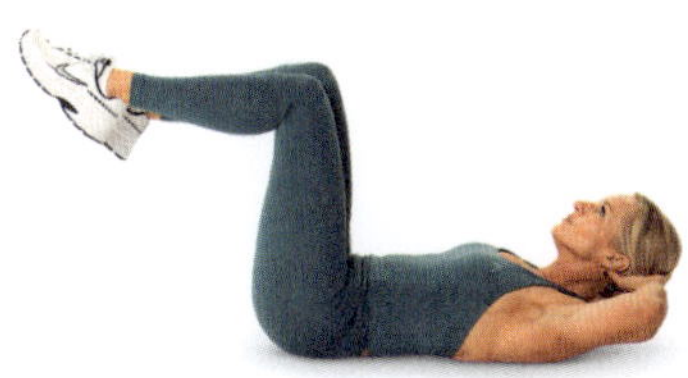

WOCHE 05
FREITAG

30 MIN.
KRAFT + HIIT
HANTELN

Alle Übungen 30 Sekunden lang ausführen, dazwischen 10 Sekunden Pause. Zwischen den Sequenzen 40 Sekunden Shuttle Runs.

SEQUENZ 1

3 Sätze

HANTEL SCHWINGEN

Die Knie sind locker (aber nicht gebeugt). Aus der Hüfte vorbeugen, das Gewicht zwischen die Beine führen. Aufrichten und das Gewicht auf Brusthöhe bringen, dabei das Becken vorschieben.

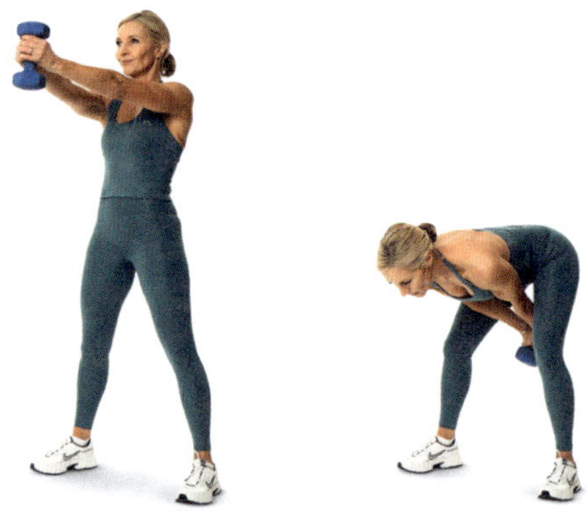

AUSFALLSCHRITT NACH HINTEN

Schultern nach hinten ziehen, Körpermitte anspannen. Ein Bein nach hinten setzen, Beine im 90°-Winkel beugen. Gewicht liegt auf der Ferse des Standbeins. Seitenwechsel.

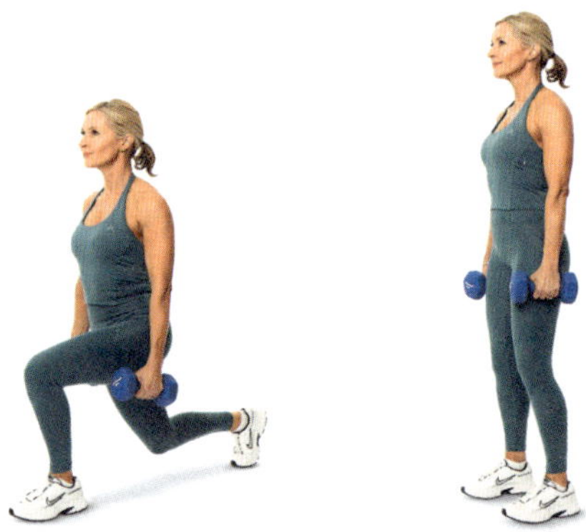

BERGSTEIGER

In der Plank beginnen, Becken nicht heben, Rücken gerade, Körpermitte angespannt, Schultern über den Handgelenken. Die Knie im eigenen Tempo abwechselnd zur Brust heranziehen.

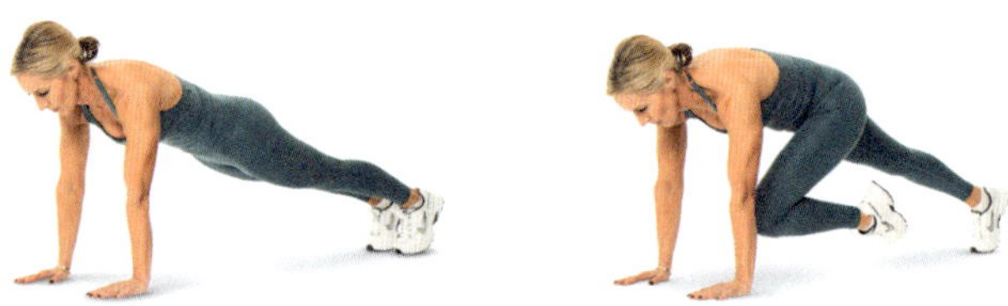

ZWISCHEN DEN SEQUENZEN

SHUTTLE RUNS

Jeweils drei Schritte auf der Matte hin und her laufen, am Ende jeweils in die Knie gehen und auf den Boden tippen. Der Rücken bleibt gerade.

40 Sek.

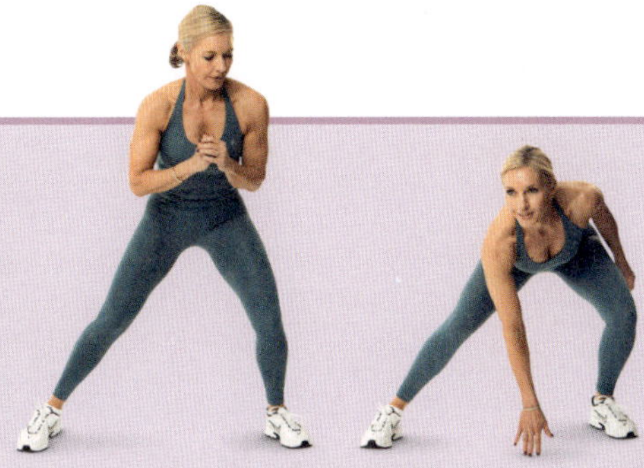

SEQUENZ 2

3 Sätze

SQUAT MIT SCHULTERDRÜCKEN

Mit einem Squat beginnen. Beim Aufrichten die Arme über den Kopf nach oben drücken.

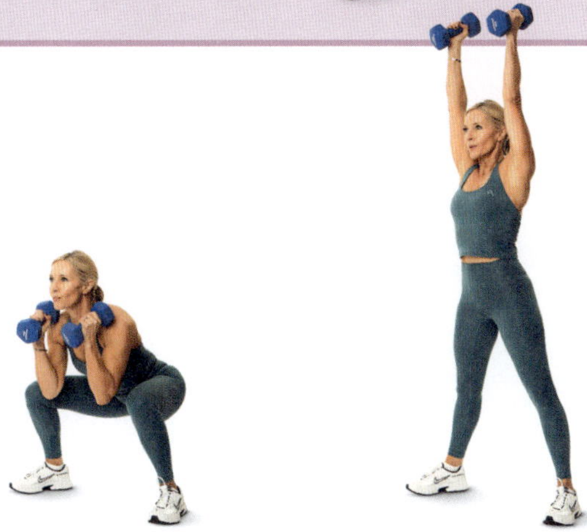

RUDERN IN DER PLANK

In der Plank beginnen, das Becken möglichst wenig bewegen. Eine Hand mit Gewicht bis zum Gesäß heben und wieder senken. Der Ellbogen bleibt nahe am Körper. Wer möchte, kann zuerst in der Plank auf Knien üben.

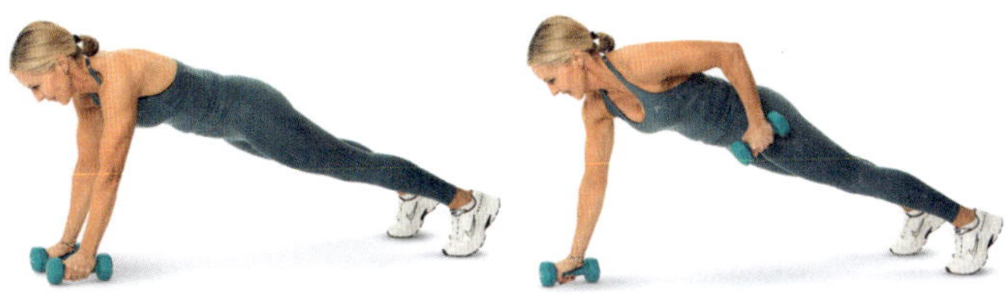

BURPEES

Aufrechter Stand, Füße hüftbreit, Arme an den Seiten. Die Knie beugen und die Hände vor den Füßen auf den Boden setzen. Nach hinten in die Plank springen. Der ganze Körper bildet eine gerade Linie. Wieder in die Hockposition springen, dann Strecksprung nach oben. Für eine gelenkschonende Variante nicht springen, sondern die Beine schrittweise setzen.

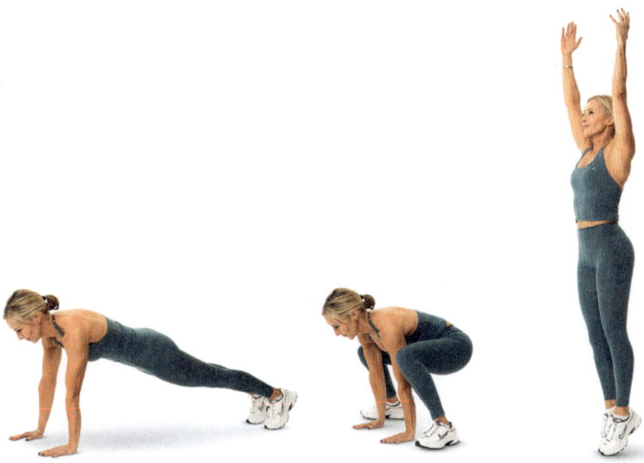

SEQUENZ 3

2 Sätze

REISSEN

Eine Hantel mittig vor dem Körper, freier Arm zur Seite ausgestreckt. In die Kniebeuge gehen, dann wieder in den Stand kommen. Das Gewicht über den Kopf heben. Mit geradem Rücken in einer fließenden Bewegung langsam ausführen. Seitenwechsel.

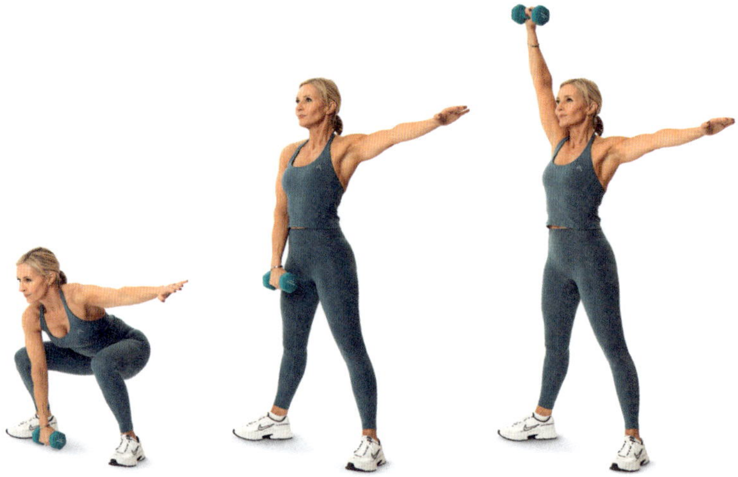

KREUZHEBEN

Knie leicht gebeugt. Becken leicht nach hinten schieben, Rücken gerade. Aus der Hüfte vorbeugen, bis der Oberkörper parallel zum Boden ist. Wieder aufrichten. Den Rücken nicht runden, den Kopf nicht hängen lassen.

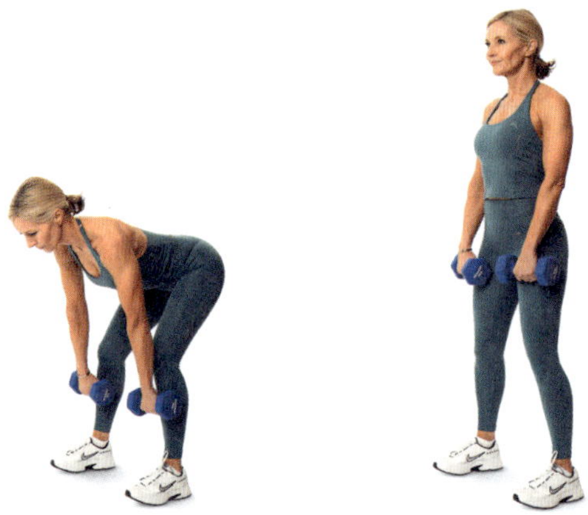

BOXEN

Körpermitte angespannt und Knie locker. Die Arme abwechselnd auf Schulterhöhe nach vorn strecken.

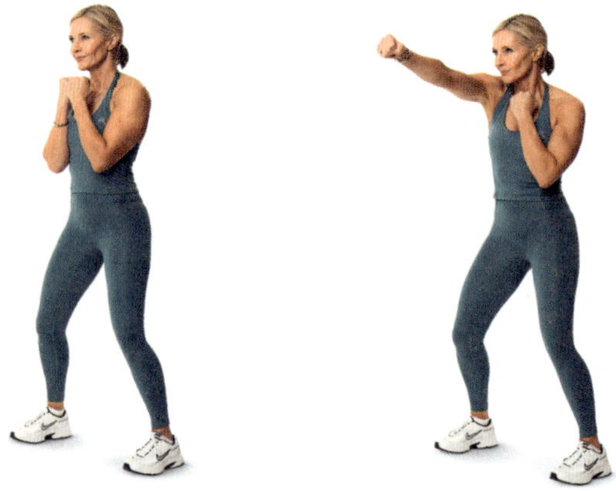

SEQUENZ 4
AMRAP

Timer auf 4 Minuten stellen

KLETTERN

Schultern über den Handgelenken, Körpermitte angespannt. Abwechselnd die Knie unter dem Körper zum gegenüberliegenden Ellbogen führen. Das Becken möglichst wenig bewegen und den Rücken gerade halten.

20 Wdh.

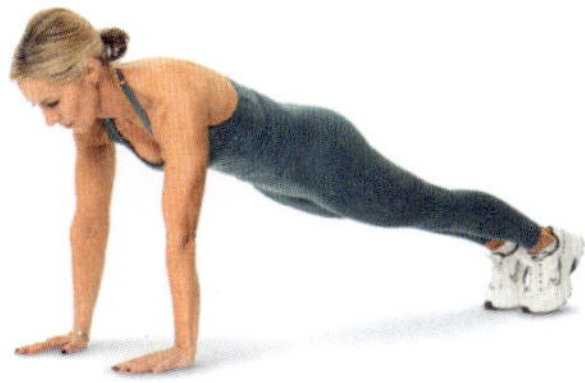
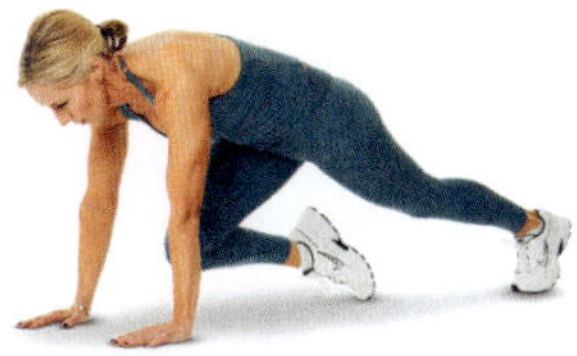

KLAPPMESSER MIT GEBEUGTEN BEINEN

Der Rücken bleibt am Boden. Klein zusammenrollen, dann langsam Arme und Beine ausstrecken (nur so weit, wie es angenehm ist).

10 Wdh.

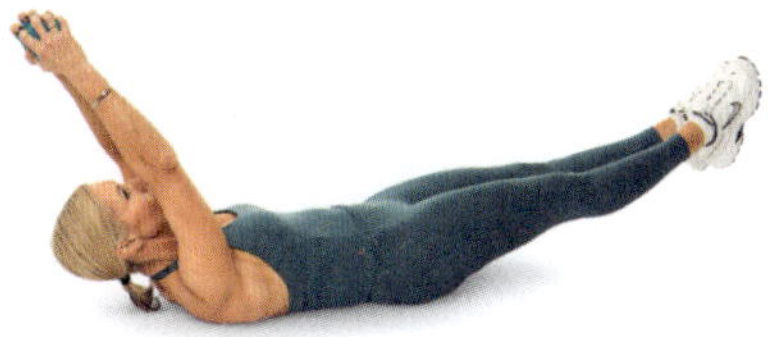
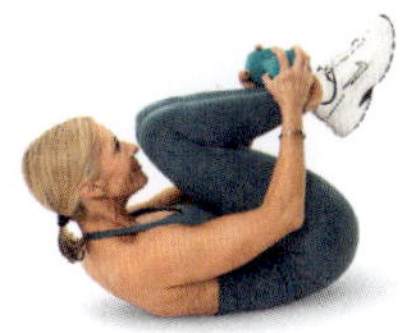

RÜCKWÄRTS ROLLEN

Der Kopf bleibt auf der Matte. Das Becken vom Boden heben – das ist nur eine kleine Bewegung. Kopf und Schultern bleiben entspannt.

10 Wdh.

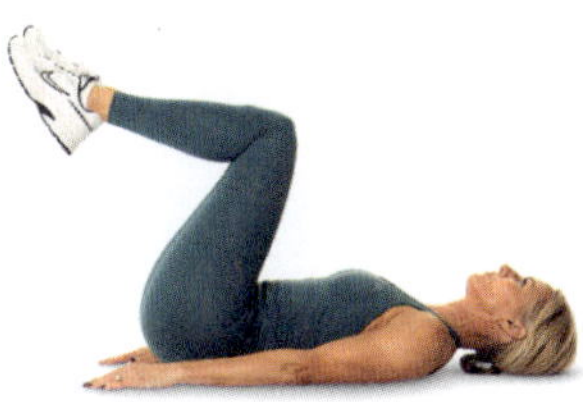
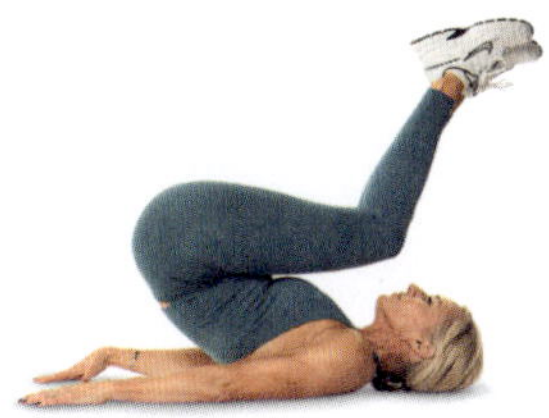

RUSSISCHER TWIST

Füße auf der Matte oder angehoben. Langsam den Oberkörper von einer Seite zur anderen drehen, ohne die Knie zu bewegen. Die Bauchmuskeln sind angespannt. Mit Gewichten oder ohne.

10 Wdh.

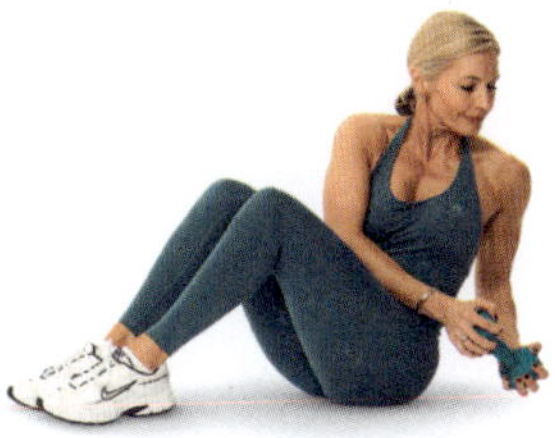
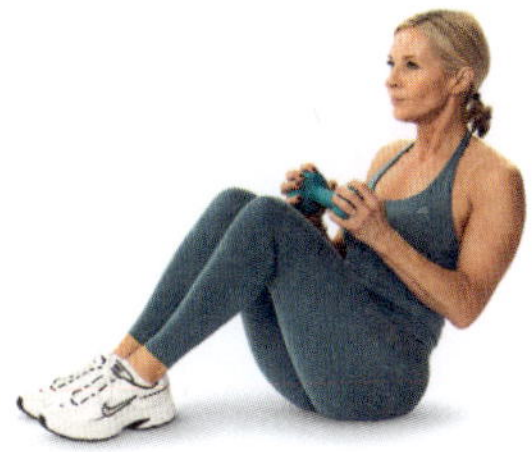

WOCHE 06 **MONTAG**

30 MIN.
GANZER KÖRPER
HANTELN

Jede Übung 45 Sekunden lang ausführen, dazwischen 15 Sekunden Pause (nur Sequenz 1 und 3). Jede Sequenz 2-mal ausführen.

SEQUENZ 1

REISSEN

Eine Hantel mittig vor dem Körper, freier Arm zur Seite ausgestreckt. In die Kniebeuge gehen, dann wieder in den Stand kommen. Das Gewicht über den Kopf heben. Mit geradem Rücken in einer fließenden Bewegung langsam ausführen. Seitenwechsel.

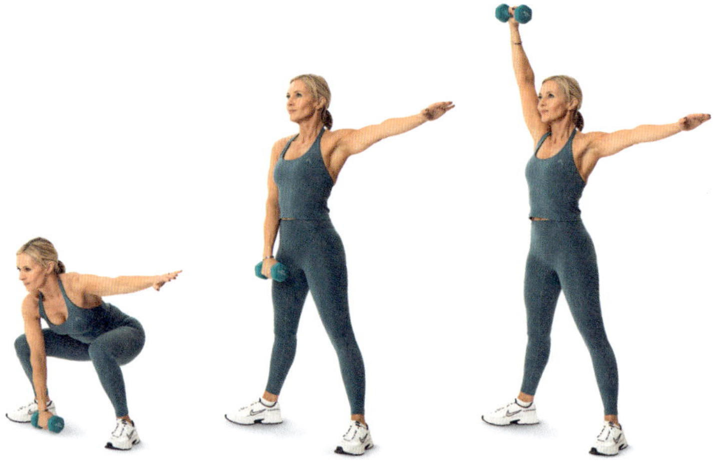

RUDERN IN DER VORBEUGE

Aus der Hüfte vorbeugen, Arme ausstrecken. Rücken gerade, Kopf in einer Linie mit der Wirbelsäule. Die Arme beugen, Hände langsam zu den Hüftknochen führen. Der Rücken bleibt gerade.

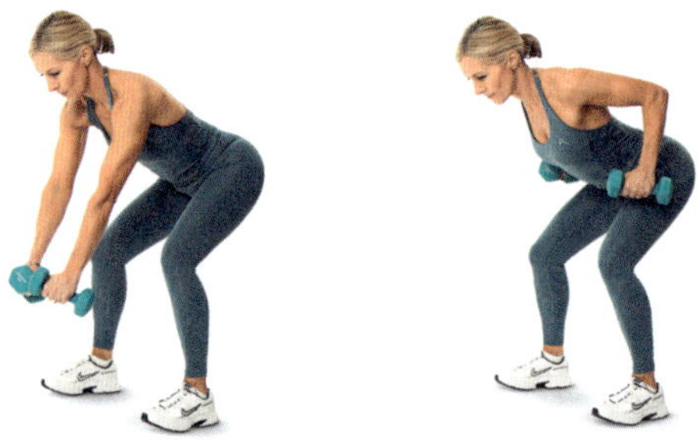

KREUZHEBEN UND RUDERN IM STAND

Knie leicht gebeugt. Becken leicht nach hinten schieben, Rücken gerade. Aus der Hüfte vorbeugen, bis der Oberkörper parallel zum Boden ist. Wieder aufrichten. Den Rücken nicht runden, den Kopf nicht hängen lassen. Die Ellbogen seitlich abspreizen und die Hände auf Brusthöhe heben.

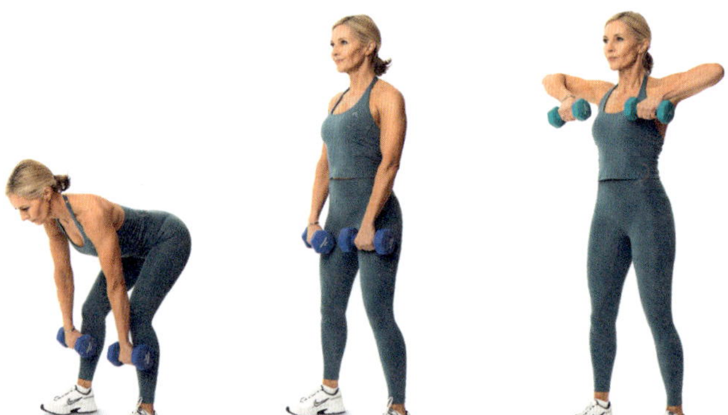

BIZEPS-CURL UND SCHULTERDRÜCKEN

Die Arme nicht schwingen. Ellbogen an den Körper anlegen. Langsam die Gewichte auf Schulterhöhe heben. Die Ellbogen vom Körper lösen und die Gewichte über den Kopf heben.

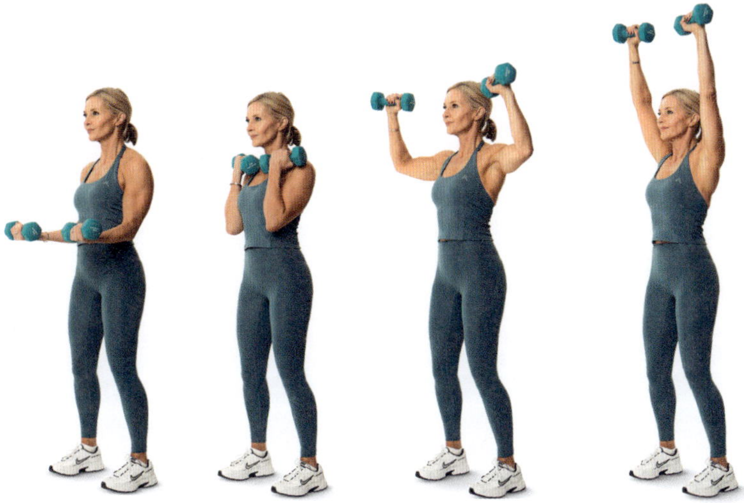

SKULL CRUSHER

Rückenlage. Mit einem oder zwei Gewichten trainieren. Das Gewicht hinter den Kopf führen (zwei Hanteln neben den Kopf), die Ellbogen sind nahe am Körper. Die Arme über der Brust nach oben strecken. Nur die Unterarme bewegen sich.

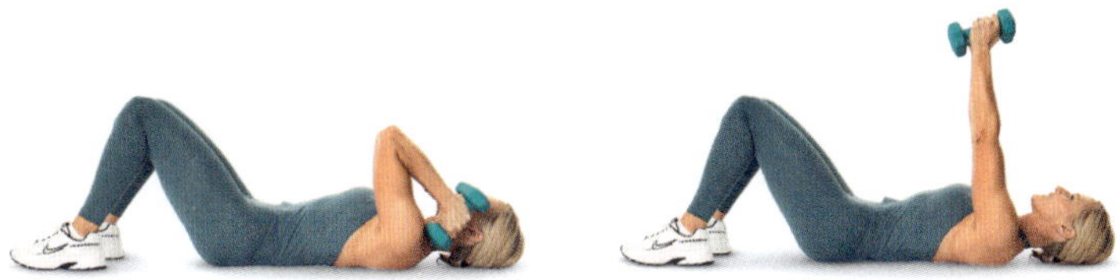

PLANK MIT SCHULTER-TIPP ODER STUFEN-LIEGESTÜTZ

Schultern über den Handgelenken, Rücken gerade, Bauchmuskeln angespannt, Kopf in eine Linie mit der Wirbelsäule. Eine Hand heben und die gegenüberliegende Schulter antippen. Becken gerade halten, Gesäß anspannen.

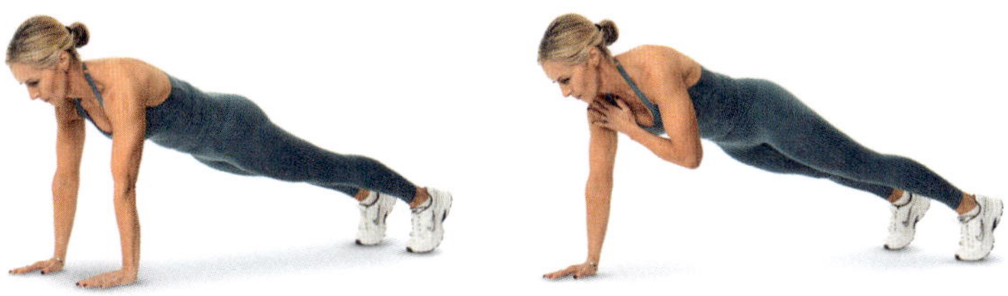

Alternativ Stufen-Liegestütz: In der hohen Plank beginnen. In die tiefe Plank gehen, dabei das Becken ruhig halten. Wieder in die hohe Plank gehen. Die Arme jeweils abwechselnd einsetzen.

20 Sek.

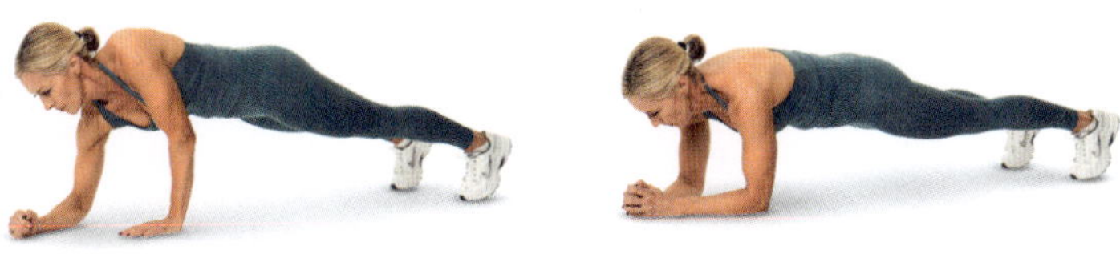

SEQUENZ 2
4 MINUTEN, EMOM

Die erste Übung 10-mal wiederholen, dann die zweite Übung für den Rest 1 Minute ausführen.

SQUAT MIT SCHULTERDRÜCKEN UND KLETTERN

Mit einem Squat beginnen. Beim Aufrichten die Arme über den Kopf nach oben strecken. Schultern über den Handgelenken, Körpermitte angespannt. Abwechselnd die Knie unter dem Körper zum gegenüberliegenden Ellbogen führen. Das Becken möglichst wenig bewegen und den Rücken gerade halten.

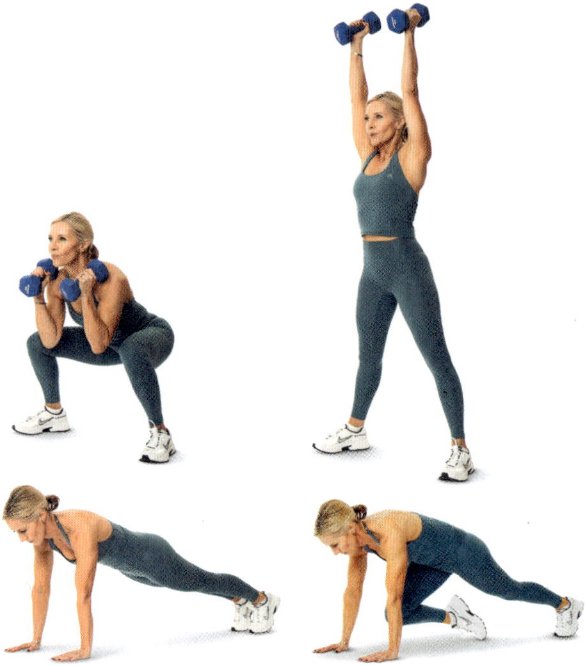

RUDERN IN DER PLANK UND HANTEL SCHWINGEN

In der Plank beginnen, das Becken möglichst wenig bewegen. Eine Hand mit Gewicht bis zum Gesäß heben und wieder senken. Der Ellbogen bleibt nahe am Körper. Wer möchte, kann zuerst in der Plank auf Knien üben. Die Knie sind locker (aber nicht gebeugt). Aus der Hüfte vorbeugen, das Gewicht zwischen die Beine führen. Aufrichten und das Gewicht auf Brusthöhe bringen, dabei das Becken vorschieben.

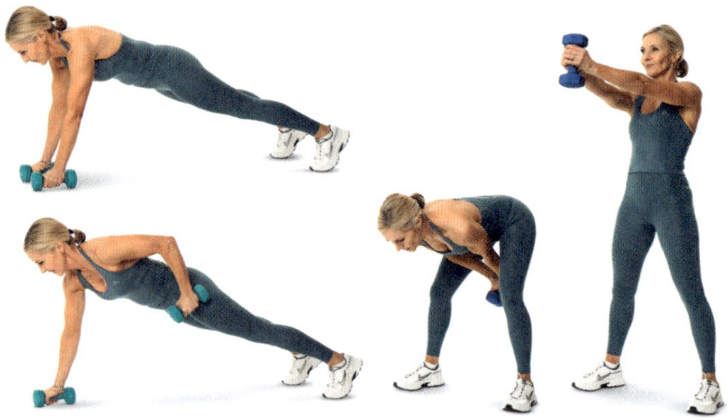

BRUSTDRÜCKEN UND RUSSISCHER TWIST

Die Ellbogen befinden sich am Rand des Gesichtsfelds (wie ein großes A). Die Arme über der Brust (nicht über dem Kopf) nach oben strecken, dabei ausatmen.

Füße auf der Matte oder angehoben. Langsam den Oberkörper von einer Seite zur anderen drehen, ohne die Knie zu bewegen. Die Bauchmuskeln sind angespannt. Mit Gewichten oder ohne.

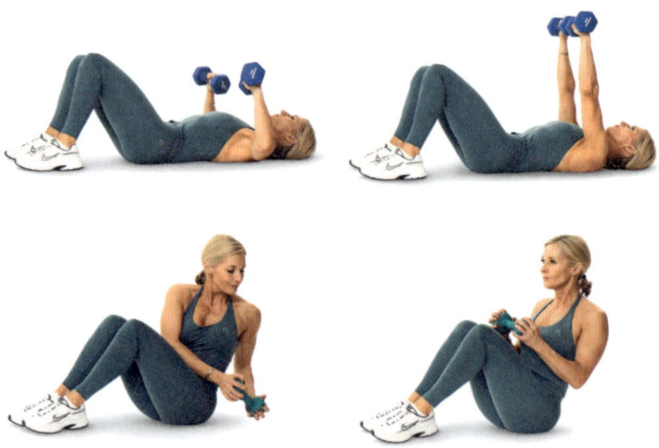

SPLIT SQUATS (10 pro Seite)
UND SQUAT MIT SPRUNG

Schrittstellung, Schultern nach hinten ziehen, Körpermitte anspannen, Knie im 90°-Winkel beugen (oder wie es angenehm ist). Brust ist aufgerichtet, das vordere Knie hinter der Fußspitze. Wieder in den Stand kommen.

Gewicht auf den Fersen, Rücken gerade, Gesäß nach hinten schieben (wie beim Hinsetzen). Brust heben, Schultern nach hinten ziehen. Wieder in den Stand kommen und wiederholen. Für mehr Intensität einen Strecksprung anschließen.

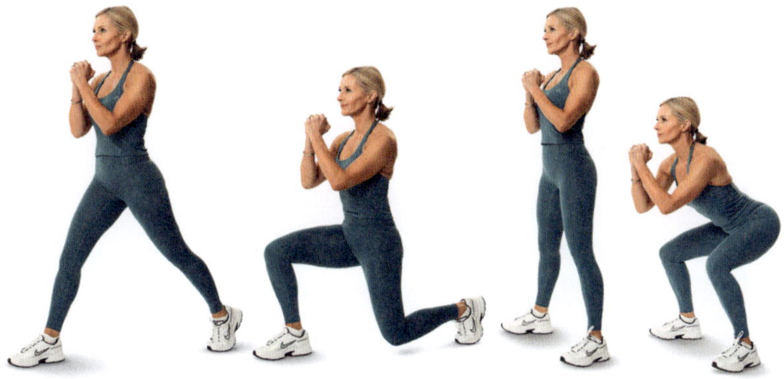

SEQUENZ 3
RUMPF

BEINHEBEN

Rückenlage. Die Beine nur so weit senken, wie es angenehm ist. Der Rücken bleibt auf der Matte.

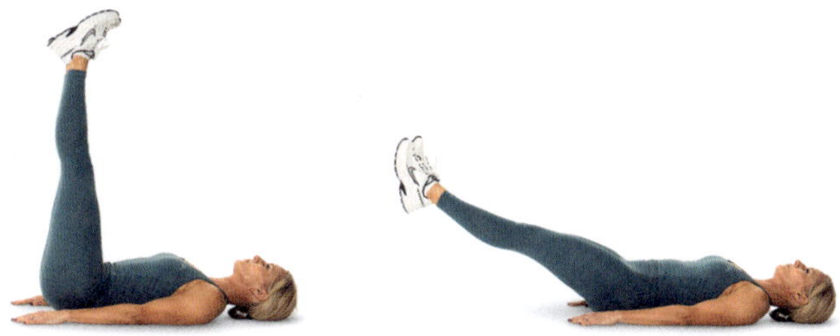

PLANK DIPS

Die Körpermitte anspannen, der Körper bildet eine Linie. Das Becken abwechselnd rechts und links absenken.

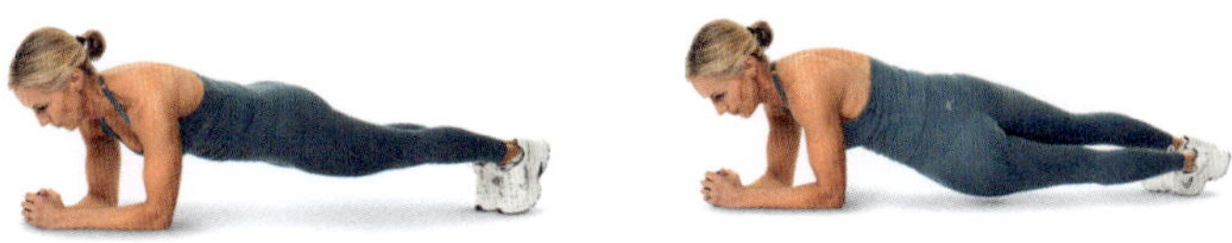

CRUNCHES

Kopf und Schultern von der Matte heben und wieder ablegen. Dabei den Kopf stützen, aber nicht daran ziehen. Das Kinn nicht zur Brust ziehen.

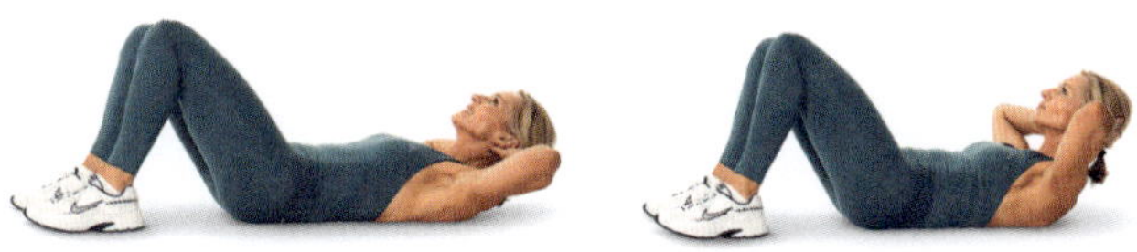

BÄRENGANG

In der Plank beginnen. Mit den Füßen schrittweise vorgehen, bis die Knie unter den Hüften sind. Rücken gerade halten, Gesäß nicht anheben. Die Schultern bleiben über den Handgelenken. Wieder zurück in die Plank gehen.

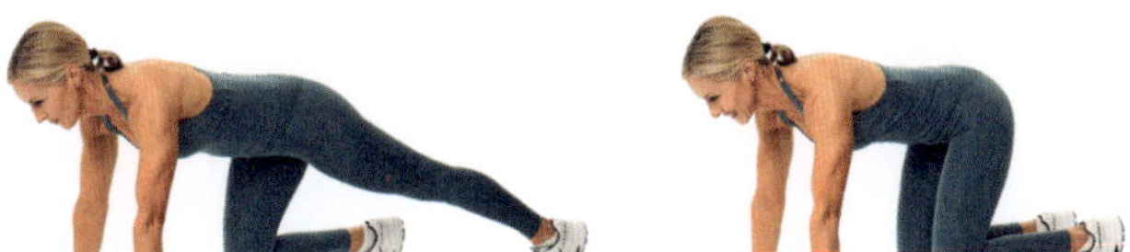

WOCHE 06 **DIENSTAG**

30 MIN.
OBERER KÖRPER
HANTELN & STUHL

Zwischen den Übungen 20 Sekunden Pause. Zwischen den Sequenzen Liegestütze (auf Knien oder Zehen) ausführen.

SEQUENZ 1
BRUST
3 Sätze

BRUSTDRÜCKEN

Die Ellbogen befinden sich am Rand des Gesichtsfelds (wie ein großes A). Die Arme über der Brust (nicht über dem Kopf) nach oben strecken, dabei ausatmen.

40 Sek.

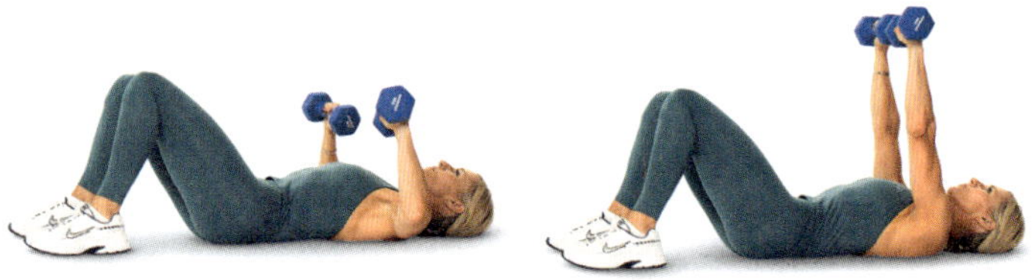

BUTTERFLY-BRUSTÖFFNER

Rückenlage, der Kopf liegt auf der Matte. Ellbogen leicht anwinkeln. Die Arme langsam ausbreiten, aber nicht ablegen, dann wieder über die Brust heben.

20 Sek.

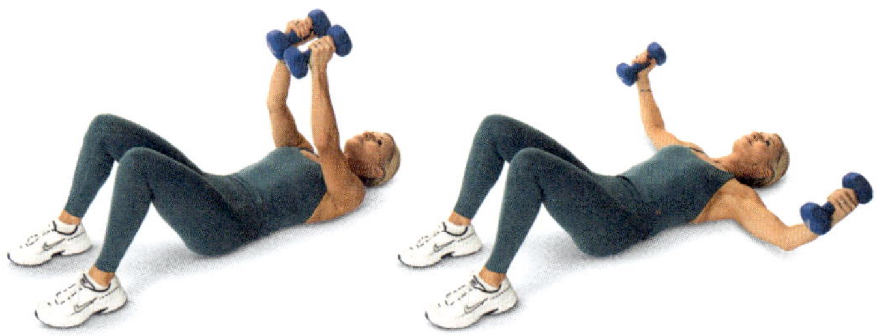

LIEGESTÜTZE

Hände etwas mehr als schulterbreit. In einer Bewegung nach vorn kommen (Kopf nicht senken), Rücken gerade, Ellbogen nach hinten ziehen. Die Körpermitte angespannt halten und in einer Bewegung wieder hochkommen.

10 Wdh.

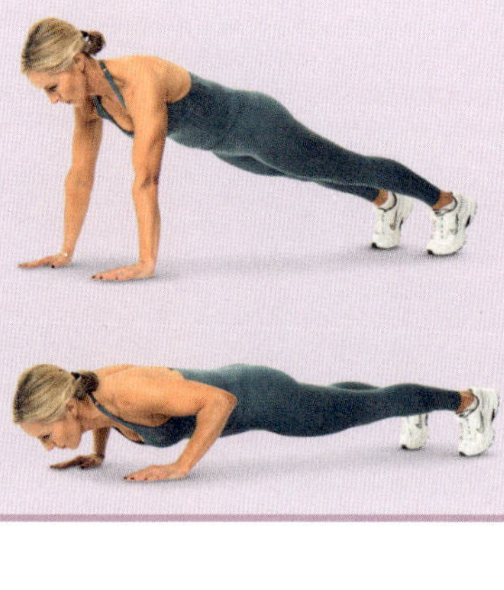

ZWISCHEN DEN SEQUENZEN

SEQUENZ 2
RÜCKEN

2 Sätze

RUDERN IN DER VORBEUGE

Aus der Hüfte vorbeugen, Arme ausstrecken. Rücken gerade, Kopf in einer Linie mit der Wirbelsäule. Die Arme beugen, Hände langsam zu den Hüftknochen führen. Der Rücken bleibt gerade.

40 Sek.

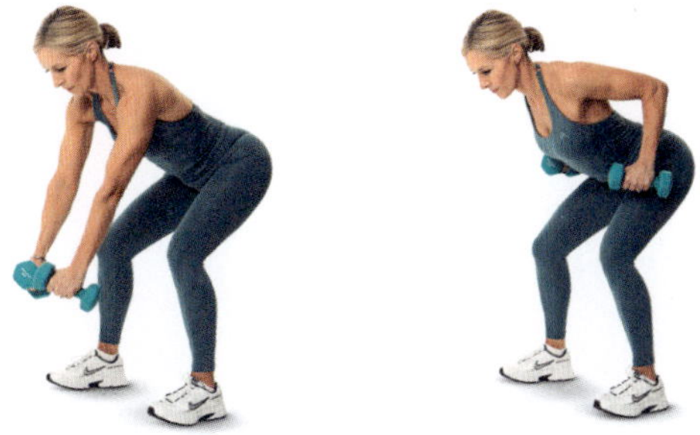

REVERSE FLIES

Aus der Hüfte nach vorn beugen, Rücken gerade and Körpermitte angespannt. Die Arme langsam auf Schulterhöhe heben (nicht schwingen), langsam senken. Die Handflächen zeigen nach innen.

20 Sek.

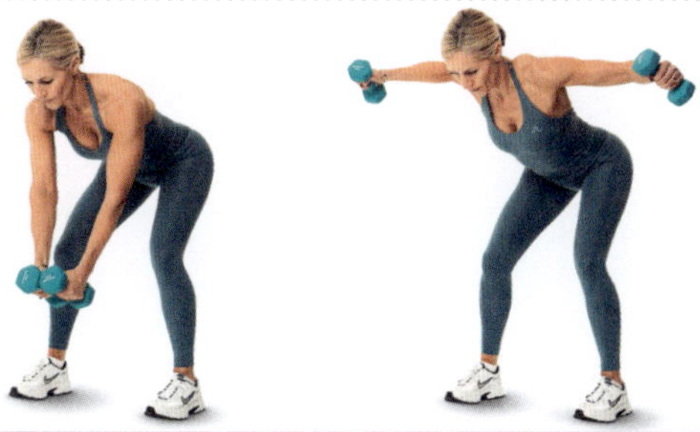

SEQUENZ 3
SCHULTERN

2 Sätze

ARNOLD-SCHULTERDRÜCKEN

(beide Seiten)

Arme im 90°-Winkel vor dem Körper, Ellbogen auf Schulterhöhe. Abwechselnd einen Arm langsam zur Seite bewegen, dann nach oben strecken. Wieder senken und dabei die Handfläche zum Gesicht drehen. Wiederholen.

40 Sek.

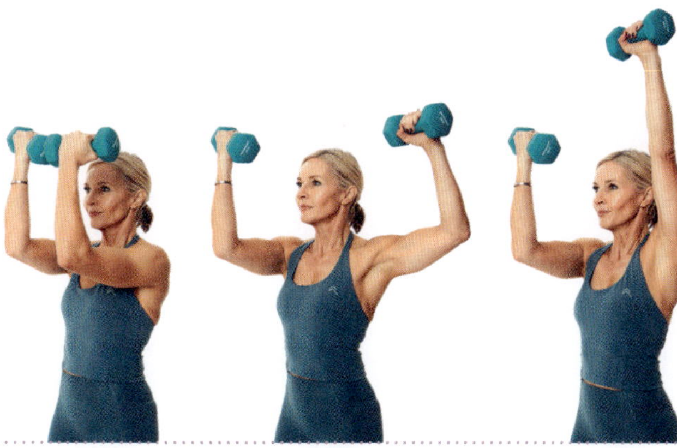

FLUGZEUG

Mit leichten Gewichten oder ohne die Arme auf Schulterhöhe ausstrecken und kleine Kreise beschreiben – erst in einer Richtung, dann in der anderen.

20 Sek.

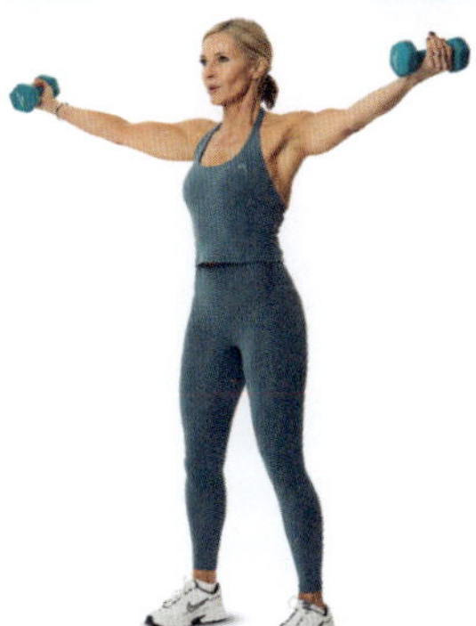

SEQUENZ 4
BIZEPS

2 Sätze

BIZEPS-CURLS

Die Arme nicht schwingen. Ellbogen an den Körper anlegen. Langsam die Gewichte heben und wieder senken.

40 Sek.

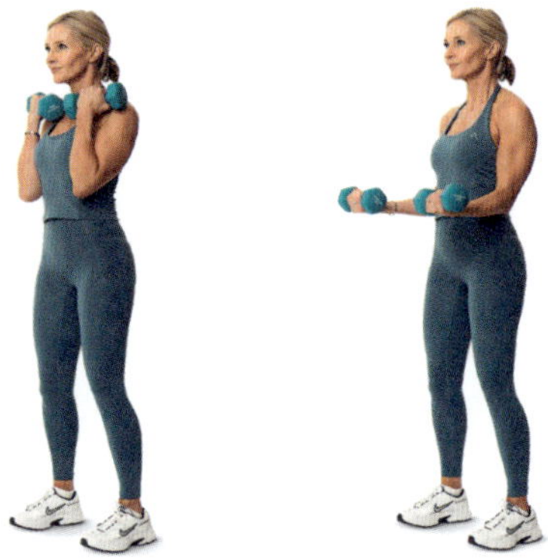

ZOTTMAN-CURLS

Bizeps-Curl aufwärts. Oben angekommen, die Handgelenke drehen, dann die Unterarme langsam senken. Die Ellbogen bleiben dicht am Körper.

20 Sek.

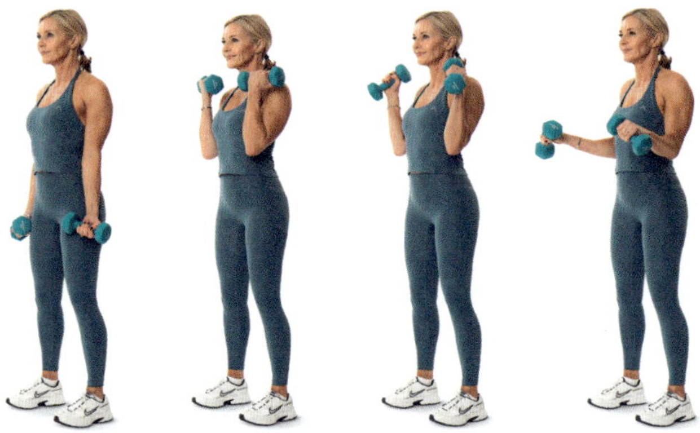

SEQUENZ 5
TRIZEPS

2 Sätze

TRIZEPS EXTENSIONS

Stand oder Kniestand, Arme über dem Kopf. Arme nach hinten beugen, die Ellbogen bleiben an den Ohren. Arme langsam wieder strecken. Nicht nach hinten neigen.

40 Sek.

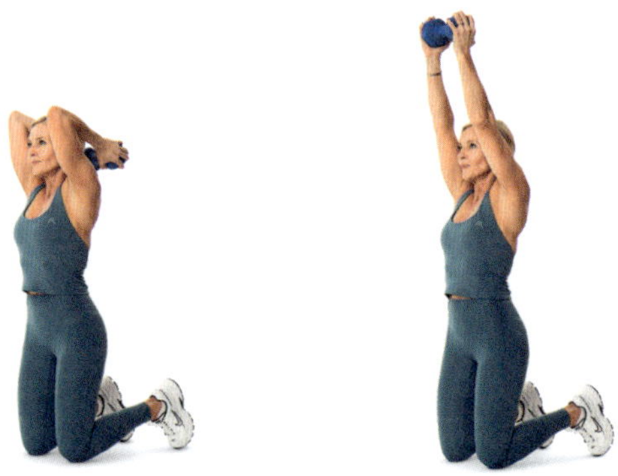

TRIZEPS-DIPS

(auf einem Stuhl)

Den Körper senken, bis die Arme einen 90°-Winkel bilden. Die Finger zeigen nach vorn, der Rücken bleibt nahe am Stuhlsitz.

20 Sek.

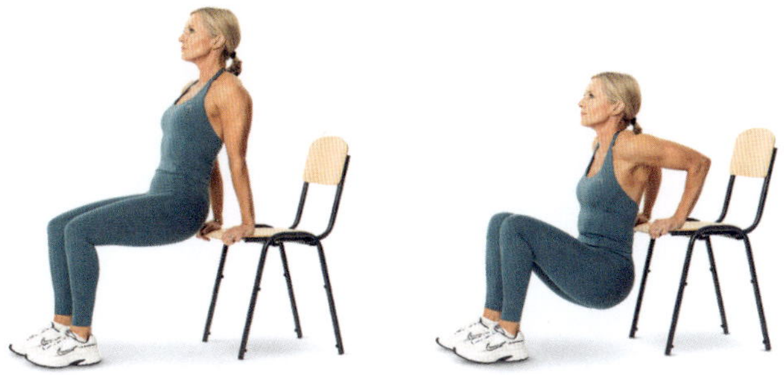

ABSCHLUSS

RUMPF / TABATA

10 Sek. Pause zwischen den Übungen

STUFEN-LIEGESTÜTZ

In der hohen Plank beginnen. In die tiefe Plank gehen, dabei das Becken ruhig halten. Wieder in die hohe Plank gehen. Die Arme jeweils abwechselnd einsetzen.

20 Sek.

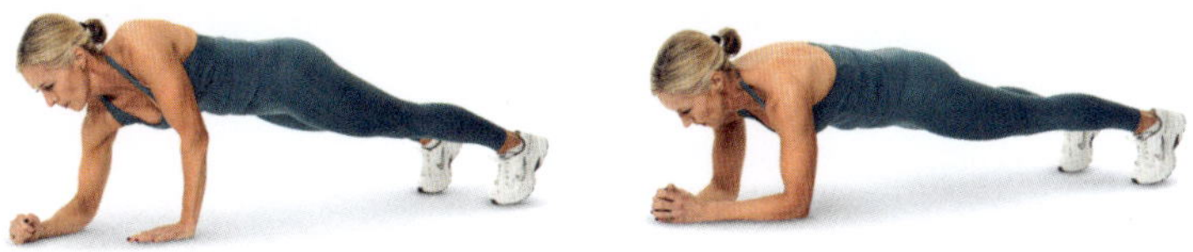

BEINHEBEN

Rückenlage. Die Beine nur so weit senken, wie es angenehm ist. Der Rücken bleibt auf der Matte.

20 Sek.

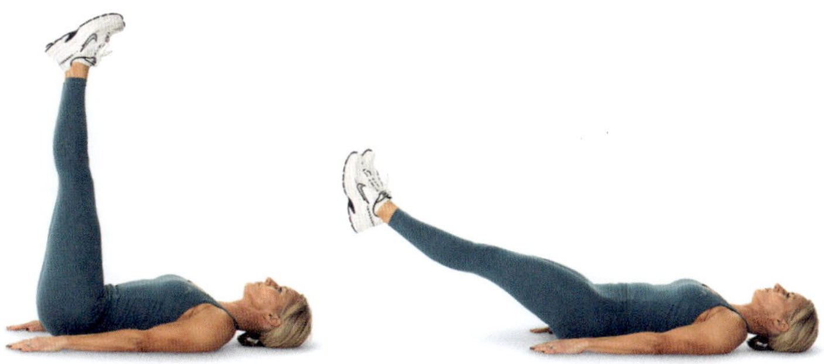

CRUNCHES

Kopf und Schultern von der Matte heben und wieder ablegen. Dabei den Kopf stützen, aber nicht daran ziehen. Das Kinn nicht zur Brust ziehen.

20 Sek.

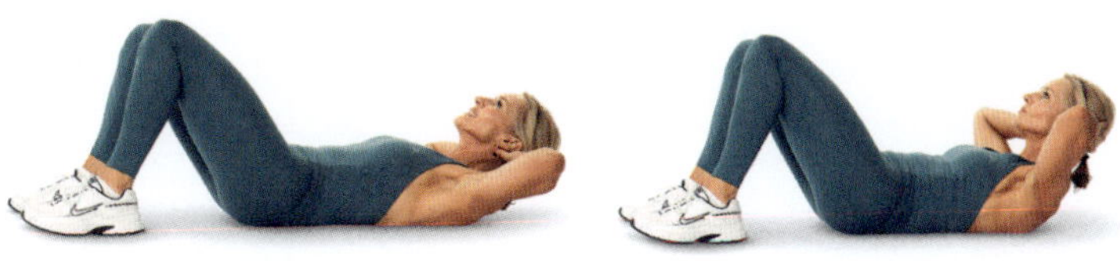

WOCHE 06 **MITTWOCH**

30 MIN.
UNTERER KÖRPER
HANTELN & BÄNDER

15 Sekunden Pause zwischen den Übungen.

SEQUENZ 1

2 Sätze

GOBLET SQUATS

Beine weit gespreizt, Zehen zeigen nach außen, Gewicht vor der Brust. Tiefe Kniebeuge, Gesäß hinten. Fersen in den Boden drücken und wieder aufrichten.

40 Sek.

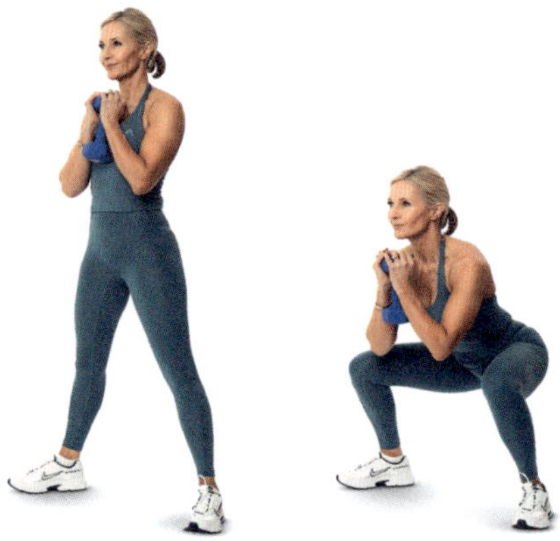

SQUAT MIT VERZÖGERUNG

Gewicht auf den Fersen. Rücken gerade, Gesäß nach hinten schieben. 5 Atemzüge in der Kniebeuge verharren. Brust heben, Schultern nach hinten ziehen. Wieder in den Stand kommen und wiederholen.

40 Sek.

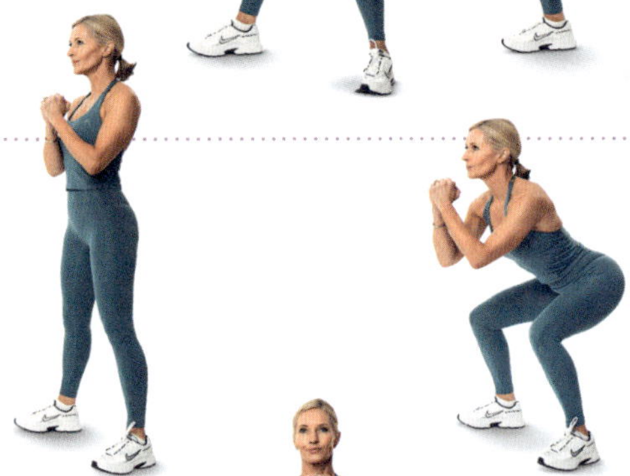

HOFKNICKS

Ein Bein schräg hinter das andere setzen, dabei das vordere Knie nicht verdrehen. Der Oberkörper bleibt aufrecht. Die Beine so weit beugen, wie es für das hintere Knie angenehm ist. In den Stand kommen und wiederholen.

30 Sek. pro Seite

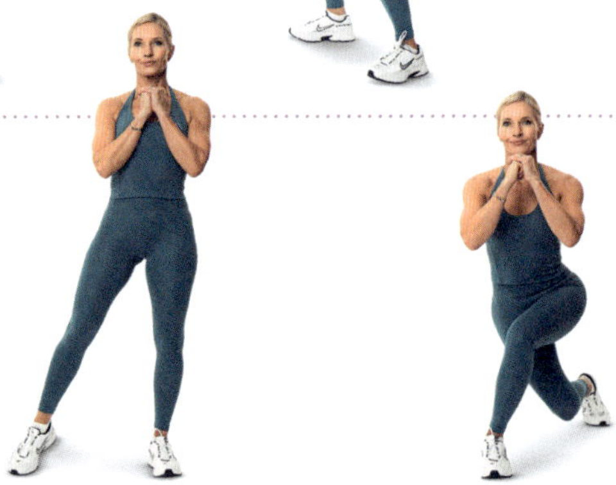

AUSFALLSCHRITT SEITLICH

Das Becken nach hinten schieben, ein Bein beugen. Oberkörper mit geradem Rücken nach vorn. Die Ferse in den Boden drücken, um wieder in den Stand zu kommen.

40 Sek. pro Seite

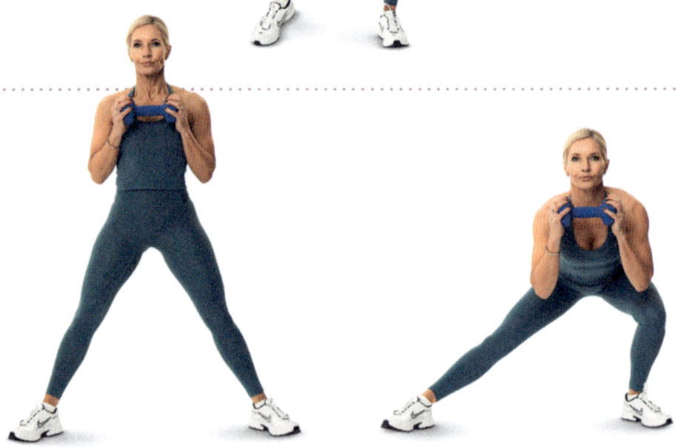

BECKENLIFT

Rückenlage, Nacken und Schultern entspannt. Füße ans Gesäß stellen, Becken nach vorn kippen, Fersen in den Boden drücken. Den Körper heben und wieder senken.

40 Sek.

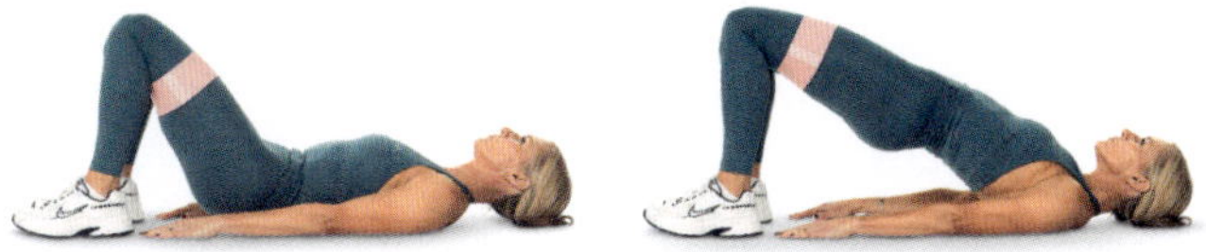

SPLIT SQUATS

Schrittstellung, Schultern nach hinten ziehen, Körpermitte anspannen, Knie im 90°-Winkel beugen (oder wie es angenehm ist). Brust ist aufgerichtet, das vordere Knie hinter der Fußspitze. Wieder in den Stand kommen.

30 Sek. pro Seite

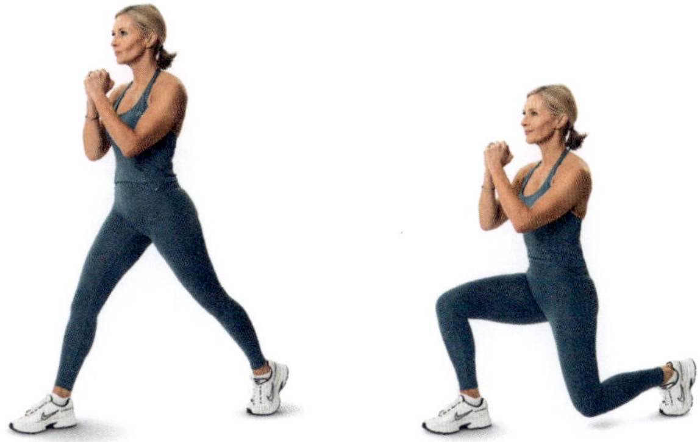

SEQUENZ 2

2 Sätze

FEUERHYDRANT-KICKS

Vierfüßlerstand. Langsam ein Knie zur Seite heben und wieder senken. Das Becken bleibt gerade.

30 Sek. pro Seite

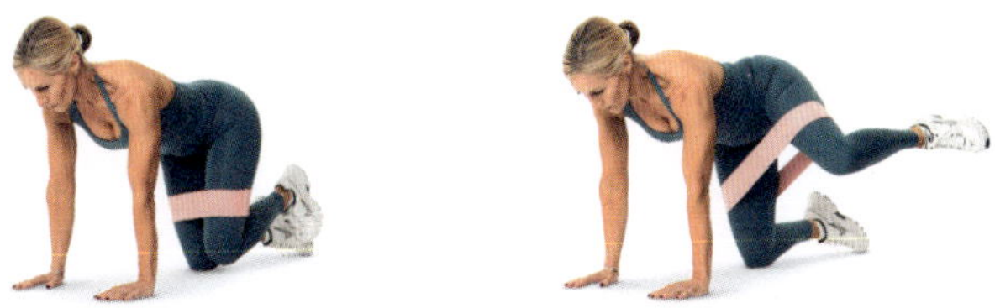

DONKEY KICKS

Vierfüßlerstand, Schultern über den Handgelenken, Bauchmuskeln anspannen. Das abgewinkelte Bein mit geflextem Fuß Richtung Decke heben (nicht zu hoch). Das Becken bleibt gerade.

30 Sek. pro Seite

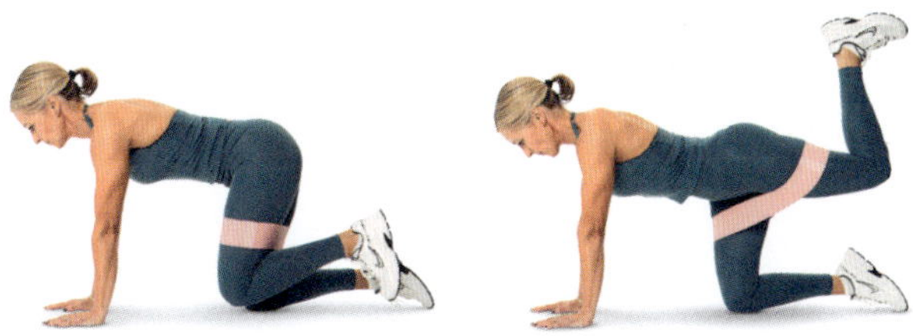

MUSCHEL

Seitenlage, Fersen aufeinander. Langsam das obere Knie heben und wieder senken, dabei das Gesäß anspannen. Die Hüften bleiben übereinander, der Oberkörper angehoben, die Bauchmuskeln angespannt.

30 Sek. pro Seite

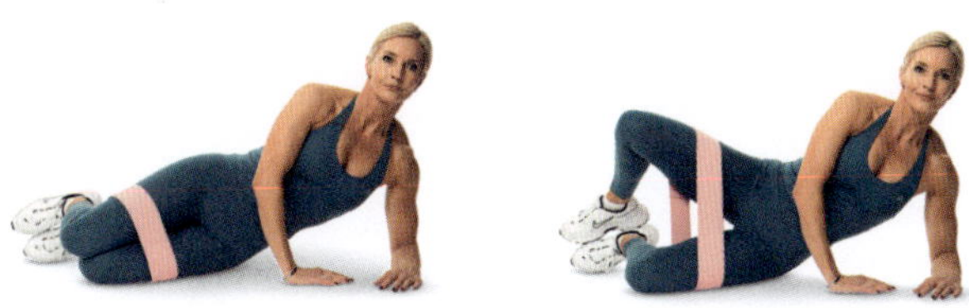

BEINHEBEN IN SEITENLAGE

Seitenlage, die Hüften übereinander, das untere Bein gebeugt. Das obere Bein mit geflextem Fuß langsam heben und senken. Die Körpermitte ist angespannt.

30 Sek. pro Seite

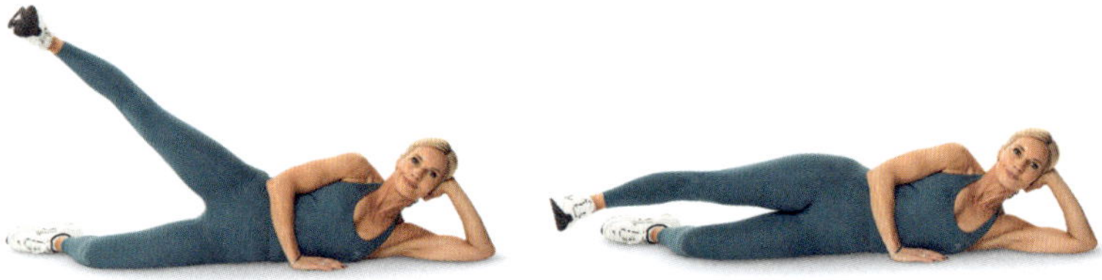

SEQUENZ 3

1 Satz

KICKBACKS

Vierfüßlerstand, Körpermitte anspannen. Ein Bein nach hinten strecken (nicht zu hoch), Gesäß anspannen.

30 Sek. pro Seite

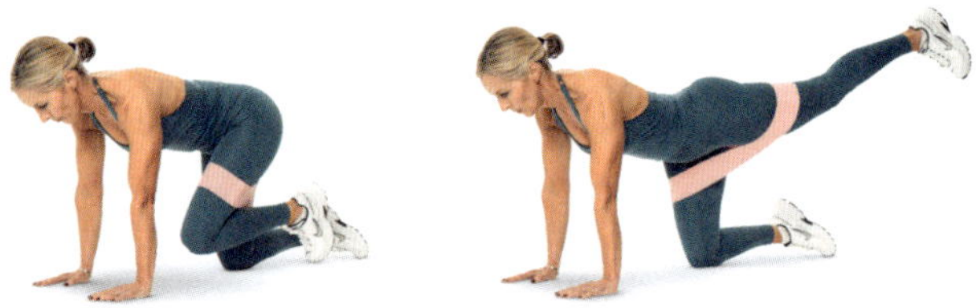

SQUAT MIT VERZÖGERUNG

Gewicht auf den Fersen. Rücken gerade, Gesäß nach hinten schieben. Bis zum Ende der Übung unten verharren, dann die Fersen in den Boden drücken und aufrichten.

40 Sek.

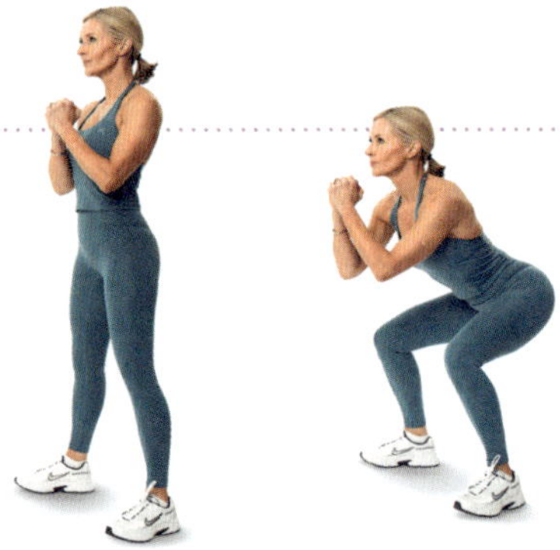

SQUAT, SPRUNG UND SCHULTERDRÜCKEN

Mit einem Squat beginnen. Aus der tiefen Position zügig aufrichten, hochspringen, die Beine schließen und die Hände (evtl. mit Hantel) über den Kopf heben. Für eine gelenkschonende Variante Sprung weglassen.

10 Wdh.

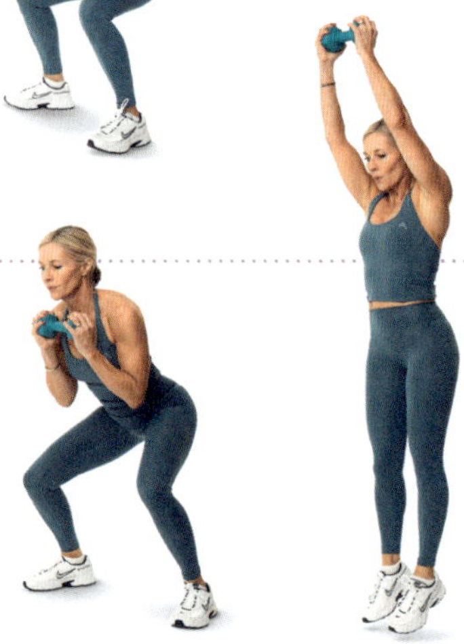

SQUATS AN DER WAND

Knie im 90°-Winkel., Rücken an der Wand. Die Hände nicht auf die Beine stützen.

50 Sek. halten

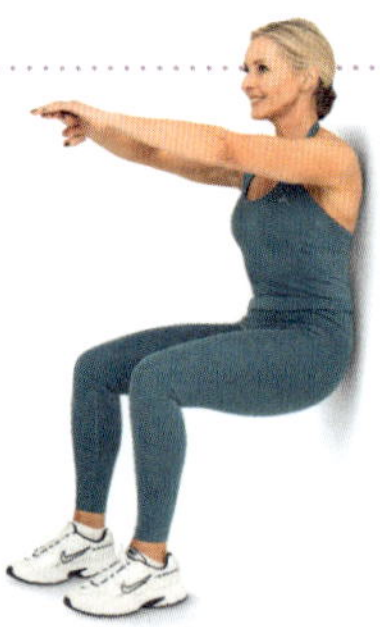

SEQUENZ 4
RUMPF

CRUNCHES

Kopf und Schultern von der Matte heben und wieder ablegen. Dabei den Kopf stützen, aber nicht daran ziehen. Das Kinn nicht zur Brust ziehen.

30 Sek.

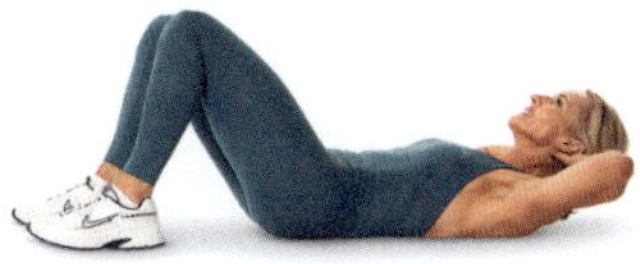
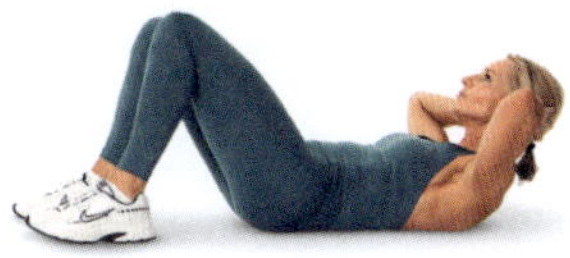

FAHRRAD-CRUNCHES

Hände hinter dem Kopf (nicht am Kopf ziehen). Einen Ellbogen zum gegenüberliegenden Knie führen, den Rücken nicht anheben. Langsam wieder ablegen, Seitenwechsel. Die Bewegungen kontrolliert ausführen.

30 Sek.

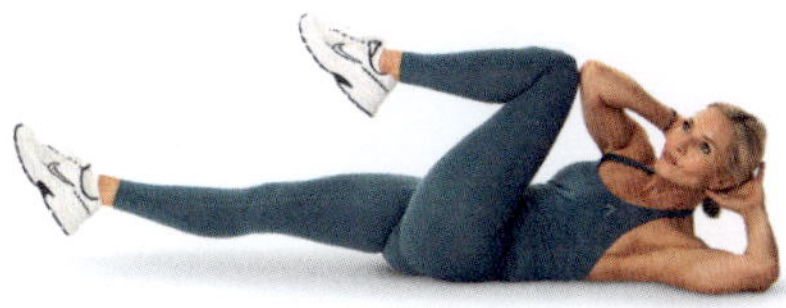

RÜCKWÄRTS ROLLEN

Der Kopf bleibt auf der Matte. Das Becken vom Boden heben – das ist nur eine kleine Bewegung. Kopf und Schultern bleiben entspannt.

30 Sek.

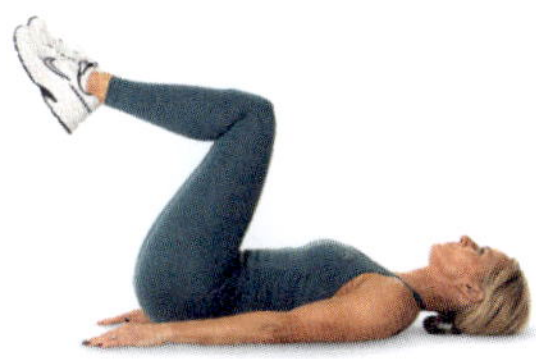
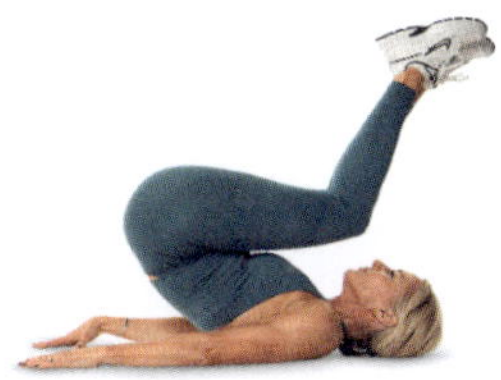

BERGSTEIGER

In der Plank beginnen, Becken nicht heben, Rücken gerade, Körpermitte angespannt, Schultern über den Handgelenken. Die Knie im eigenen Tempo abwechselnd zur Brust heranziehen.

30 Sek.

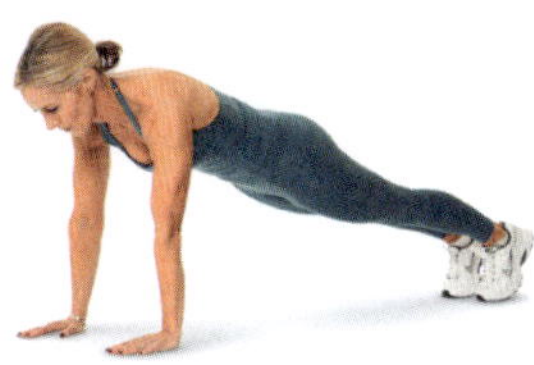
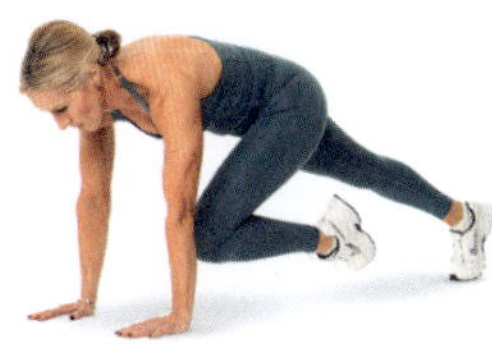

PLANK (hoch oder tief)

Schultern über den Handgelenken, Rücken gerade, Bauchmuskeln angespannt, Kopf in einer Linie mit der Wirbelsäule. Gesäß anspannen.

30 Sek. halten

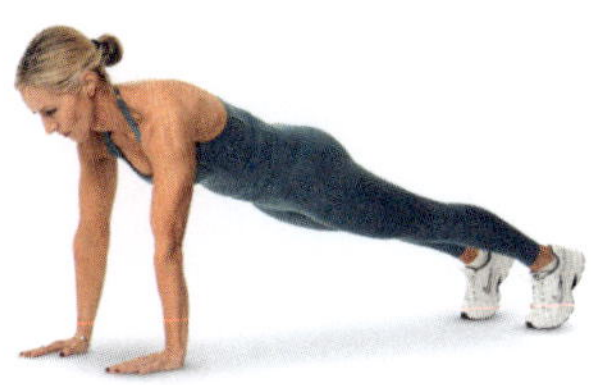
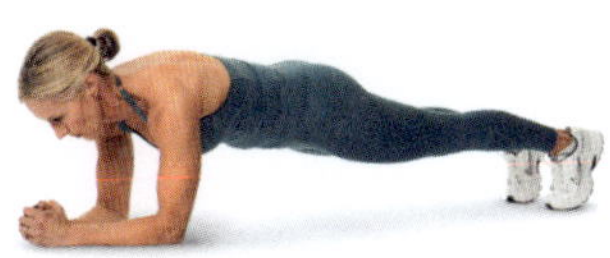

WOCHE 06
FREITAG

30 MIN.
KRAFT + HIIT
HANTELN

Jede Sequenz 3-mal ausführen: 40 Sekunden für Satz 1, 30 Sekunden für Satz 2 und 20 Sekunden für Satz 3. 15 Sekunden Pause zwischen den Übungen.

SEQUENZ 1

REISSEN

Eine Hantel mittig vor dem Körper, freier Arm zur Seite ausgestreckt. In die Kniebeuge gehen, dann wieder in den Stand kommen. Das Gewicht über den Kopf heben. Mit geradem Rücken in einer fließenden Bewegung langsam ausführen. Seitenwechsel.

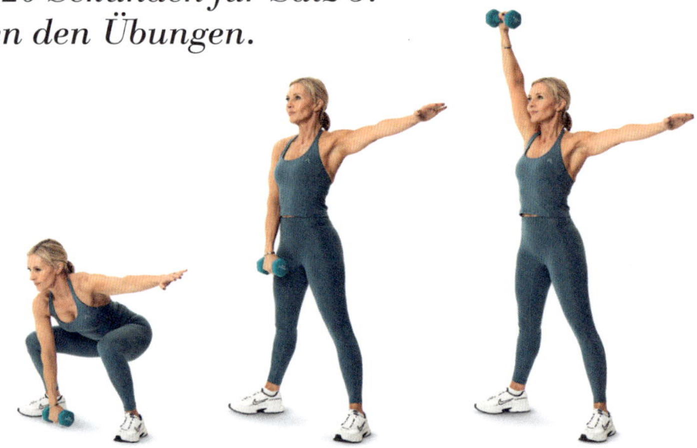

AUSFALLSCHRITT UND BIZEPS-CURL

Schultern nach hinten ziehen, Körpermitte anspannen. Ein Bein nach hinten setzen, Beine im 90°-Winkel beugen. Das Gewicht liegt auf der Ferse des Standbeins. Aufrichten, dann einen Bizeps-Curl mit angelegten Ellbogen ausführen. In die Ausgangsposition zurückkehren. Seitenwechsel.

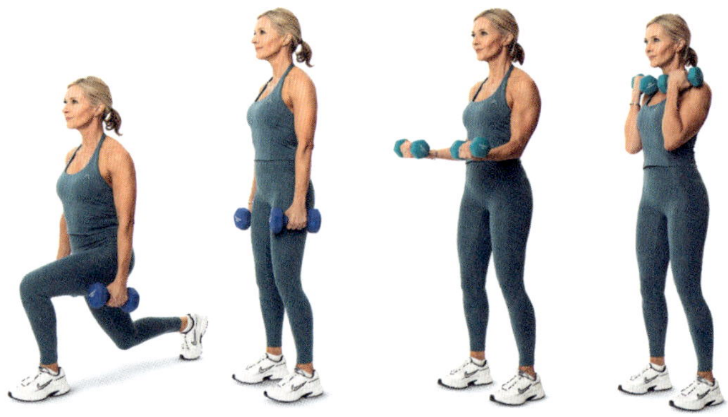

HANTEL SCHWINGEN

Die Knie sind locker (aber nicht gebeugt). Aus der Hüfte vorbeugen, das Gewicht zwischen die Beine führen. Aufrichten und das Gewicht auf Brusthöhe bringen, dabei das Becken vorschieben.

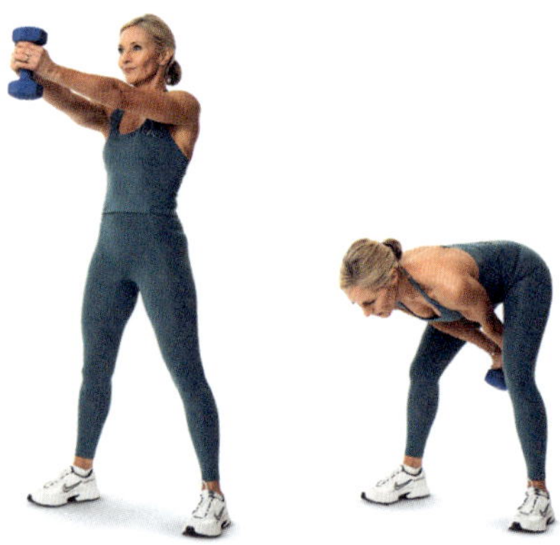

BURPEES

Aufrechter Stand, Füße hüftbreit, Arme an den Seiten. Die Knie beugen und die Hände vor den Füßen auf den Boden setzen. Nach hinten in die Plank springen. Der ganze Körper bildet eine gerade Linie. Wieder in die Hockposition springen und Strecksprung nach oben. Für eine gelenkschonende Variante nicht springen, sondern die Beine schrittweise setzen.

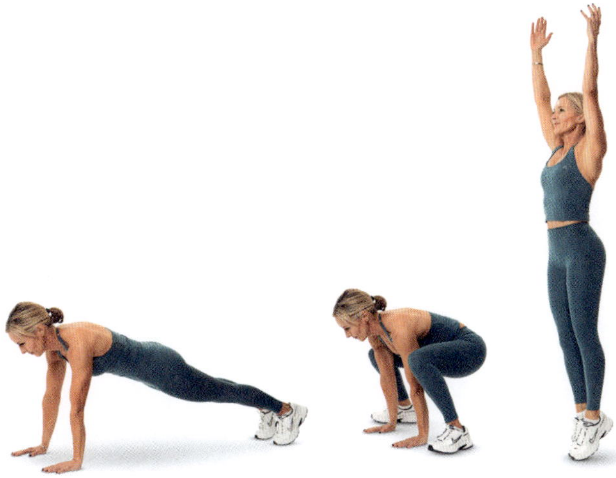

SEQUENZ 2

GOBLET SQUATS MIT VERZÖGERUNG

Beine weit gespreizt, Zehen zeigen nach außen, Gewicht vor der Brust. Tiefe Kniebeuge, Gesäß hinten. 3 Atemzüge halten, dann die Fersen in den Boden drücken und wieder aufrichten.

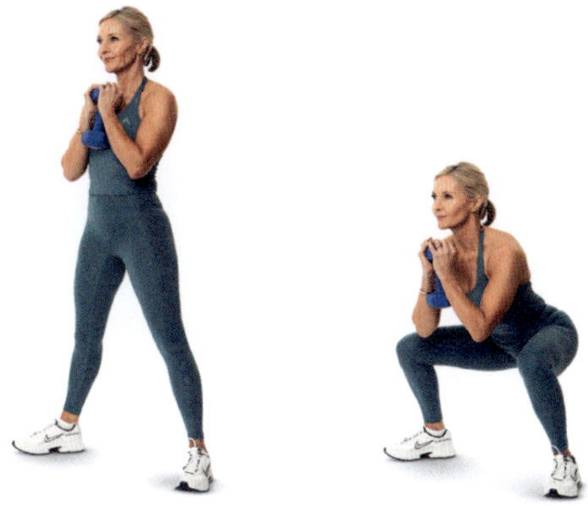

RUDERN IN DER PLANK

In der Plank beginnen, das Becken möglichst wenig bewegen. Eine Hand mit Gewicht bis zum Gesäß heben und wieder senken. Der Ellbogen bleibt nahe am Körper. Wer möchte, kann zuerst in der Plank auf Knien üben.

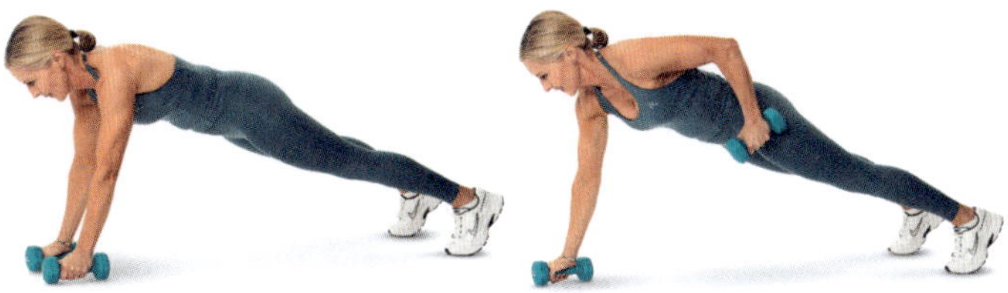

BERGSTEIGER

In der Plank beginnen, Becken nicht heben, Rücken gerade, Körpermitte angespannt, Schultern über den Handgelenken. Die Knie im eigenen Tempo abwechselnd zur Brust heranziehen.

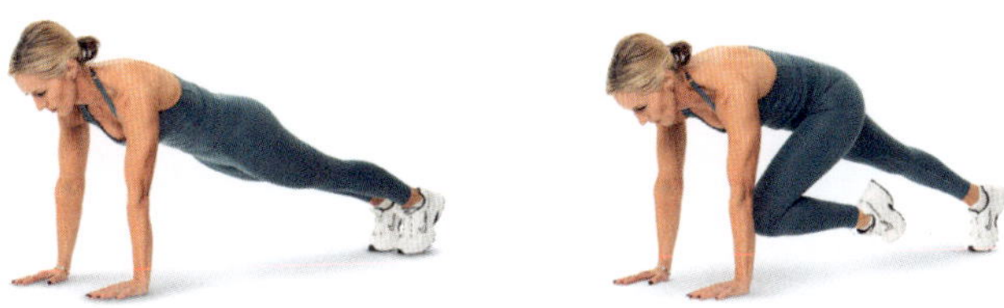

SEQUENZ 3

SQUAT MIT SCHULTERDRÜCKEN

Mit einem Squat beginnen. Beim Aufrichten die Arme über den Kopf nach oben strecken.

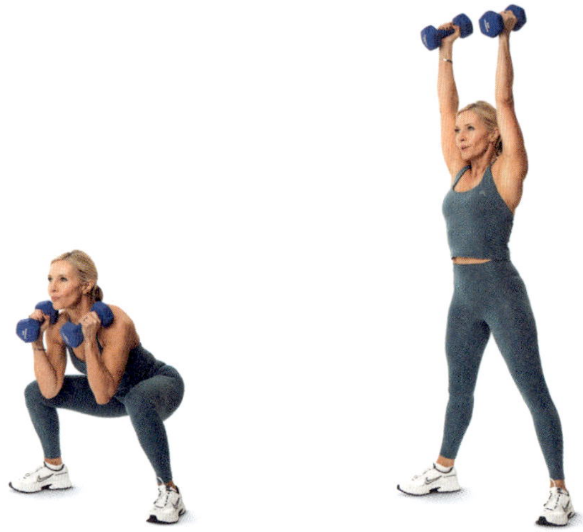

LIEGESTÜTZE

Hände etwas mehr als schulterbreit. In einer Bewegung nach unten kommen (Kopf nicht senken), Rücken gerade, Ellbogen nach hinten ziehen. Die Körpermitte angespannt halten und in einer Bewegung wieder hochkommen. Anfänger trainieren stehend an einer Wand oder an einer Bank, später auf Händen und Knien.

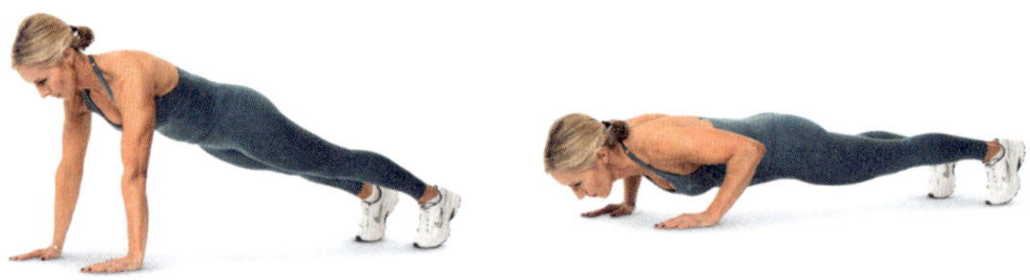

ABSCHLUSS

RUMPF

20 Sekunden ohne Pause, keine Wiederholungen

RUSSISCHER TWIST

Füße auf der Matte oder angehoben. Langsam den Oberkörper von einer Seite zur anderen drehen, ohne die Knie zu bewegen. Die Bauchmuskeln sind angespannt. Mit Gewichten oder ohne.

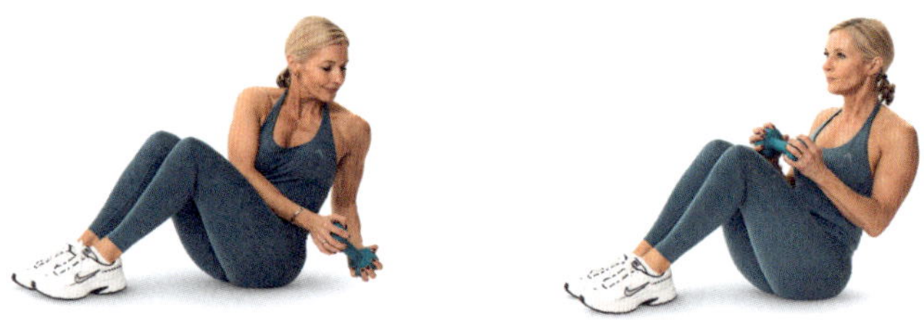

KLAPPMESSER MIT GEBEUGTEN BEINEN

Der Rücken bleibt am Boden. Klein zusammenrollen, dann langsam Arme und Beine ausstrecken (nur so weit, wie es angenehm ist).

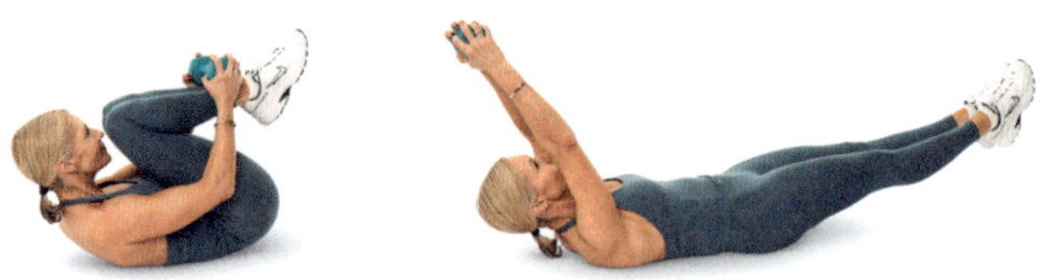

PLANK DIPS

Die Körpermitte anspannen, der Körper bildet eine Linie. Das Becken abwechselnd rechts und links absenken.

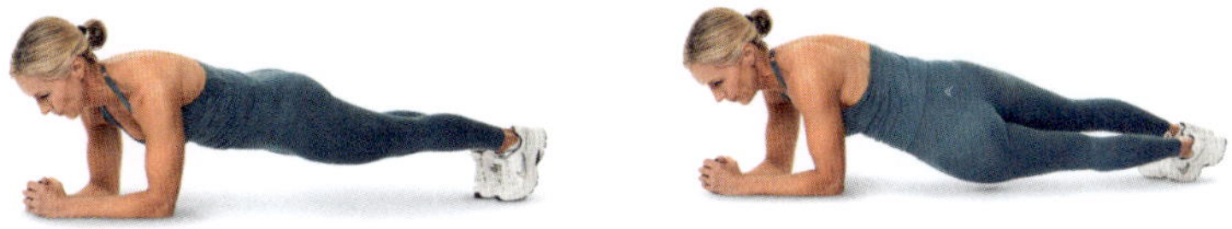

ZEHEN-TIPPS

Rückenlage, Kopf auf der Matte oder leicht angehoben. Beine abgewinkelt über die Hüften heben. Die Füße abwechselnd auf den Boden tippen. Der Rücken bleibt auf der Matte.

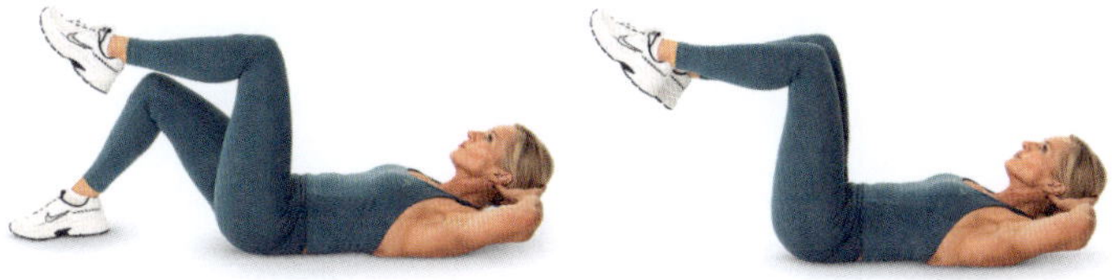

BEINHEBEN

Rückenlage. Die Beine nur so weit senken, wie es angenehm ist. Der Rücken bleibt auf der Matte.

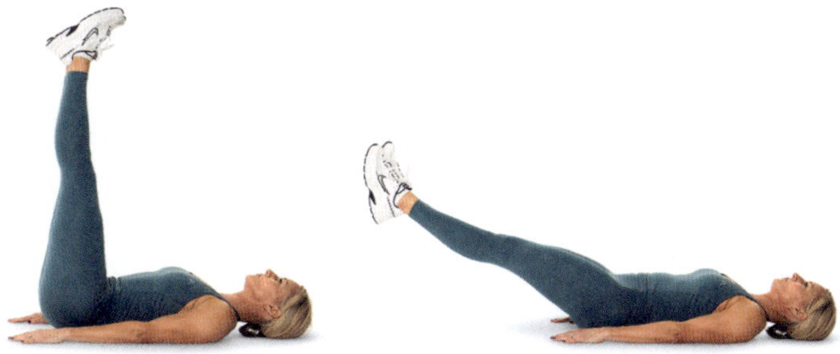

BÄRENGANG

In der Plank beginnen. Auf den Fußspitzen schrittweise vorgehen, bis die Knie unter den Hüften sind. Rücken gerade halten, Gesäß nicht anheben. Die Schultern bleiben über den Handgelenken. Wieder zurück in die Plank gehen.

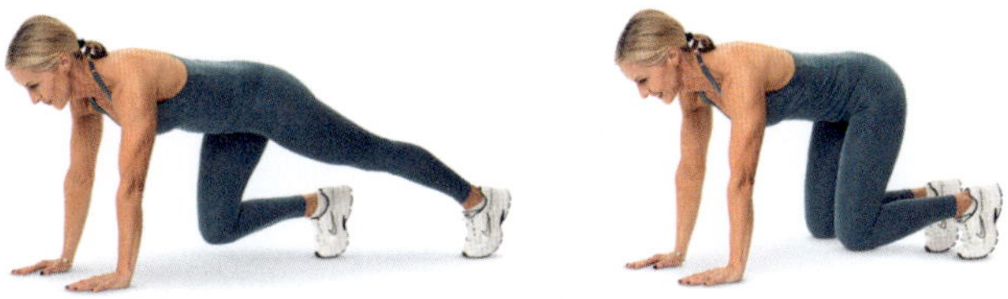

STUFEN-LIEGESTÜTZ

In der hohen Plank beginnen. In die tiefe Plank gehen, Becken ruhig halten. Wieder in die hohe Plank gehen. Arme abwechseln.

20 Sek.

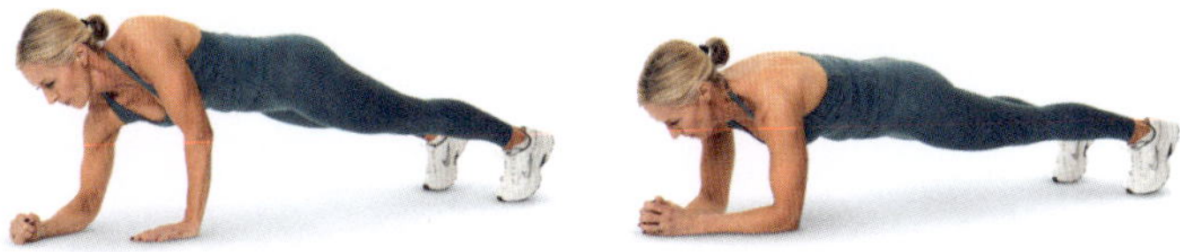

ÜBUNGEN ABWANDELN

Hier zeige ich Abwandlungen zu gängigen Übungen. Scheue dich nicht, Übungen zu variieren oder auszutauschen. Es ist sehr wichtig, dass du in deinem eigenen Tempo und mit der richtigen Technik Kraft aufbaust, sonst riskierst du Verletzungen. Diese Variationen können auch bei einer bestehenden Verletzung nützlich sein.

SCHAFFST DU KEINE LIEGESTÜTZE?

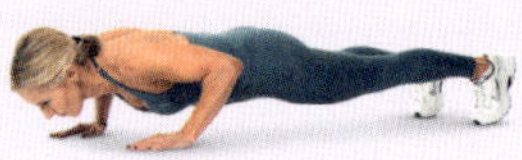

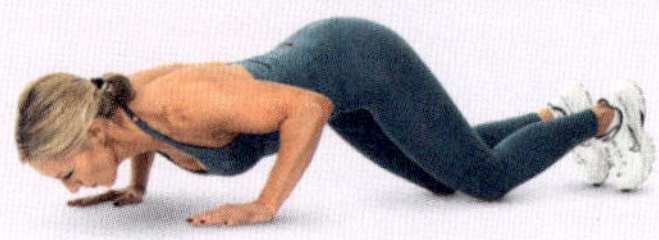

Beginne mit Liegestützen auf den Knien oder stehend an der Wand, um mehr Kraft im Oberkörper aufzubauen.

SCHMERZEN IN DEN HANDGELENKEN BEI TRIZEPS-DIPS?

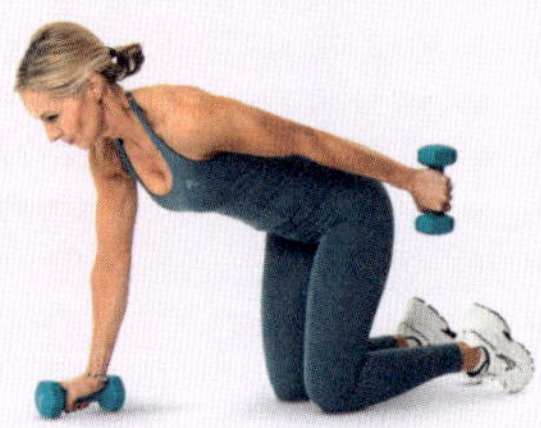

Versuche es stattdessen mit Trizeps-Kickbacks (Seite 68).

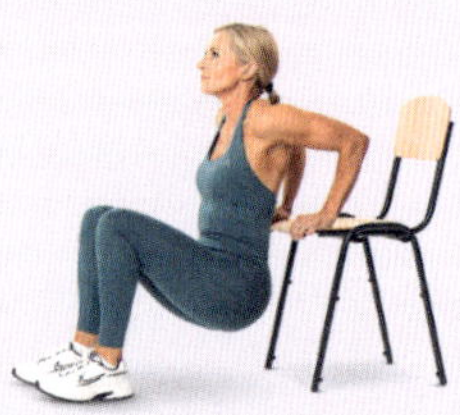

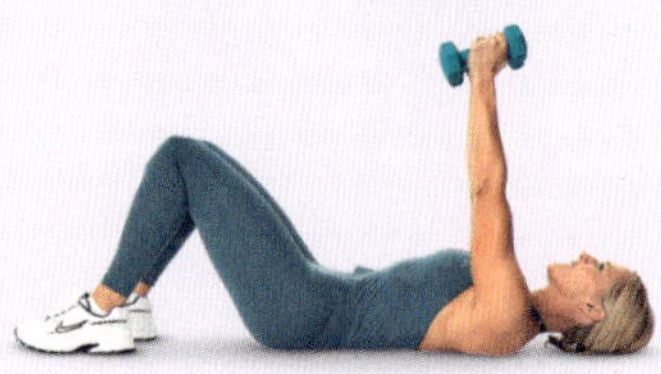

Du kannst auch den Skull Crusher (Seite 81) versuchen.

SCHMERZEN IM NACKEN BEI CRUNCHES?

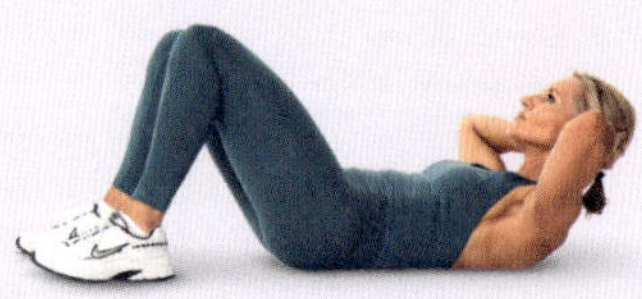

Die Bewegung soll nicht vom Kopf ausgehen, sondern vom Rumpf. Nicht am Kopf ziehen und nicht das Kinn auf die Brust drücken.

KANNST DU DIE PLANK NICHT HALTEN?

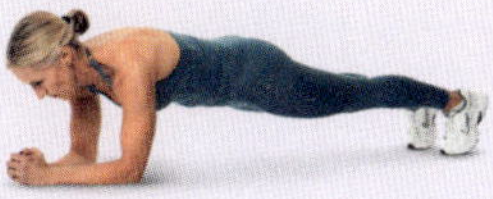

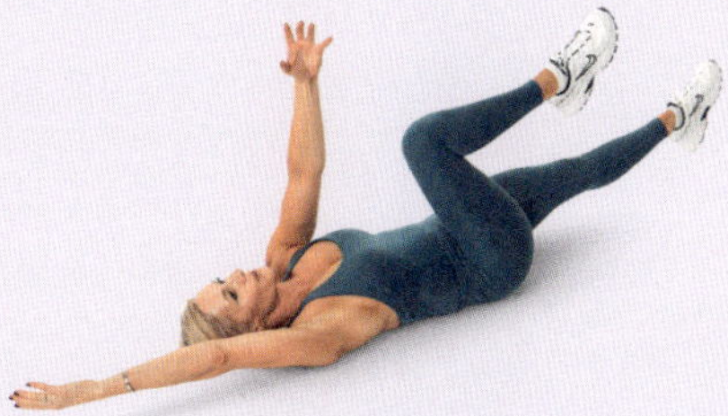

Trainiere stattdessen die Rumpfmuskulatur mit dem Toten Käfer (Seite 56).

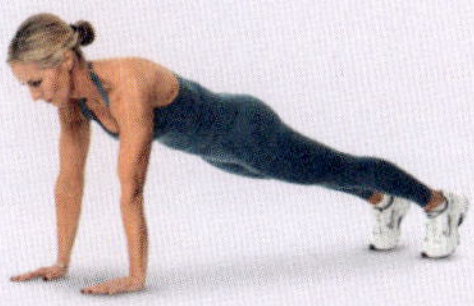

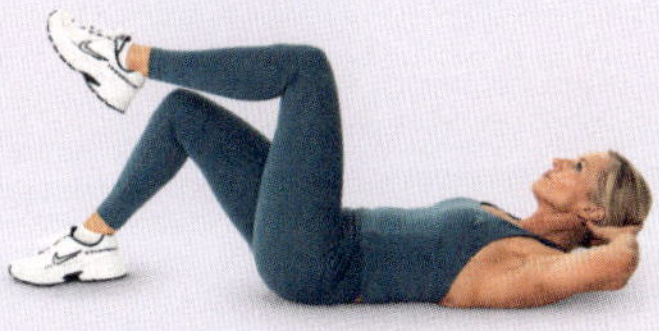

Auch Zehen-Tipps (Seite 61) sind ein gutes Training für die Rumpfmuskulatur.

SCHMERZENDE KNIE BEI SQUATS ODER AUSFALLSCHRITTEN?

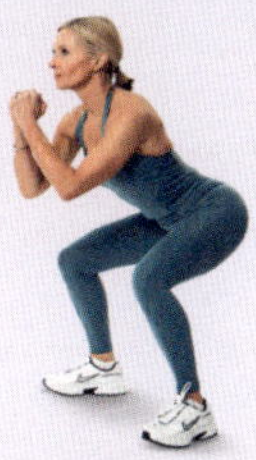

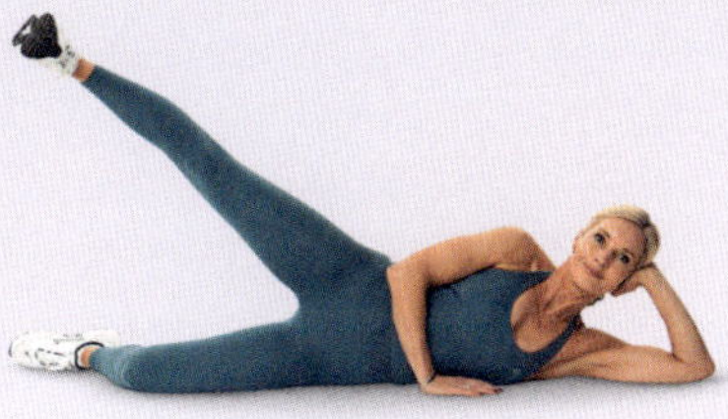

Es gibt viele andere Übungen zur Kräftigung der Beine, zum Beispiel Beinheben im Liegen (oder im Stand, Seite 71), eventuell mit einem Widerstandsband.

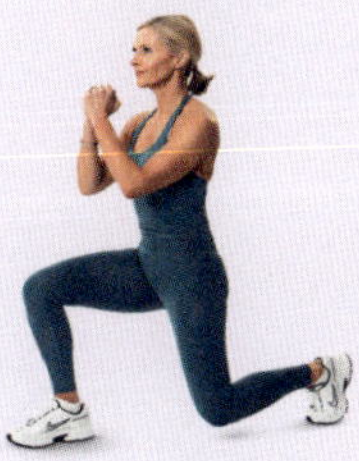

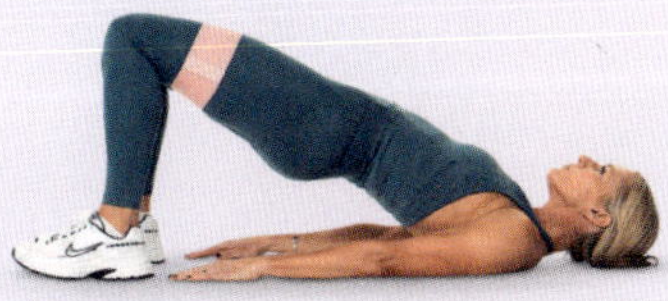

Auch der Beckenlift (Seite 55) ist eine gute Alternative.

RÜCKENSCHMERZEN BEIM RUDERN IN DER VORBEUGE?

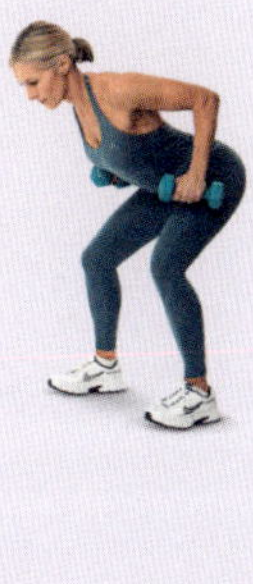

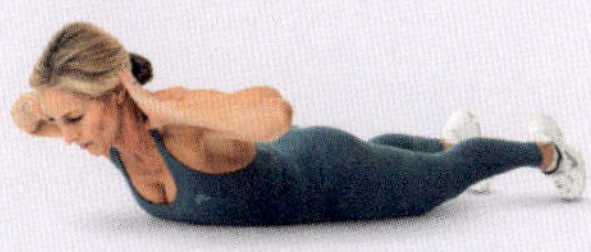

Versuche es mit Rückenheben auf der Matte (Seite 58), aber hebe den Oberkörper nicht zu stark an.

DIE
REZEPTE

IN DER **KÜCHE**

Ich hoffe sehr, dass dir dein Sechs-Wochen-Plan gefällt. Zur Bewegung gehört dabei auch die Ernährung, darum stelle ich hier meine Lieblingsrezepte vor.

Wir alle sollten es uns zur Gewohnheit machen, unseren Körper mit gesunden, hochwertigen Lebensmitteln zu versorgen. In jeder Phase des Lebens ist es wichtig, sich gesund zu ernähren, doch das Essen muss auch gut schmecken.

Mit der Kombination aus Übungen und Rezepten möchte ich zeigen, was man in nur sechs Wochen zu Hause erreichen kann. Dabei ist Bewegung viel mehr als nur eine Möglichkeit, um Kalorien zu verbrennen oder sich das Recht zu »verdienen«, nach dem Training gedankenlos zu essen. Und gesunde Ernährung kann alles verändern und neue Wege aufzeigen! Ganz wichtig ist es, Ernährung und Bewegung nicht zu entkoppeln. Beides gehört zusammen, um langfristig bei optimaler Gesundheit zu bleiben.

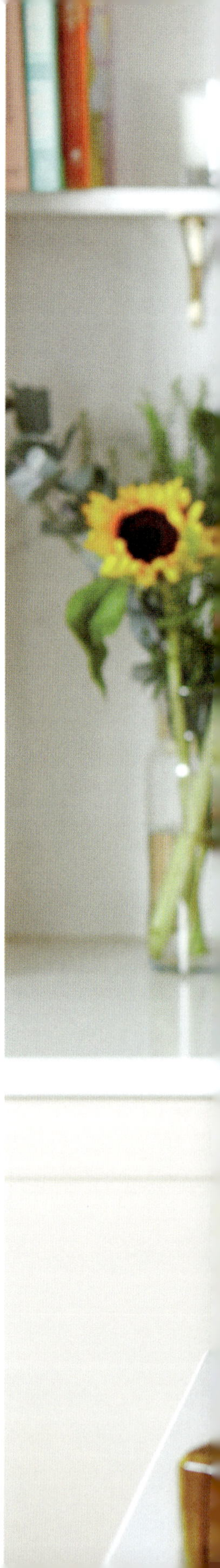

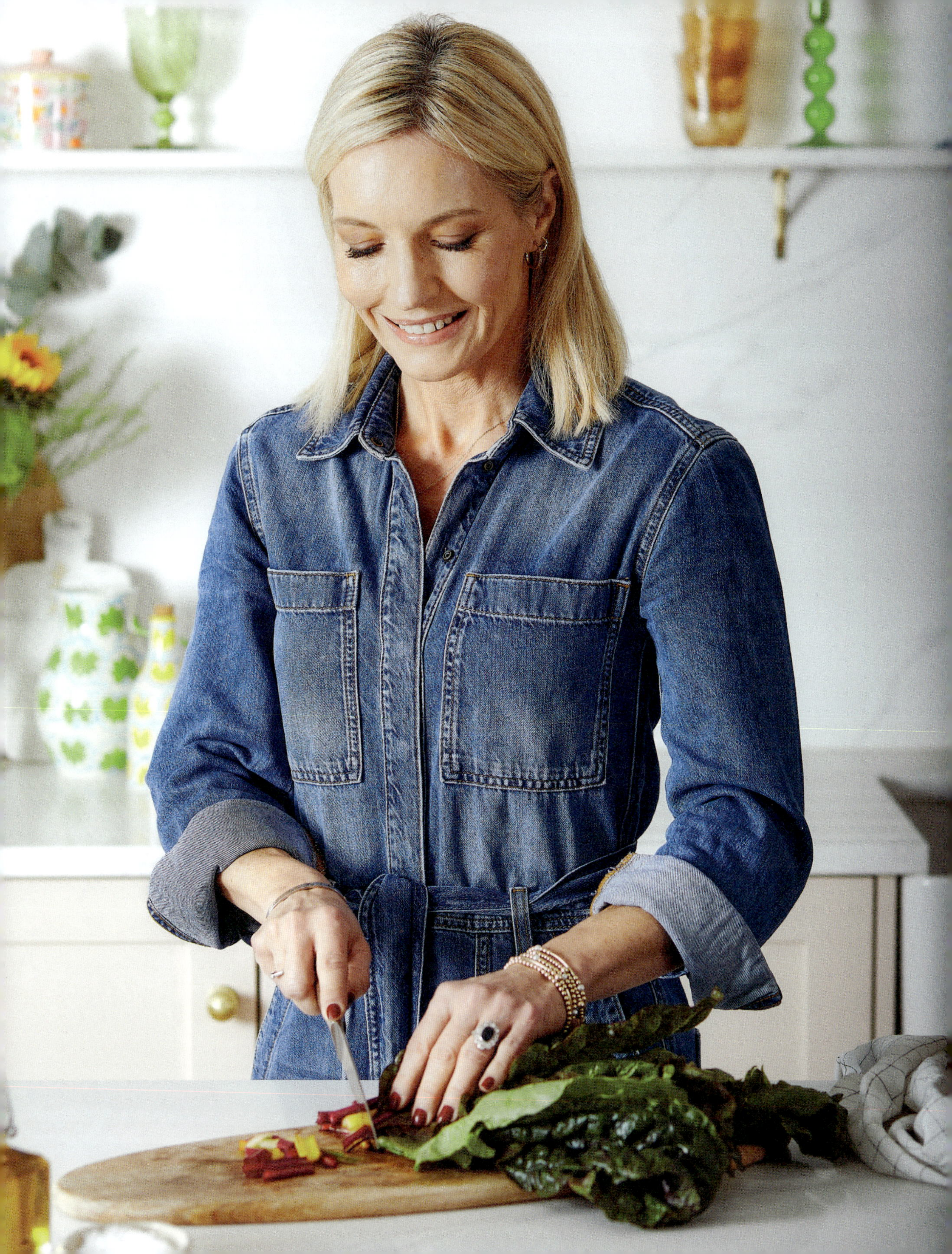

CLEVER PLANEN

An vier beispielhaften Tagesplänen möchte ich zeigen, wie eine gute Nährstoffzusammensetzung aussehen kann. Zu jedem Rezept sind die Kohlenhydrate, Proteine und Ballaststoffe angegeben, weil sie meiner Meinung nach im Vordergrund stehen sollten. Meine Rezepte enthalten auch gesunde Fette. Deren Menge gebe ich nicht an, weil es nicht notwendig ist, die Fettaufnahme pro Tag zu verfolgen, solange die Mahlzeiten insgesamt ausgewogen sind. Einige Rezepte enthalten mehr Kohlenhydrate als andere. Das ist normal, weil manche Obst- und Gemüsesorten, Milchprodukte, Hülsenfrüchte und Saucenzutaten zu unserer Kohlenhydratzufuhr beitragen. Ich nehme jeden Tag mehrere Portionen Vollkornprodukte zu mir, um die Gesundheit von Herz und Kreislauf zu schützen. Vollkornprodukte sind in meinen Haupt- und Zwischenmahlzeiten enthalten. Außerdem enthalten die Tagespläne eine große Menge an Ballaststoffen. Empfohlen wird der Verzehr von 30 g Ballaststoffen pro Tag, um ein artenreiches Darm-Mikrobiom zu unterstützen. Diese Tagespläne dienen als Anregung und können flexibel abgewandelt werden. Snacks und Desserts müssen nicht immer extra zubereitet werden oder bestimmten Kriterien entsprechen. Ein Stück Obst oder eine Handvoll Nüsse sind ein gesunder Snack, und als Dessert dürfen es auch mal ein paar Kekse sein. Wenn meine Mahlzeiten ausgewogen sind, kann ich meine Snacks und Desserts meinen Bedürfnissen anpassen und von Tag zu Tag variieren. Wer sein Essen genießt und an die Grundregeln (siehe Seite 25) denkt, kann nicht viel falsch machen.

TAGESPLÄNE				
FRÜHSTÜCK	Bananen-Knuspermüsli (S. 153)	Bester Avocado-Toast (S. 156)	Overnight Oats mit Kokos und Kardamom (S. 152)	Kräuteromelett mit Tomaten-Paprika-Salat (S. 161)
SNACK	Ein Snack nach Wahl	Snack-Riegel (S. 214)	Mokka-Haselnuss-Energy-Balls (S. 213)	Ein Snack nach Wahl
MITTAG	Griechischer Salat mit Zitronen-Oregano-Garnelen (S. 164)	Hähnchen-Pie mit Pilzen (S. 186)	Halloumi-Salat mit Hot Honey (S. 166)	Marokkanisches Gemüse mit Zitronenjoghurt (S. 182)
ABENDESSEN	Spaghetti mit Zucchini und pikanter Wurst (S. 190)	Bohnensalat mit Senfdressing (S. 179)	Fisch aus dem Ofen mit Gemüse und Tomaten-Salsa (S. 207)	Misosuppe mit Gyoza (S. 176)
DESSERT	Gegrillte Tropenfrüchte (S. 228)	Ein Dessert nach Wahl	Ein Dessert nach Wahl	Chiapudding mit Dattelkaramell (S. 225)

DIE SYMBOLE

Die folgenden Symbole zeigen an, was die Rezepte zu bieten haben.

PQ

PROTEINQUELLE
Mahlzeiten – liefert mindestens 15–20 g Protein.
Snacks – liefert mindestens 3 g Protein.
Desserts – liefert mindestens 5 g Protein.

VF

VIELFALT
Enthält mindestens drei pflanzliche Lebensmittel.

SK

FÜR STARKE KNOCHEN
Enthält Milchprodukte oder Kalziumquellen wie Fischkonserven (z. B. Thunfisch oder Sardinen mit Gräten), Tofu, Brokkoli, Grünkohl, Kohl, Sesam und Tahin, Hülsenfrüchte oder Nüsse.

O3

OMEGA-3
Enthält fettreichen Fisch oder Nüsse oder Samen wie Walnüsse, Leinsamen und Chiasamen.

VK

VOLLKORN
Enthält Vollkorngetreide und trägt damit zur Aufnahme der empfohlenen Tagesmenge bei.

BG

BLATTGEMÜSE
Blattgemüse und Kohlgemüse enthalten wertvolle Mineralien wie Eisen oder Magnesium.

FRÜHSTÜCK

Protein-Pancakes mit Banane

PQ VF SK VK

Diese kleinen Pfannkuchen enthalten durch Hüttenkäse eine Extraportion Protein. Alternativ kann griechischer Joghurt verwendet werden.

Für 3 Personen | Zeitaufwand: 20 Minuten

1 Banane, plus zusätzliche Scheiben zum Servieren

2 Eier

150 g Hüttenkäse

100 g Haferflocken

125 ml Sojadrink (oder Pflanzendrink nach Wahl)

½ TL Vanilleextrakt

¼ TL gemahlener Zimt

½ EL Honig (oder Ahornsirup), plus mehr zum Servieren

1 TL Backpulver

1 Prise Salz

1 EL Butter

1 Handvoll Pekannüsse, grob gehackt, zum Servieren

Banane, Eier, Hüttenkäse, Haferflocken, Sojadrink, Vanilleextrakt, Zimt, Honig, Backpulver und Salz in einen Mixer geben und zu einem glatten Teig verarbeiten.

Etwas Butter in einer beschichteten Pfanne bei mittlerer Hitze zerlassen, dabei mit dem Kochlöffelrücken verteilen.

Für jeden Pancake eine kleine Portion Teig in die Pfanne geben und auf jeder Seite 1–2 Minuten goldbraun backen. Bei Bedarf mehr Butter in die Pfanne geben. Der Teig reicht für neun Pancakes.

Mit Bananenscheiben, gehackten Pekannüssen und etwas Honig oder Ahornsirup servieren.

Protein | 17 g pro Portion
Kohlenhydrate | 35 g pro Portion
Ballaststoffe | 4,5 g pro Portion

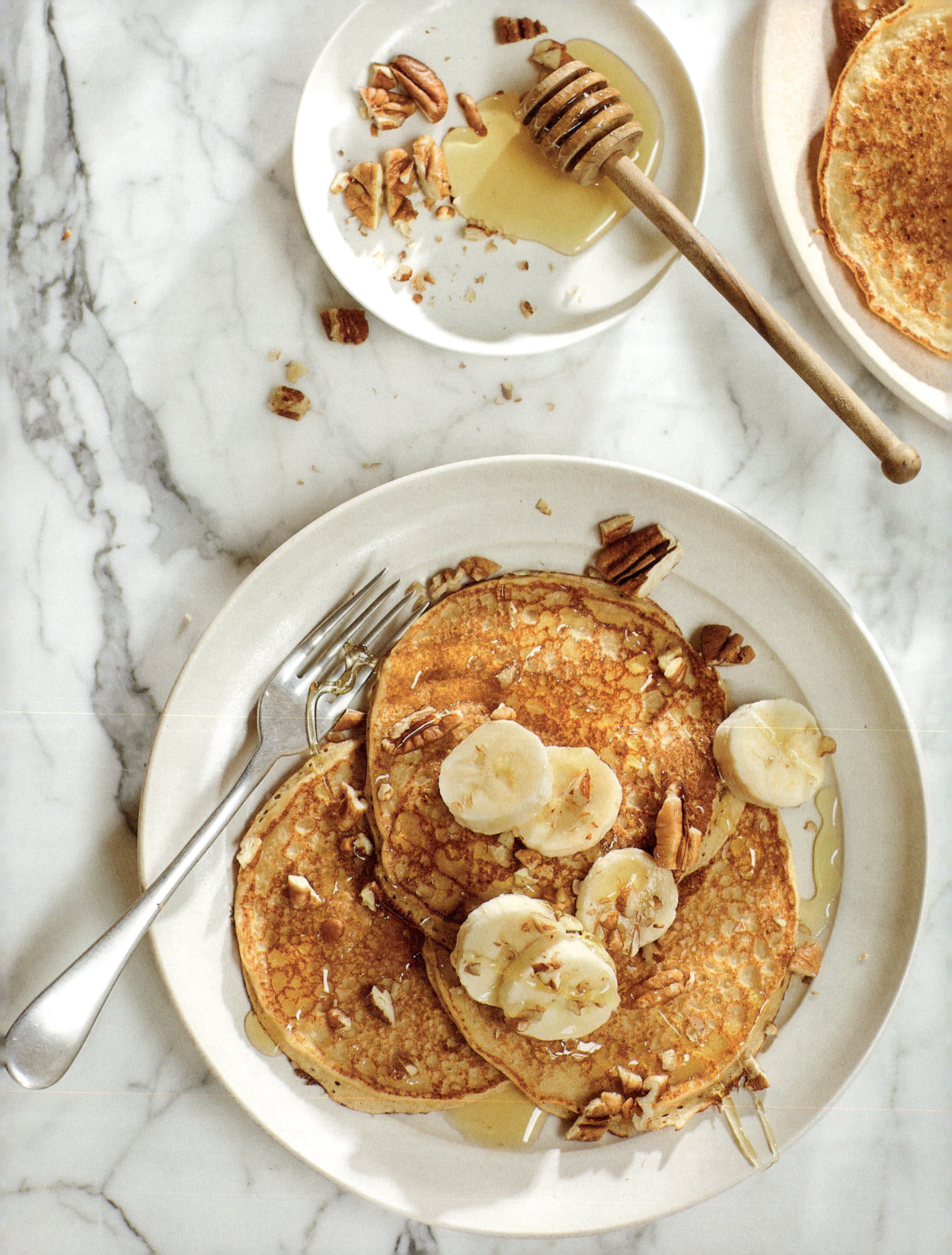

FRÜHSTÜCK

Baked Oats mit Himbeeren und Ricotta

PQ VF SK VK

Diese gebackenen Haferflocken schmecken warm oder abgekühlt und in Scheiben geschnitten, für unterwegs.

Für 4 Personen | Zeitaufwand: 35 Minuten

2 Bananen

200 g Haferflocken

2 Eier, verquirlt

400 ml Milch (oder Pflanzendrink nach Wahl; Sojadrink ist besonders proteinreich)

1 TL Vanilleextrakt

1 TL Backpulver

150 g Himbeeren

125 g Ricotta

2 EL Mandelmus

Honig (oder Ahornsirup) zum Servieren (nach Belieben)

Den Backofen auf 180 °C vorheizen.

Die Bananen in eine Schüssel geben und mit einer Gabel zerdrücken, dann Haferflocken, Eier, Milch, Vanilleextrakt und Backpulver zugeben und alles gut vermengen.

Die Masse in eine ofenfeste Form (20 × 25 cm) füllen und gleichmäßig verstreichen. Die Himbeeren darauf verteilen, dazwischen den Ricotta geben.

In den Ofen schieben und 30 Minuten backen.

Die Baked Oats aus dem Ofen nehmen und mit dem Mandelmus beträufeln. Nach Belieben mit Honig (oder Ahornsirup) servieren.

Protein | 22 g pro Portion
Kohlenhydrate | 46 g pro Portion
Ballaststoffe | 7,3 g pro Portion

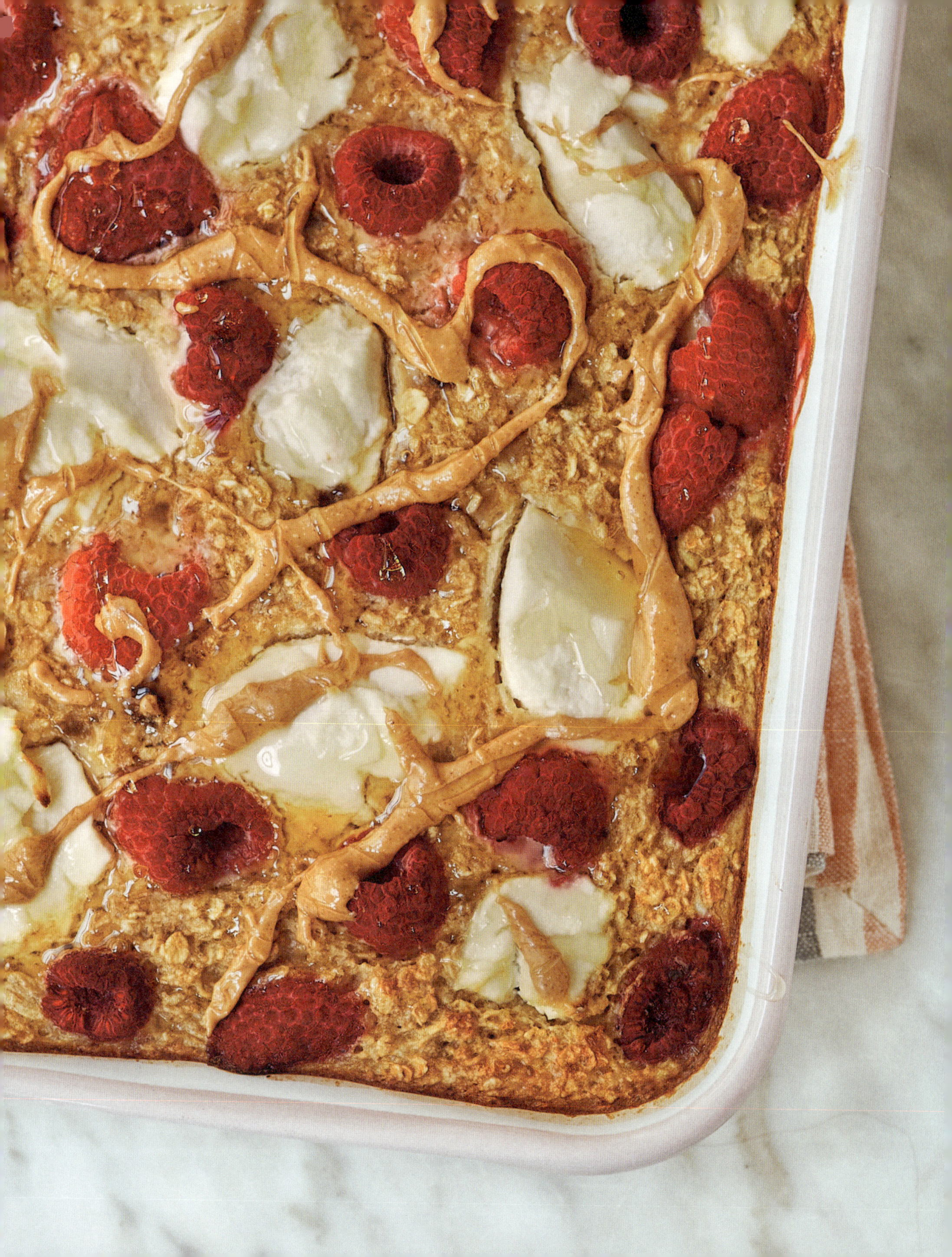

Overnight Oats mit Kokos und Kardamom

SK VF O3 VK

Ein Frühstück, das sich gut vorbereiten lässt.

Für 1 Person | Zeitaufwand: 20 Minuten, plus Kühlen über Nacht

150 g Beeren (TK; z. B. Brombeeren, Erdbeeren und Himbeeren)

½ TL Vanilleextrakt

50 g Haferflocken

120 ml Sojadrink

50 g vegane Joghurtalternative aus Kokosmilch

1 EL Chiasamen

1 TL gemahlener Zimt

½ TL gemahlener Kardamom

ZUM SERVIEREN (nach Belieben)

Nussmus nach Wahl

Bananenscheiben

Die Beeren in einen kleinen Topf geben und bei mittlerer Hitze 10–15 Minuten kochen, bis ein Kompott entsteht. Den Vanilleextrakt unterrühren, dann abkühlen lassen.

Die Haferflocken mit dem Sojadrink verrühren, dann Joghurtalternative, Chiasamen, Zimt und Kardamom unterrühren.

Haferflocken und Beerenkompott abwechselnd in ein Glas schichten. Bis zum nächsten Tag in den Kühlschrank stellen.

Nach Belieben mit etwas Nussmus und Bananenscheiben garnieren. Guten Appetit!

TIPP: Wer anstelle von Sojadrink einen weniger proteinreichen Pflanzendrink verwendet, kann ihn mit einem Löffel Proteinpulver anreichern.

Protein | 14 g pro Portion
Kohlenhydrate | 45 g pro Portion
Ballaststoffe | 14 g pro Portion

Bananen-Knuspermüsli

PQ

VF

VK

Dieses Knuspermüsli kommt ganz ohne zugesetzten Zucker aus und kann wunderbar mit Nüssen und Samen abgewandelt werden, die gerade zur Hand sind. Bananen sorgen für die Süße. Statt Fett verwende ich Eiweiß zum Binden der Zutaten. Das macht sie schön knusprig und erhöht den Proteingehalt. Das Müsli schmeckt gut mit Joghurt und Beeren und – nach Geschmack – etwas Honig.

Ergibt 8–10 Portionen | **Zeitaufwand: 40 Minuten**

2 reife Bananen

250 g Haferflocken

200 g gemischte Nüsse (z. B Cashewkerne, Mandeln, Walnusskerne), grob gehackt

150 g gemischte Kerne (z. B. Leinsamen, Sonnenblumenkerne und Kürbiskerne)

1 EL gemahlener Zimt

1 TL Vanilleextrakt

2 Eiweiß

75 g getrocknete Cranberrys

Meersalzflocken

Den Backofen auf 160 °C vorheizen.

Die Bananen in eine große Schüssel geben und mit einer Gabel zerdrücken. Haferflocken, Nüsse, Kerne, Zimt, Vanilleextrakt und 1 großzügige Prise Meersalzflocken zugeben. Gut vermischen.

In einer separaten Schüssel das Eiweiß schaumig schlagen, dann zu der Müslimischung geben und unterrühren.

Die Mischung gleichmäßig auf einem Backblech verteilen und 30 Minuten backen, dabei nach der Hälfte der Zeit umrühren.

Aus dem Ofen nehmen und die getrockneten Cranberrys unterrühren. Das Müsli hält sich in einem verschlossenen Behälter bis zu 2 Wochen.

Protein | 16 g pro Portion
Kohlenhydrate | 35 g pro Portion
Ballaststoffe | 5,7 g pro Portion

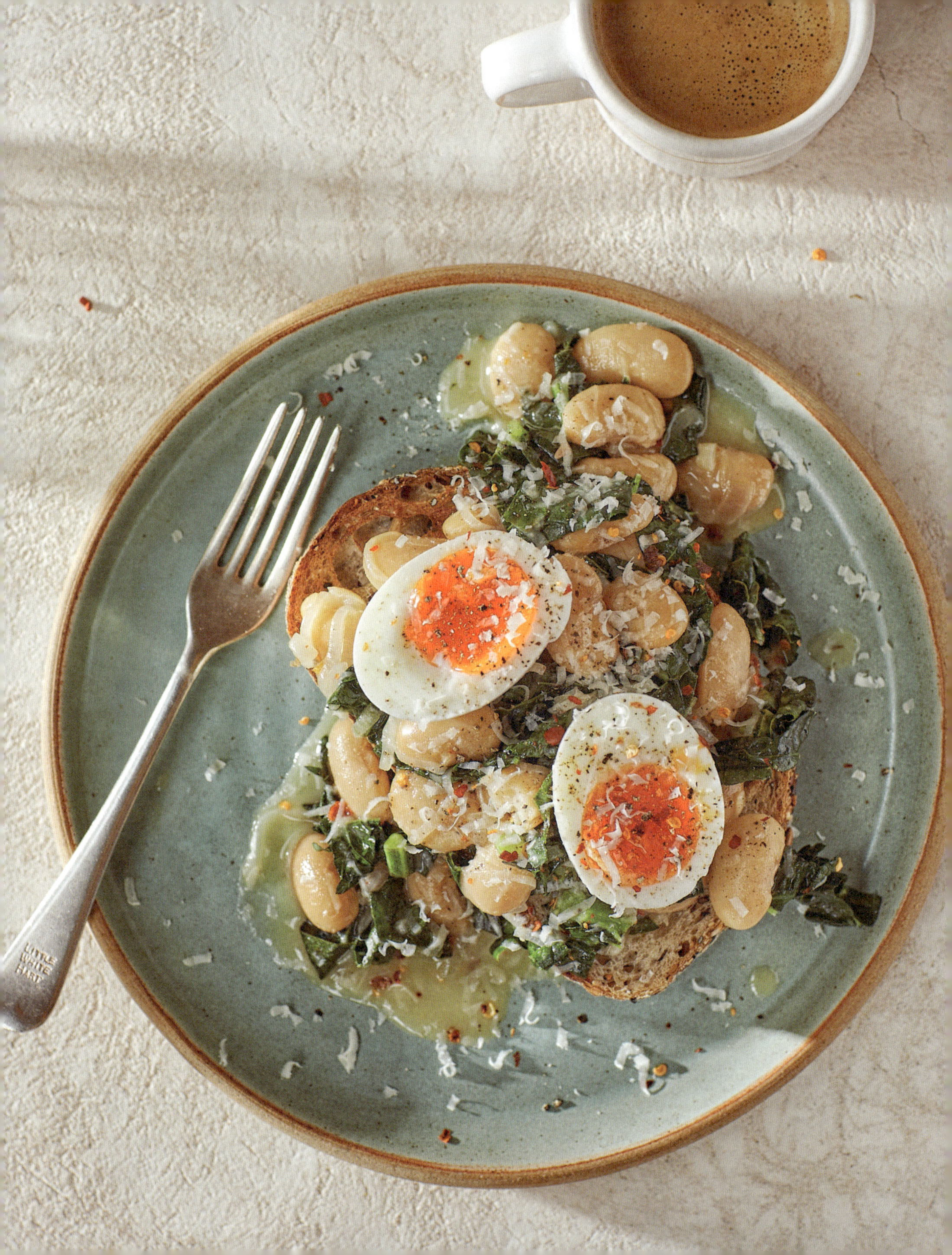

Geröstetes Brot mit Bohnen und Cavolo nero

PQ
VF
VK
BG

FRÜHSTÜCK

Eine fantastische Proteinquelle. Die Bohnen sind superschnell zubereitet und ausgesprochen nährstoffreich.

Für 2 Personen | Zeitaufwand: 25 Minuten

1 EL natives Olivenöl extra

2 Schalotten, in dünne Ringe geschnitten

2 Knoblauchzehen, gerieben

1 Prise Chiliflocken, plus mehr zum Servieren

1 Dose weiße Bohnen (ca. 570 g)

150 g Cavolo nero (Schwarzkohl), harte Stängel entfernt, Blätter grob gehackt

½ Zitrone

40 g Parmesan, gerieben

2 Eier (nach Belieben)

2 Scheiben Vollkornbrot mit Körnern

Das Öl in einer großen Pfanne erhitzen. Die Schalotten 8 Minuten bei mittlerer Hitze braten, dann Knoblauch und Chiliflocken zugeben und 2 Minuten mitbraten. Die Bohnen mit der Flüssigkeit in die Pfanne geben und umrühren.

Den Cavolo nero in die Pfanne geben und den Zitronensaft hineinpressen. Einen Deckel auf die Pfanne legen und das Ganze 5 Minuten garen, bis der Cavolo nero zusammenfällt.

Den Deckel abnehmen und den größten Teil des Parmesans unterrühren.

Wer möchte, kann dazu ein Ei servieren: Die Eier in einen kleinen Topf mit kochendem Wasser geben und in 6 ½ Minuten wachsweich kochen. Unter kaltem Wasser abschrecken, dann pellen.

Das Brot rösten und auf Teller verteilen. Die Bohnenmischung auf den Brotscheiben anrichten und nach Belieben jeweils ein halbiertes Ei dazugeben. Vor dem Servieren mit dem restlichen Parmesan und Chiliflocken bestreuen.

Protein | 29 g pro Portion
Kohlenhydrate | 57 g pro Portion
Ballaststoffe | 23 g pro Portion

Mein Tipp

Wer sich vegan ernährt, lässt die Eier weg und ersetzt den Parmesan durch Nährhefe oder eine vegane Käsealternative.

Bester Avocadotoast

PQ

VF

O3

Ich liebe Avocados und verwende sie recht oft. Auf der Suche nach einem Frühstück mit Gemüse, Proteinen und gesunden Fetten kam ich auf die Idee für dieses Rezept. Ich habe die Avocado hier mit Edamame »gestreckt«. Die grünen Sojabohnen erhöhen den Nährwert und senken die Kosten.

Für 2 Personen | **Zeitaufwand: 20 Minuten**

150 g Kirschtomaten

1 TL natives Olivenöl extra

1 Avocado

100 g Edamame

Saft von 1 Zitrone

2 Scheiben Sauerteigbrot mit Körnern (oder Proteinbrot)

100 g Babyspinat

1 ½ EL Weißweinessig

2 Eier

2 EL gemischte Kerne (z. B. Sonnenblumenkerne, Kürbiskerne, Leinsamen und Sesam)

Salz und frisch gemahlener schwarzer Pfeffer

Die Kirschtomaten mit dem Öl beträufeln und in der Heißluftfritteuse 12 Minuten bei 180 °C garen (oder 16–18 Minuten im auf 180 °C vorgeheizten Backofen).

In der Zwischenzeit das Avocadofruchtfleisch und die Edamame mit dem Zitronensaft und 1 großzügigen Prise Salz und Pfeffer in einer Küchenmaschine pürieren (oder mit einer Gabel zerdrücken, wenn das Ergebnis stückiger sein soll).

Das Brot toasten. Wasser im Wasserkocher erhitzen.

Den Spinat in einen kleinen Topf mit 1 Schuss Wasser geben und 1–2 Minuten dünsten, bis er zusammenfällt. Aus dem Topf nehmen und beiseitestellen.

Das kochende Wasser aus dem Wasserkocher in den Topf geben und den Weißweinessig hinzufügen. Auf schwache Hitze herunterschalten. Die Eier vorsichtig direkt in das Wasser aufschlagen, dabei dicht an die Oberfläche gehen. Die Eier 2–3 Minuten pochieren. Mit einem Schaumlöffel auf das Ei drücken, um zu testen, ob das Eiweiß fest ist; das Eigelb soll flüssig bleiben.

Die Avocadomasse auf den Brotscheiben verteilen und jeweils ein Ei dazugeben, dann mit den Körnern bestreuen. Mit dem Spinat und den gerösteten Kirschtomaten servieren.

Protein | 17 g pro Portion
Kohlenhydrate | 27 g pro Portion
Ballaststoffe | 7,4 g pro Portion

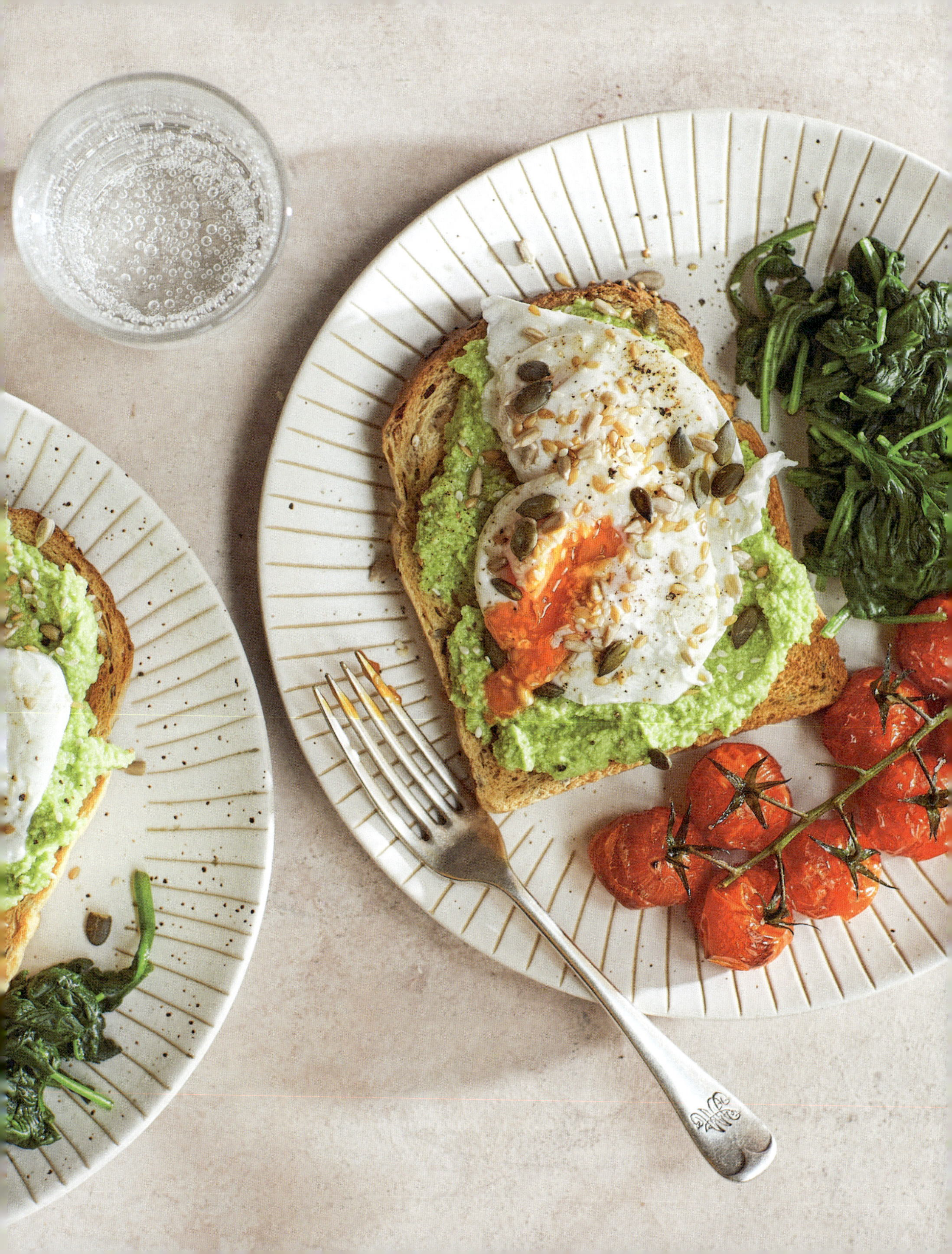

Kimchi-Toast mit Avocado

VF
O3
VK

Ein superschnelles Frühstück voller Geschmack. Kimchi, Tahin und Avocado passen perfekt zusammen. Kimchi, milchsauer vergorener Chinakohl, ist sehr gut für eine artenreiche Darmflora.

Für 1 Person | Zeitaufwand: 5 Minuten

1 Scheibe Roggenbrot

½ Avocado, in Scheiben geschnitten

50 g Kimchi

1 Radieschen, in dünne Scheiben geschnitten

1 EL Tahin

1 EL gemischte Kerne (z. B. Sonnenblumenkerne, Kürbiskerne, Leinsamen und Sesam)

1 kleine Handvoll Kräuter nach Wahl, Blätter abgezupft

Das Roggenbrot toasten.

Mit Avocadoscheiben, Kimchi und Radieschenscheiben belegen. Mit Tahin beträufeln, dann die Kerne darüberstreuen. Mit den Kräutern garnieren.

Protein | 14 g pro Portion
Kohlenhydrate | 35 g pro Portion
Ballaststoffe | 8,4 g pro Portion

Frühstücks-Quesadilla

PQ

VF

SK

Ein Vollkornwrap mit Rührei und Käse – so lecker kann ein gesundes Frühstück sein. Ich mag scharfe Sauce dazu.

Für 2 Personen | Zeitaufwand: 20 Minuten

1 EL Butter (oder Olivenöl)

2 Frühlingszwiebeln, in dünne Ringe geschnitten

1 grüne Paprika, entkernt und fein gewürfelt

1 grüne Chili, fein gehackt

4 Eier

2 Vollkorn-Tortilla-Wraps

4 Scheiben Käse (z. B. Gouda, Cheddar oder Mozzarella)

1 Handvoll gehackter Koriander

Salz und frisch gemahlener schwarzer Pfeffer

Chilisauce zum Servieren

Die Butter in eine beschichtete Pfanne geben (groß genug für die Wraps).

Frühlingszwiebeln, Paprika und Chili hinzufügen und bei mittlerer Hitze 1–2 Minuten braten, bis das Gemüse duftet.

Die Eier in einer Schüssel mit 1 Prise Salz und Pfeffer verquirlen und über das Gemüse gießen. 2–3 Minuten rühren, bis die Eier gerade fest geworden sind und noch schön glänzen.

Die Eier mit dem Gemüse zurück in die Schüssel geben, in der sie verquirlt wurden. Einen Wrap in die Pfanne legen. Die Eier auf den Wrap geben, mit Käse und Koriander belegen und mit dem zweiten Wrap abdecken.

Die Quesadilla 1–2 Minuten braten, dann vorsichtig wenden (eventuell einen Teller zu Hilfe nehmen).

Aus der Pfanne nehmen, in Stücke schneiden und vor dem Servieren mit Chilisauce beträufeln.

Protein | 27 g pro Portion
Kohlenhydrate | 31 g pro Portion
Ballaststoffe | 7,8 g pro Portion

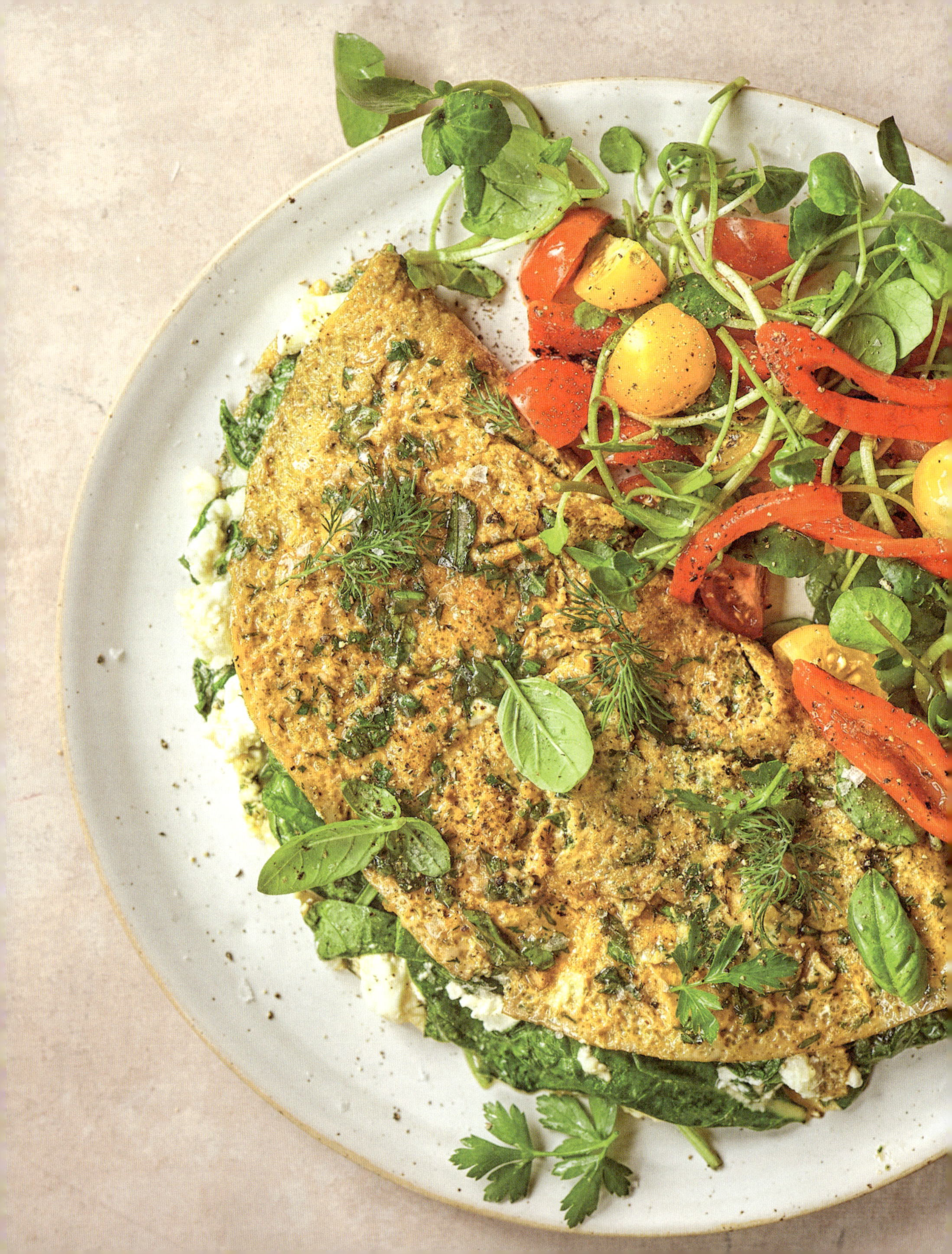

Kräuteromelett mit Tomaten-Paprika-Salat

PQ
VF
BG

Ein toller Start in den Tag – und auch ein schönes Rezept für einen Brunch.

Für 1 Person | **Zeitaufwand: 10 Minuten**

3 große Eier

30 g gemischte Kräuter, fein gehackt (z. B. Basilikum, Petersilie und Dill), plus mehr zum Garnieren

Ölspray (oder 1 EL natives Olivenöl extra)

1 geröstete rote Paprika aus dem Glas, in dünne Streifen geschnitten

1 Handvoll Kirschtomaten, geviertelt

1 Handvoll Brunnenkresse

30 g Babyspinat

25 g Feta

Salz und frisch gemahlener schwarzer Pfeffer

Die Eier in einer kleinen Schüssel leicht verquirlen. Die Kräuter und 1 Prise Salz hinzufügen und verrühren.

Eine beschichtete Pfanne mit etwas Öl einsprühen.

Die Eiermischung hineingießen und die Pfanne schwenken, um sie zu verteilen. 30 Sekunden bei mittlerer Hitze ungestört garen, dann die Mischung mit einem Spatel ein wenig bewegen und erneut schwenken, um das noch flüssige Ei zu verteilen. Weitere 1–2 Minuten garen, bis das Ei fast fest ist.

Paprika, Tomaten und Brunnenkresse in einer kleinen Schüssel mischen und gut mit Salz und Pfeffer würzen.

Spinat und Feta auf die eine Hälfte des Omeletts legen, dann die andere Hälfte vorsichtig anheben und über die Füllung klappen. Das Omelett auf einen Teller gleiten lassen, mit den restlichen Kräutern garnieren und mit dem Salat servieren.

Protein | 18 g pro Portion
Kohlenhydrate | 11 g pro Portion
Ballaststoffe | 3,9 g pro Portion

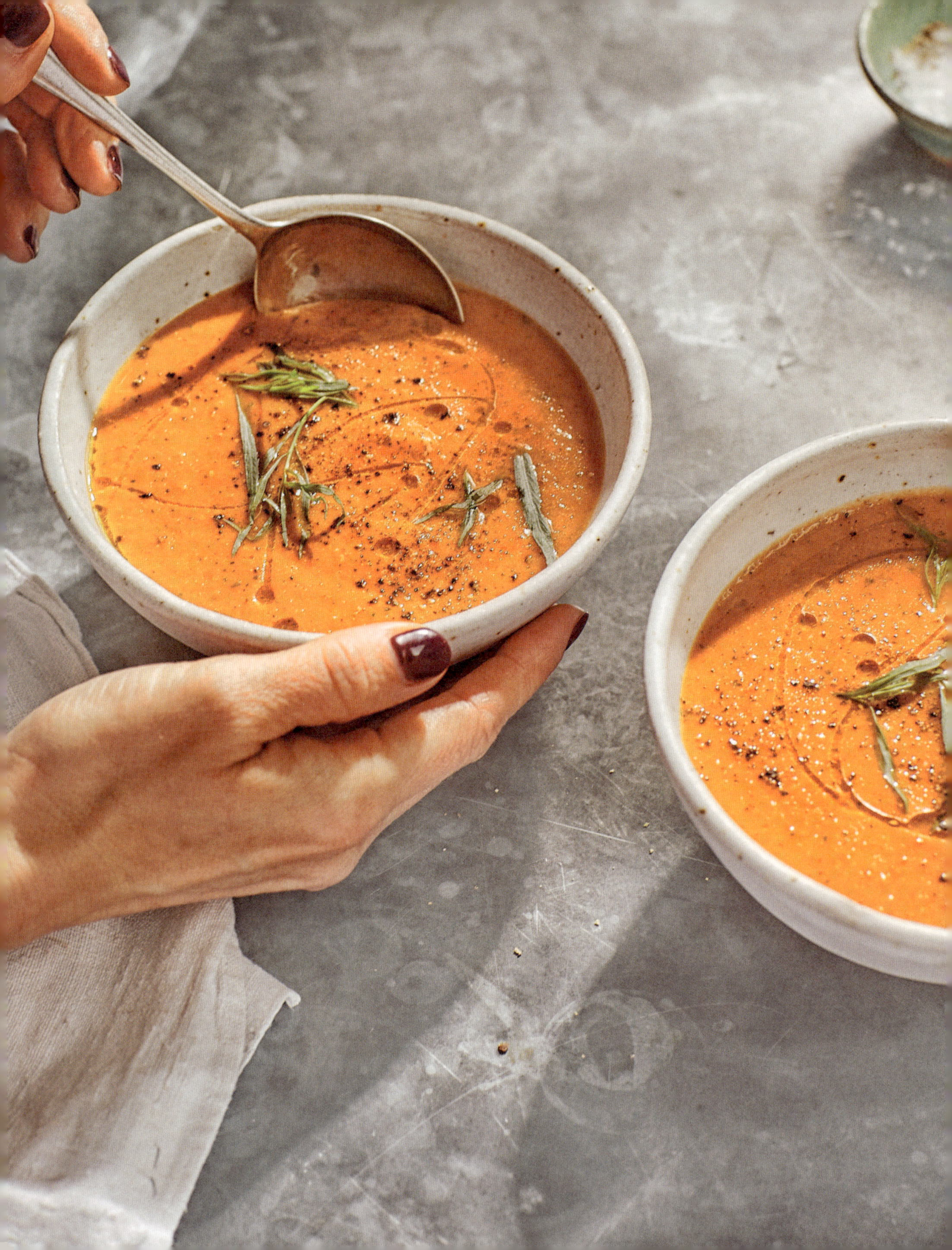

Tomatensuppe mit Estragon

PQ

VF

Suppen kann man gut vorbereiten und bei Bedarf schnell aufwärmen. Diese Suppe ist durch Linsen besonders nahrhaft. Die Kombination aus Tomaten und Estragon mag ich sehr. Himmlisch mit einem Stück Fladenbrot oder einer Scheibe Toast!

Für 4 Personen | Zeitaufwand: 1 Stunde

1 kg Tomaten

2 große Schalotten, geschält und halbiert

1 Knoblauchknolle, halbiert

1 EL natives Olivenöl extra, plus mehr zum Servieren

300 g rote Linsen

1,2 l Gemüsebrühe

1 EL Rotweinessig

25 g Estragon, harte Stängel entfernt

Salz und frisch gemahlener schwarzer Pfeffer

Den Backofen auf 220 °C vorheizen.

Tomaten, Schalotten und Knoblauch auf einem Backblech verteilen und mit Öl beträufeln. Im Ofen 30–40 Minuten rösten, bis alles stark gebräunt und weich ist.

In der Zwischenzeit Linsen und Brühe in einen großen Topf geben und 10–15 Minuten köcheln lassen, bis die Linsen weich sind. Vom Herd nehmen und beiseitestellen.

Wenn Tomaten, Schalotten und Knoblauch fertig sind, die weichen Knoblauchzehen aus ihrer papierartigen Haut drücken und die Häute wegwerfen. Alles in den Topf zu den Linsen geben, Essig und Estragon (einige Blätter zum Garnieren aufheben) hinzufügen und mit einem Stabmixer glatt pürieren. Je nach gewünschter Konsistenz etwas kochendes Wasser zugeben.

Die Suppe mit Rotweinessig, Salz und Pfeffer abschmecken, mit etwas Öl beträufeln und mit Estragonblättern garnieren.

Mein Tipp

Die Suppe hält sich tiefgekühlt 3 Monate.

Protein | 22 g pro Portion
Kohlenhydrate | 45 g pro Portion
Ballaststoffe | 16 g pro Portion

Griechischer Salat mit Zitronen-Oregano-Garnelen

PQ VF SK

Ich bin ein großer Fan von griechischem Salat, aber in der Regel fehlt es ihm an Proteinen. Hier habe ich ihn mit Garnelen angereichert, aber ebenso gut eignen sich Hähnchen, Steak oder gekochte Eier. Besonders gut schmeckt dazu eine Vollkornpitta.

Für 2 Personen | Zeitaufwand: 25 Minuten

1 Bio-Zitrone

2 Knoblauchzehen, gehackt

einige Stängel Oregano, Blätter abgezupft und fein gehackt

2 EL natives Olivenöl extra

½ rote Zwiebel, in dünne Ringe geschnitten

2 EL Rotweinessig

½ TL getrockneter Oregano

200 g rohe, geschälte Riesengarnelen

250 g Kirschtomaten, halbiert

½ Salatgurke, gewürfelt

1 grüne Paprika, entkernt und gewürfelt

100 g Kalamata-Oliven

40 g Feta, zerkrümelt

Salz und frisch gemahlener schwarzer Pfeffer

Zuerst die Schale der Zitrone abreiben und in eine kleine Schüssel geben, dann den Saft aus einer Hälfte dazupressen. Knoblauch, Oregano und 1 EL Öl unterrühren. Mit Salz und Pfeffer würzen und beiseitestellen.

Die Zwiebelringe mit dem Saft aus der zweiten Zitronenhälfte, dem restlichen 1 EL Öl, Essig und getrocknetem Oregano in eine große Schüssel geben. Eine große Prise Salz unterrühren, dann zum Marinieren beiseitestellen.

Eine Pfanne stark erhitzen. Die Garnelen ohne Fett darin braten, damit sie schön braun werden. Wenn sie gar sind, die Zitronen-Knoblauch-Mischung dazugeben und alles bei schwacher Hitze gut durchschwenken.

Tomaten, Gurke, Paprika und Oliven zu den Zwiebelringen in die Schüssel geben. Die Zwiebelringe sollten nach dem Marinieren schön mild sein. Den Salat gut durchmischen.

Mit den Garnelen und dem zerkrümelten Feta garnieren und genießen.

Protein | 26 g pro Portion
Kohlenhydrate | 13 g pro Portion
Ballaststoffe | 6,8 g pro Portion

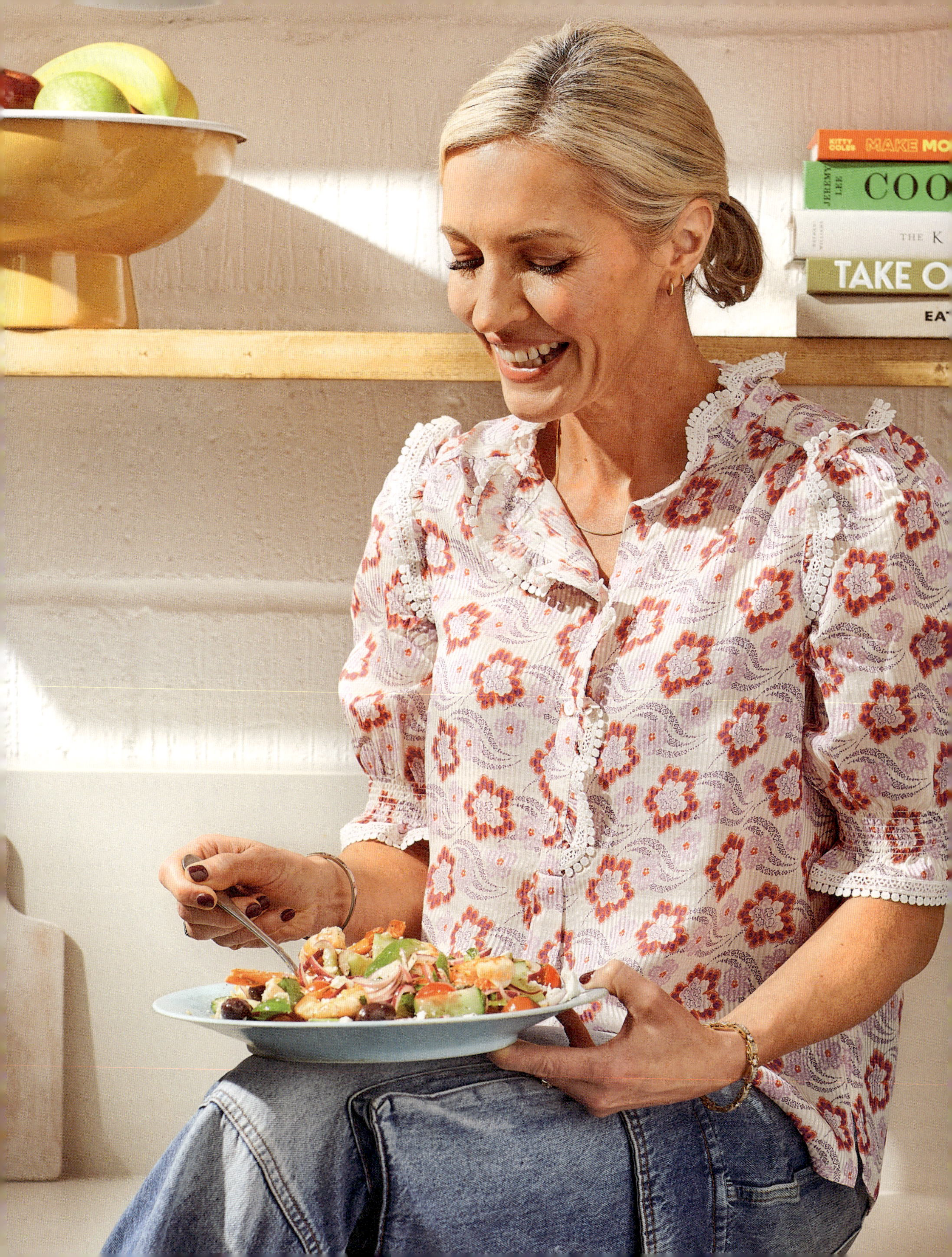
KITTY COLES
MAKE MO
JEREMY LEE
COO
THE K
TAKE O
EA

Halloumi-Salat mit Hot Honey

PQ
VF
SK
BG

Halloumi esse ich vor allem im Sommer sehr gern, und besonders gut schmeckt er mit Hot Honey. Wer dafür nicht extra in den Asialaden gehen mag: einfach Honig mit Chiliflocken verrühren.

Für 4 Personen | **Zeitaufwand: 20 Minuten**

¼ Rotkohl, gehobelt

½ Spitzkohl, gehobelt

2 kleine Karotten, geraspelt

1 große Handvoll Dill, fein gehackt

½ Bund Schnittlauch, fein gehackt

150 g griechischer Joghurt

50 ml (3 ½ EL) Weißweinessig

½ EL natives Olivenöl extra

250 g Halloumi, in Streifen geschnitten

1 Dose Kichererbsen (400 g), abgetropft und abgespült

3 EL Hot Honey (Asialaden)

1 rote Chili, in dünne Ringe geschnitten (nach Belieben)

Salz und frisch gemahlener schwarzer Pfeffer

Rotkohl, Spitzkohl und Karotten mit dem größten Teil des Dills und des Schnittlauchs vermischen, die restlichen Kräuter zum Garnieren aufbewahren. Joghurt und Essig unterrühren und den Salat abschmecken. Beiseitestellen.

Das Öl in einer Pfanne erhitzen und den Halloumi bei mittlerer Hitze 1–2 Minuten auf jeder Seite goldbraun braten. Die Kichererbsen dazugeben und kurz durchwärmen, dann mit Hot Honey beträufeln.

Halloumi und Kichererbsen auf dem Salat verteilen und mit Kräutern und Chiliringen (falls verwendet) garnieren.

Protein | 28 g pro Portion
Kohlenhydrate | 37 g pro Portion
Ballaststoffe | 10 g pro Portion

Hot Buffalo Chicken Wrap

PQ VF VK BG

Dieser Wrap mit scharfer Füllung schmeckt umwerfend gut. Ich serviere dazu einen schnellen Ranch-Dip, der die Schärfe mildert, aber das ist Geschmackssache.

Ergibt 2 Stück | Zeitaufwand: 15 Minuten

2 gegarte Hähnchenbrustfilets ohne Haut, in feine Streifen geschnitten

100 g griechischer Joghurt

4 EL Buffalo Sauce (oder Tabasco)

1 große Selleriestange, fein gewürfelt

2 Vollkorn-Tortilla-Wraps

60 g Babyspinat

40 g geriebener Mozzarella

1 kleine Handvoll Mixed Pickles (nach Belieben)

Salz und frisch gemahlener schwarzer Pfeffer

FÜR DEN RANCH-DIP (nach Belieben)

200 g Kefir (oder griechischer Joghurt)

½ TL Knoblauchpulver

1 Bund Schnittlauch, fein gehackt

Saft von ½ Zitrone

1 EL Nährhefe

Das Hähnchenfleisch in einer kleinen Schüssel mit Joghurt, Buffalo Sauce und Sellerie vermischen, bis alles gut bedeckt ist. Großzügig würzen. Beiseitestellen.

In einer zweiten kleinen Schüssel alle Zutaten für den Ranch-Dip (falls verwendet) verrühren.

Auf jede Tortilla die Hälfte der Hähnchenfleischmischung geben und mit der Hälfte des Spinats und der Hälfte des Mozzarellas belegen. Falls gewünscht, die Mixed Pickles hinzufügen. Jeweils die beiden gegenüberliegenden Seiten der Tortilla über die Füllung klappen, dann den Wrap von unten nach oben aufrollen. Gut festhalten, damit die Füllung nicht herausfällt.

Die Wraps in eine trockene Pfanne geben und 1–2 Minuten auf jeder Seite rösten, bis sie goldbraun und knusprig sind.

Falls gewünscht, mit dem Ranch-Dip servieren.

Protein | 59 g pro Portion
Kohlenhydrate | 35 g pro Portion
Ballaststoffe | 9,2 g pro Portion

Poke Bowl mit Wassermelone

PQ
VF
SK

Wer einmal diese marinierte Wassermelone probiert hat, wird nie wieder Thunfisch in einer Poke Bowl essen wollen. Sie nimmt die Aromen hervorragend auf, ist sehr erfrischend und doch kräftig im Geschmack. Die »Mayo« aus Seidentofu und Sriracha-Sauce steuert außer Schärfe auch noch eine Extraportion Protein bei.

Für 2 Personen | **Zeitaufwand: 30 Minuten**

300 g Wassermelone, geschält und gewürfelt

4 EL helle Sojasauce

1 EL Reisessig

1 TL Sesamöl

1 Knoblauchzehe, gerieben

1 daumengroßes Stück Ingwer, gerieben

150 g Seidentofu

2 EL Sriracha-Chilisauce

1 Beutel (250 g) vorgegarter Klebreis

150 g Edamame

2 kleine Karotten, in dünne Stifte geschnitten

1 Avocado, gewürfelt

8 Radieschen, in dünne Scheiben geschnitten

¼ Salatgurke, in dünne Scheiben geschnitten

150 g Mango, gewürfelt

1 EL Sesam

1 Handvoll Korianderblätter

Protein | 15 g pro Portion
Kohlenhydrate | 50 g pro Portion
Ballaststoffe | 8,4 g pro Portion

Wassermelonenwürfel, Sojasauce, Essig, Sesamöl, Knoblauch und Ingwer vermengen. Zum Marinieren für 20 Minuten beiseitestellen.

Seidentofu und Chilisauce in einem kleinen Mixer oder mit einem Stabmixer pürieren. Beiseitestellen.

Den Reis nach Packungsangabe in der Mikrowelle oder in einer Pfanne erwärmen, dann auf zwei Schalen verteilen.

Gemüse und Mango darauf anrichten, dann die Wassermelone auf die Schalen verteilen und darauf achten, dass der Reis großzügig mit der Marinade beträufelt wird.

Die Sriracha-Mayo darübergeben und alles mit Sesam und Korianderblättern bestreuen.

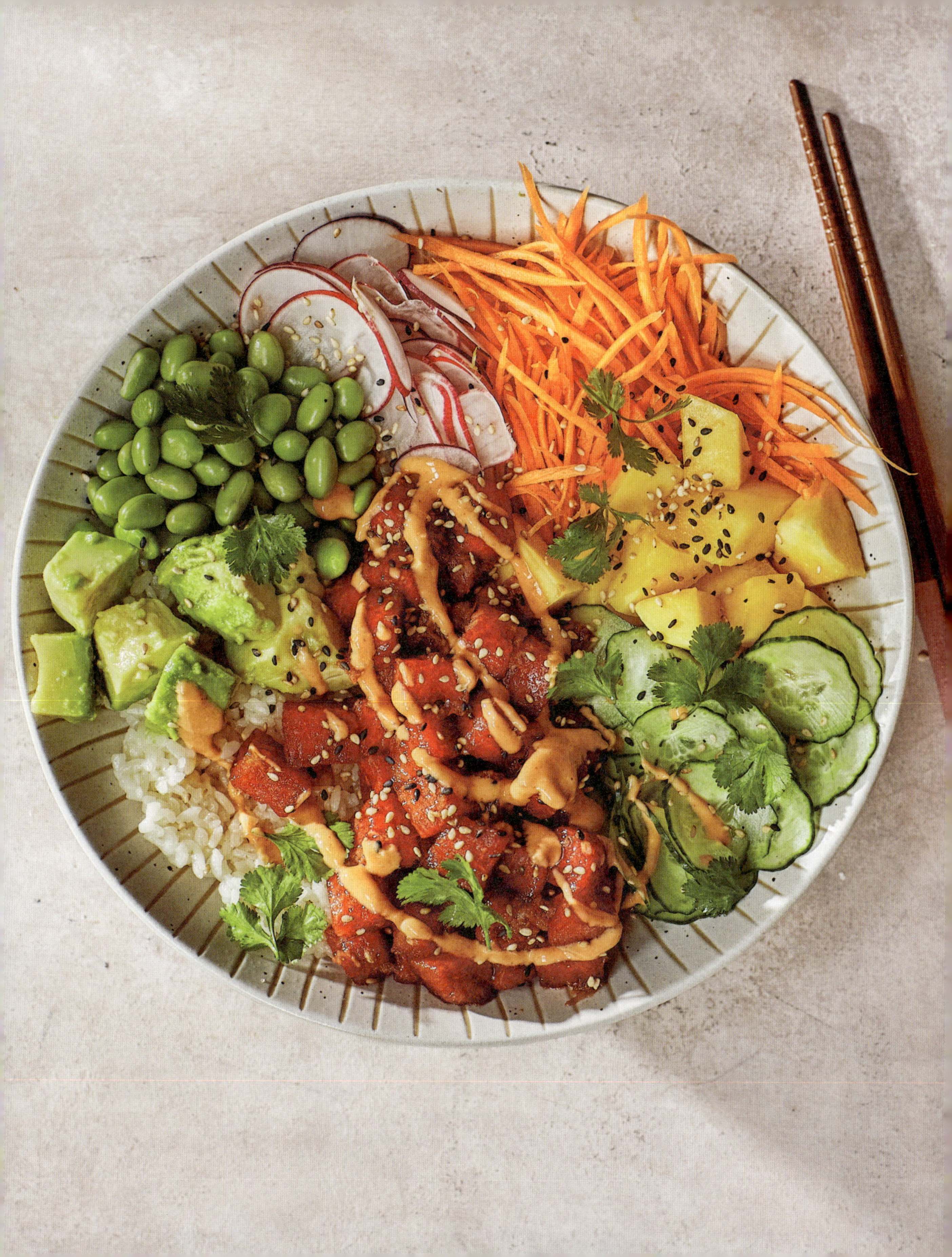

Sommerrollen mit Garnelen und Erdnussdip

PQ

VF

Ein fabelhaftes Mittagessen! Diese Röllchen sind ganz leicht zu machen und sehen obendrein einfach zum Anbeißen aus.

Für 1 Person | Zeitaufwand: 20 Minuten

4 Blätter Reispapier

12 geschälte gegarte Riesengarnelen (150 g)

1 kleine Karotte, in feine Stifte geschnitten

¼ Rotkohl, sehr fein gehobelt

½ Romanasalatherz, in Streifen geschnitten

1 kleines Bund Minze, Blätter abgezupft

1 kleines Bund Koriander

Sesam zum Garnieren

FÜR DEN ERDNUSSDIP

1 EL Erdnussmus ohne Stückchen

½ TL helle Sojasauce

¼ TL Honig

Saft von ½ Limette

Eine große Schale mit hohem Rand mit etwas Wasser füllen. Ein Reispapierblatt kurz hineinlegen, bis es biegsam ist.

Das Reispapierblatt auf ein Schneidebrett legen. Drei Garnelen in einer Reihe in der Mitte anordnen, dann Karotte, Kohl und Salat darauf verteilen und mit den Minzblättern und Korianderstängeln abschließen. Den oberen Rand des Reispapiers anheben und über die Füllung klappen, dann die beiden Seiten schön eng darüberschlagen – aber vorsichtig sein, damit das Reispapier nicht reißt!

Das Ganze einmal Richtung unteres Ende rollen, dann den unteren Rand des Reispapierblatts anheben, über die Füllung legen und die Rolle verschließen. Die restlichen drei Rollen ebenso zubereiten.

Für den Dip Erdnussmus, Sojasauce, Honig und Limettensaft in einer kleinen Schüssel verrühren. Mit einem Spritzer kochendem Wasser auf die richtige Konsistenz bringen.

Die Sommerrollen mit Sesam bestreuen und mit dem Dip servieren.

Protein | 30 g pro Portion
Kohlenhydrate | 49 g pro Portion
Ballaststoffe | 11 g pro Portion

Thunfisch-Wrap

Diesen knusprigen Wrap mag ich besonders gern – weil er gut schmeckt und schnell gemacht ist.

PQ VF SK VK BG

Für 2 Personen | Zeitaufwand: 20 Minuten

1 Dose Thunfisch in Wasser (145 g), abgetropft

40 g griechischer Joghurt

1 TL Chipotle-Chilipaste

Saft von ½ Limette

1 Frühlingszwiebel, in dünne Ringe geschnitten

2 Vollkorn-Tortilla-Wraps

30 g Cheddar, gerieben

1 geröstete rote Paprika aus dem Glas, in Streifen geschnitten

1 große Handvoll Brunnenkresse

1 kleine Handvoll Vollkorn-Tortilla-Chips

Meersalzflocken

Thunfisch, Joghurt, Chilipaste und Limettensaft in eine Schüssel geben. Gut mischen, dann Frühlingszwiebel und 1 Prise Meersalzflocken unterrühren.

Eine Tortilla auf ein Schneidebrett legen und mit dem Cheddar bestreuen, dabei rundherum einen Rand freilassen. Die Thunfischmischung auf dem Käse verteilen, dann die Paprikastreifen und die Brunnenkresse darübergeben und mit den Tortilla-Chips abschließen.

Die zweite Tortilla so zurechtschneiden, dass sie die Füllung gut abdeckt, und darauflegen. Den Rand der ersten Tortilla leicht anfeuchten, dann nach oben umschlagen, in Falten legen und gut andrücken, um die Füllung sicher einzuschließen.

Eine beschichte Pfanne ohne Fett vorheizen. Den Wrap vorsichtig umdrehen und hineinlegen. Bei mittlerer Hitze 5–10 Minuten braten, dabei einmal wenden, bis der Rand gut versiegelt und der Wrap schön gebräunt ist.

Den Wrap halbieren und servieren.

Protein | 25 g pro Portion
Kohlenhydrate | 36 g pro Portion
Ballaststoffe | 6,8 g pro Portion

Nizza-Salat mit Stremellachs

PQ

VF

O3

Heiß geräucherter Stremellachs enthält gesunde Fette und ist ein wertvolles Lebensmittel. Köstlich schmeckt er auch im Nizza-Salat, der normalerweise mit Thunfisch zubereitet wird.

Für 2 Personen | Zeitaufwand: 25 Minuten

200 g neue Kartoffeln (oder Drillinge)

150 g grüne Bohnen, geputzt

3 Eier

40 g Kalamata-Oliven

100 g gemischte Salatblätter

150 g Kirschtomaten, halbiert

2 EL Kapern (nach Belieben)

150 g Stremellachs

Salz und frisch gemahlener schwarzer Pfeffer

DRESSING

4 Sardellenfilets

2 TL Dijonsenf

2 EL Rotweinessig

3 EL natives Olivenöl extra

Salzwasser in einem großen Topf zum Kochen bringen. Kartoffeln, grüne Bohnen und Eier hineingeben. Die grünen Bohnen nach 3 Minuten herausnehmen, die Eier nach 7 Minuten und die Kartoffeln nach 15 Minuten (wenn sie sich leicht mit einem Messer einstechen lassen). Die Eier unter kaltem Wasser abschrecken, pellen und vierteln. Die Kartoffeln halbieren, falls sie groß sind.

In der Zwischenzeit für das Dressing die Sardellen fein hacken und mit den übrigen Dressingzutaten verrühren. Abschmecken.

Kartoffeln, Bohnen und Eier in einer Schüssel mit Oliven, Salat, Tomaten und Kapern (falls verwendet) mischen. Den Lachs in grobe Stücke zerteilen und hinzufügen.

Den Salat mit dem Dressing beträufeln und kräftig mit schwarzem Pfeffer würzen.

Protein | 38 g pro Portion
Kohlenhydrate | 22 g pro Portion
Ballaststoffe | 6,9 g pro Portion

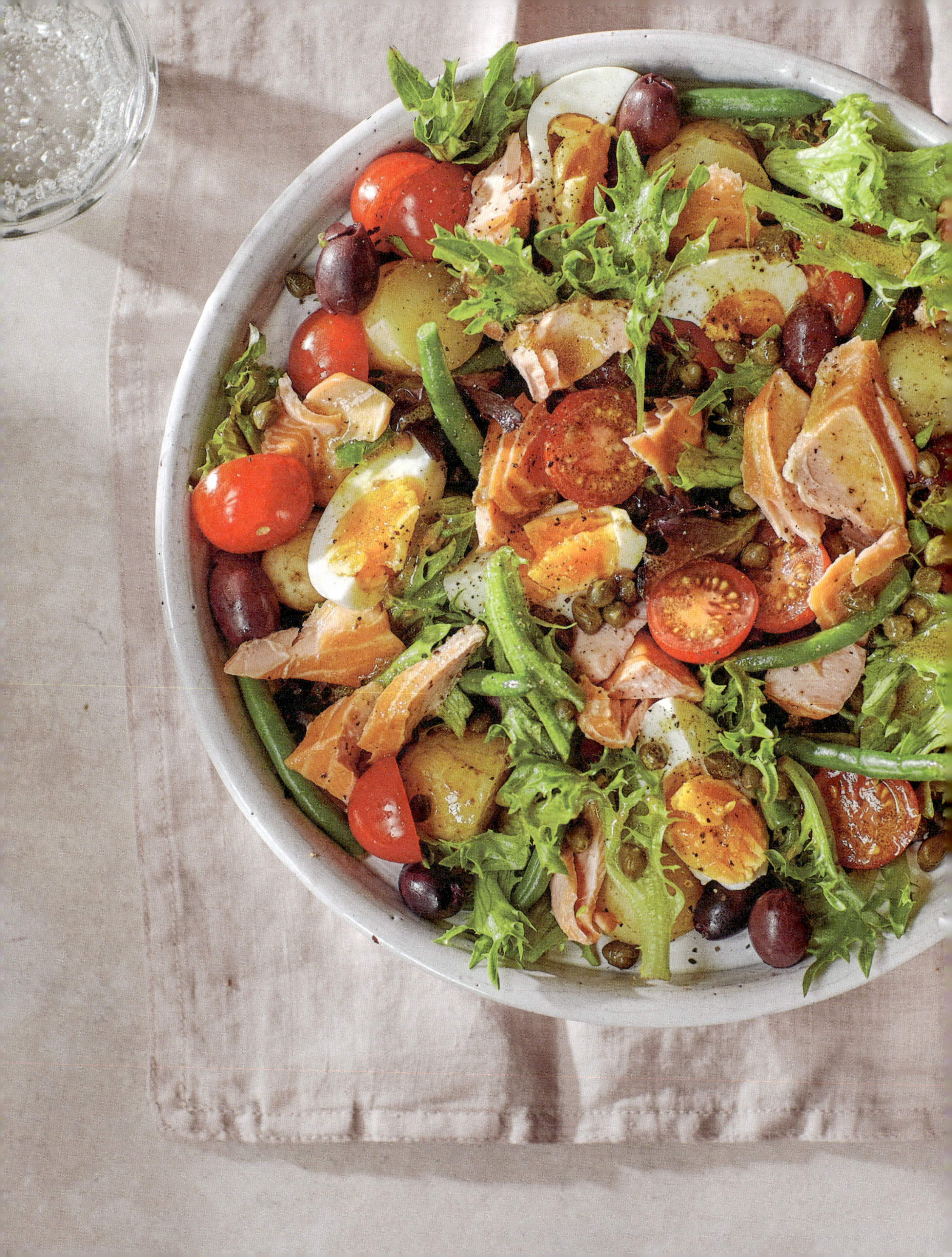

Thailändischer Hähnchensalat

PQ
VF

Dieser Salat duftet und schmeckt einfach unvergleichlich. Ich verwende dafür frische Kaffirlimettenblätter, die man, ebenso wie Edamame, im Asialaden oder im gut sortierten Supermarkt bekommt. Sie sorgen hier für das ganz besondere Aroma.

Für 4 Personen | Zeitaufwand: 20 Minuten

4 gegarte Hähnchenbrustfilets

2 Karotten, geraspelt

2 Romanasalatherzen, in Streifen geschnitten

4 Frühlingszwiebeln, in dünne Ringe geschnitten

1 Schalotte, in dünne Ringe geschnitten

1 Stängel Zitronengras, in dünne Scheiben geschnitten

4 Kaffirlimettenblätter, in feine Streifen geschnitten

100 g Edamame

100 g Erbsen (TK)

1 kleines Bund Koriander

1 Bund Minze, Blätter abgezupft

1 Handvoll geröstete Erdnusskerne, grob gehackt

DRESSING

Saft von 3 Limetten

1 EL Sesamöl

2 EL Fischsauce

1 rote Chili, fein gehackt

1 Knoblauchzehe, gerieben

Die Hähnchenbrustfilets mit zwei Gabeln zerteilen. Mit Karotten, Salat, Frühlingszwiebeln, Schalotte, Zitronengras, Kafirlimettenblättern, Edamame, Erbsen, Koriander und Minze in eine große Schüssel geben. Gut mischen.

Alle Zutaten für das Dressing in einer kleinen Schüssel verrühren.

Das Dressing über den Salat gießen und alles gut durchmischen.

Den Salat mit den gerösteten Erdnüssen bestreuen und servieren.

Tipp: Die Erbsen können ruhig gefroren an den Salat gegeben werden. Bis zum Servieren sind sie aufgetaut.

Protein | 40 g pro Portion
Kohlenhydrate | 9,9 g pro Portion
Ballaststoffe | 6,6 g pro Portion

Linsen-Bowl mit Sardinen oder Halloumi

PQ
VF
SK
O3*
BG

Ein leckeres Rezept für alle, die sich flexitarisch ernähren. Es kann nach Belieben mit Sardinen oder Halloumi zubereitet werden.

Für 2 Personen | Zeitaufwand: 20 Minuten

½ rote Zwiebel, in feine Streifen geschnitten

2 Zitronen

200 g Cavolo nero (Schwarzkohl), harte Stängel entfernt, Blätter in feine Streifen geschnitten

100 g grüner Spargel, mit einem Sparschäler in Bänder geschnitten

1 EL natives Olivenöl extra, plus ½ EL zusätzlich bei Verwendung von Halloumi

1 Avocado

1 Bund Schnittlauch, gehackt

1 Handvoll Estragonblätter

1 EL griechischer Joghurt

250 g Halloumi (oder 2 Dosen Sardinen, à 125 g)

1 Beutel vorgegarte Puy-Linsen (250 g)

2 geröstete rote Paprika aus dem Glas, in feine Streifen geschnitten

40 g Granatapfelkerne

Salz und frisch gemahlener schwarzer Pfeffer

In einer kleinen Schüssel die Zwiebelstreifen mit dem Saft einer Zitrone und 1 großen Prise Salz verrühren. Mit der Hand kurz durchkneten, dann zum Marinieren zur Seite stellen.

Den Saft der restlichen Zitrone in eine große Schüssel pressen, Cavolo nero, Spargel und 1 EL Öl zugeben und mischen. 30 Sekunden durchkneten, dann zur Seite stellen.

Das Fruchtfleisch der Avocado mit Schnittlauch, Estragon, Joghurt und etwa 100 ml kaltem Wasser mit einem Stabmixer zu einem glatten Dressing pürieren.

Den Halloumi in einer Pfanne bei starker Hitze in ½ EL Öl 1–2 Minuten auf jeder Seite goldbraun braten. Alternativ die Sardinen abtropfen lassen.

Die Puy-Linsen nach Packungsanweisung in der Mikrowelle oder in einer Pfanne erhitzen.

Paprika, Granatapfelkerne und eingelegte Zwiebeln in die Schüssel zu dem Cavolo nero geben und Halloumi (oder Sardinen) auf dem Salat anrichten. Mit dem Avocadodressing beträufeln und servieren.

Protein | 50 g pro Portion
Kohlenhydrate | 43 g pro Portion
Ballaststoffe | 16 g pro Portion

** bei Verwendung von Sardinen*

Misosuppe mit Gyoza

PQ VF SK BG

Ein Rezept für Notfälle, für das jedes frische oder gefrorene Gemüse verwendet werden kann, das gerade zur Hand ist. Man braucht allerdings einen Vorrat an Gyoza im Tiefkühlfach. Besonders proteinreich sind die japanischen Teigtaschen mit einer Füllung aus Tofu. Man bekommt sie im Asialaden, und dort findet man auch Crispy Chilli in Oil, ein Würzöl mit scharfem Crunch.

Für 1 Person | Zeitaufwand: 10 Minuten

1 EL weiße Misopaste

5 Tofu-Gyoza (Asialaden)

1 Frühlingszwiebel, grüner und weißer Teil getrennt, in dünne Ringe geschnitten

30 g Shiitakepilze, in Scheiben geschnitten

1 Pak Choi, in Viertel geschnitten

100 g Edamame

1 TL helle Sojasauce

Saft von ½ Limette

Crispy Chilli in Oil (Asialaden), zum Servieren

Die Misopaste in einen Topf mit 350 ml kochendem Wasser geben. Bei mittlerer Hitze mit einem Schneebesen rühren, bis die Paste aufgelöst ist.

Die Gyoza, das Weiße der Frühlingszwiebel und die Pilze zugeben und 2 Minuten garen. Dann Pak Choi und Edamame hinzufügen und 2 Minuten mitgaren.

Die Suppe mit Sojasauce und Limettensaft abschmecken.

Die Suppe in eine Schale füllen, mit dem Frühlingszwiebelgrün bestreuen und mit dem Chili-Öl servieren.

Protein | 25 g pro Portion
Kohlenhydrate | 42 g pro Portion
Ballaststoffe | 12 g pro Portion

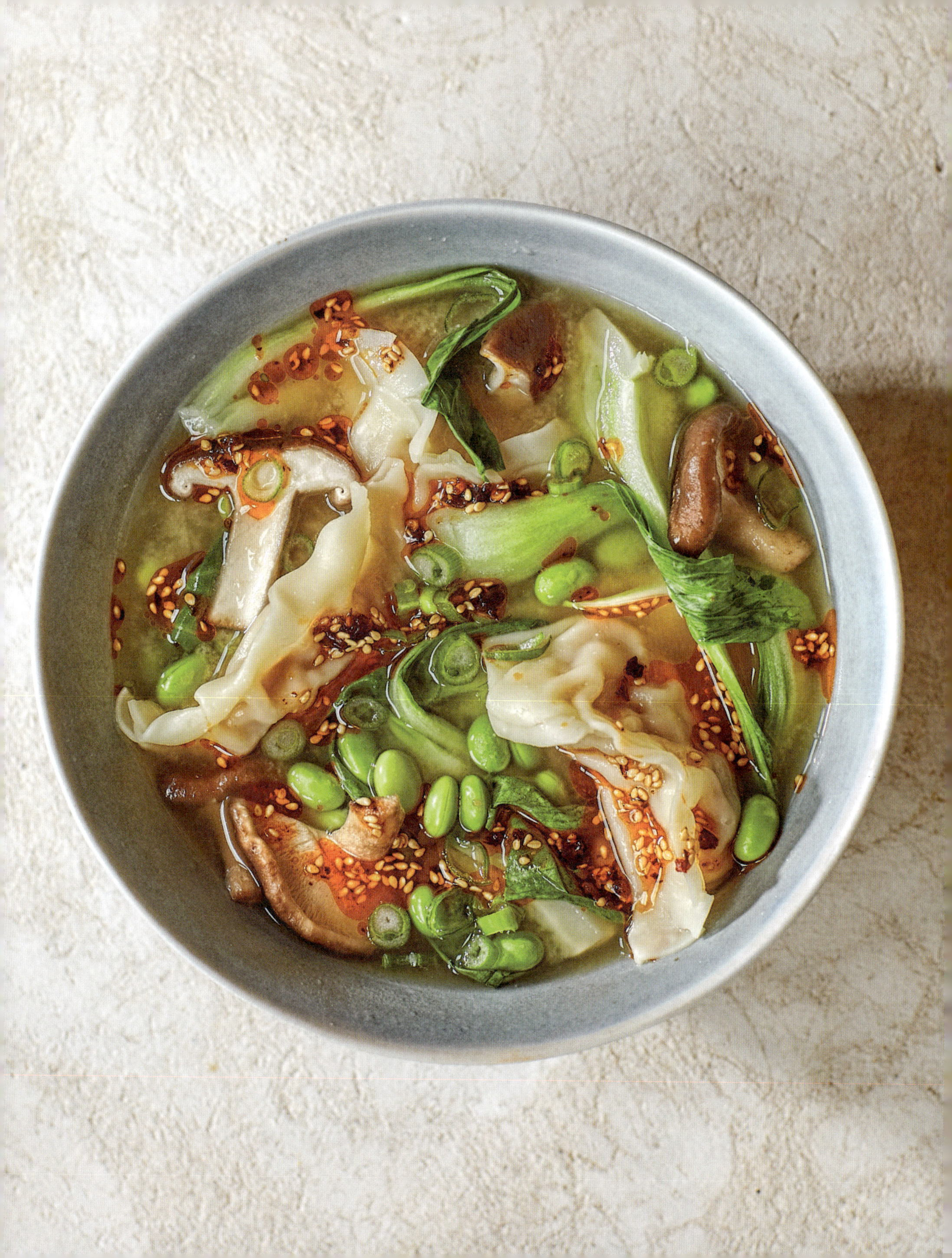

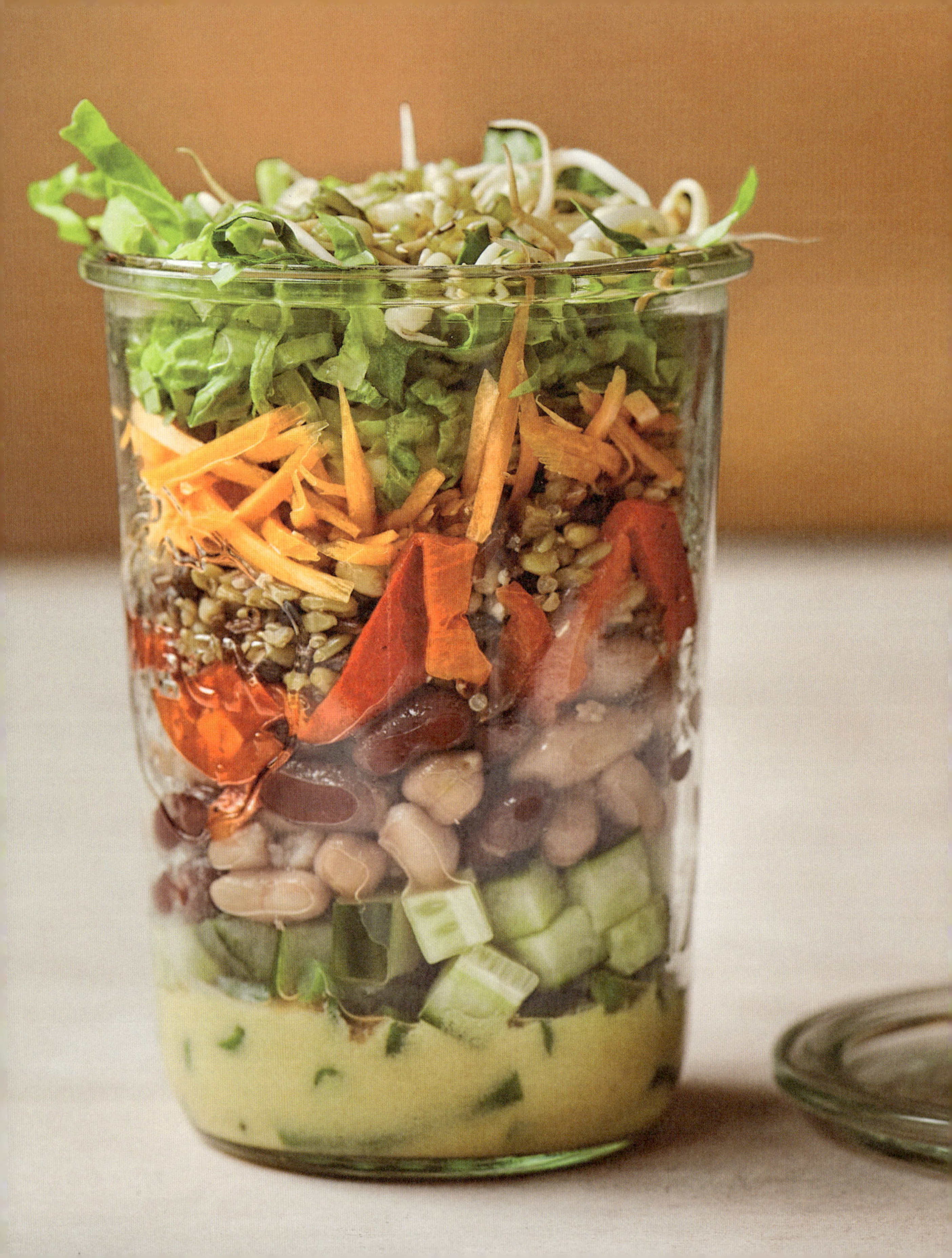

Bohnensalat mit Senfdressing

PQ
VF
O3
VK

Dieses Rezept ergibt ein großes Glas für zwei Personen oder zwei kleinere Gläser. Sehr praktisch: Der Salat wird fix und fertig vorbereitet und kann dann jederzeit serviert werden.

Für 2 Personen | Zeitaufwand: 10 Minuten

100 g grüne Bohnen, geputzt und in Drittel geschnitten

1 EL natives Olivenöl extra

1 EL Dijonsenf

1 EL Apfelessig

½ Knoblauchzehe, gehackt

¼ Salatgurke, gewürfelt

½ Dose (à 400 g) gemischte Bohnen

1 geröstete rote Paprika aus dem Glas, in schmale Streifen geschnitten

½ Beutel (à 250 g) gegarte Körnermischung

1 Karotte, geraspelt

1 Romanasalatherz, in Streifen geschnitten

1 kleine Handvoll Sprossen

2 EL gemischte Kerne (z. B. Kürbiskerne, Sonnenblumenkerne, Leinsamen und Sesam)

Salz

Die grünen Bohnen in kochendem Wasser 3–4 Minuten garen, dann in ein Sieb abgießen und abkühlen lassen.

Öl, Senf, Essig und Knoblauch mit 1 Prise Salz verrühren.

Den Salat in ein großes Glas oder eine Lunchbox schichten (oder auf zwei kleinere Gläser verteilen): Mit dem Senfdressing beginnen, gefolgt von grünen Bohnen und Gurke. Dann folgen gemischte Bohnen, Paprikastreifen und gegarte Körnermischung, danach geraspelte Karotte, Salatstreifen, Sprossen und zuletzt die Kerne.

Zum Servieren einfach den Salat in eine Schüssel geben, gut durchmischen und genießen.

Protein | 37 g pro Portion
Kohlenhydrate | 102 g pro Portion
Ballaststoffe | 29 g pro Portion

Panzanella mit Hähnchen und Nektarine

PQ
VF
SK
BG

Diesen Brotsalat bereite ich in den Sommermonaten oft zu, denn mit frischen, vollreifen Zutaten schmeckt er am besten.

Für 2 Personen | Zeitaufwand: 25 Minuten

2 Scheiben Sauerteigbrot mit Körnern, in Würfel geschnitten

2 EL natives Olivenöl extra

2 Hähnchenbrustfilets mit Haut

1 Schalotte, in dünne Ringe geschnitten

Saft von ½ Zitrone

2 große Rispentomaten, in Würfel geschnitten

2 Nektarinen, in Stücke geschnitten

1 Bund Basilikum, Blätter abgezupft

1 EL Rotwein- oder Sherry-Essig

125 g kleine Büffelmozzarella-kugeln

80 g Brunnenkresse

Salz

Den Backofen auf 180 °C vorheizen. Die Brotwürfel auf einem Backblech verteilen und mit 1 EL Öl und 1 Prise Salz bestreuen.

Eine Pfanne bei mittlerer bis starker Hitze erwärmen. Die Hähnchenbrustfilets mit der Hautseite nach unten hineingeben und 5 Minuten braten, bis die Haut goldbraun und knusprig ist. Wenden und auf der anderen Seite weitere 5 Minuten braten, dann auf das Backblech mit den Brotwürfeln legen.

Das Backblech für 15 Minuten in den heißen Ofen schieben, bis die Croûtons goldbraun sind und das Hähnchen durchgebraten ist.

In der Zwischenzeit die Schalottenringe in eine Schüssel geben und den Zitronensaft hineinpressen. Mit den Händen durchkneten. Tomaten, Nektarinen, Basilikum, Essig und den restlichen 1 EL Öl hinzufügen. Mit 1 Prise Salz würzen und alles gut vermischen. Zum Durchziehen beiseitestellen.

Fleisch und Croûtons aus dem Ofen nehmen. Das Fleisch in mundgerechte Stücke schneiden, die Mozzarellakugeln halbieren, falls nötig. Croûtons, Brunnenkresse und Mozzarella zum Salat geben. Das Fleisch darauf anrichten und servieren.

Protein | 56 g pro Portion
Kohlenhydrate | 30 g pro Portion
Ballaststoffe | 3,9 g pro Portion

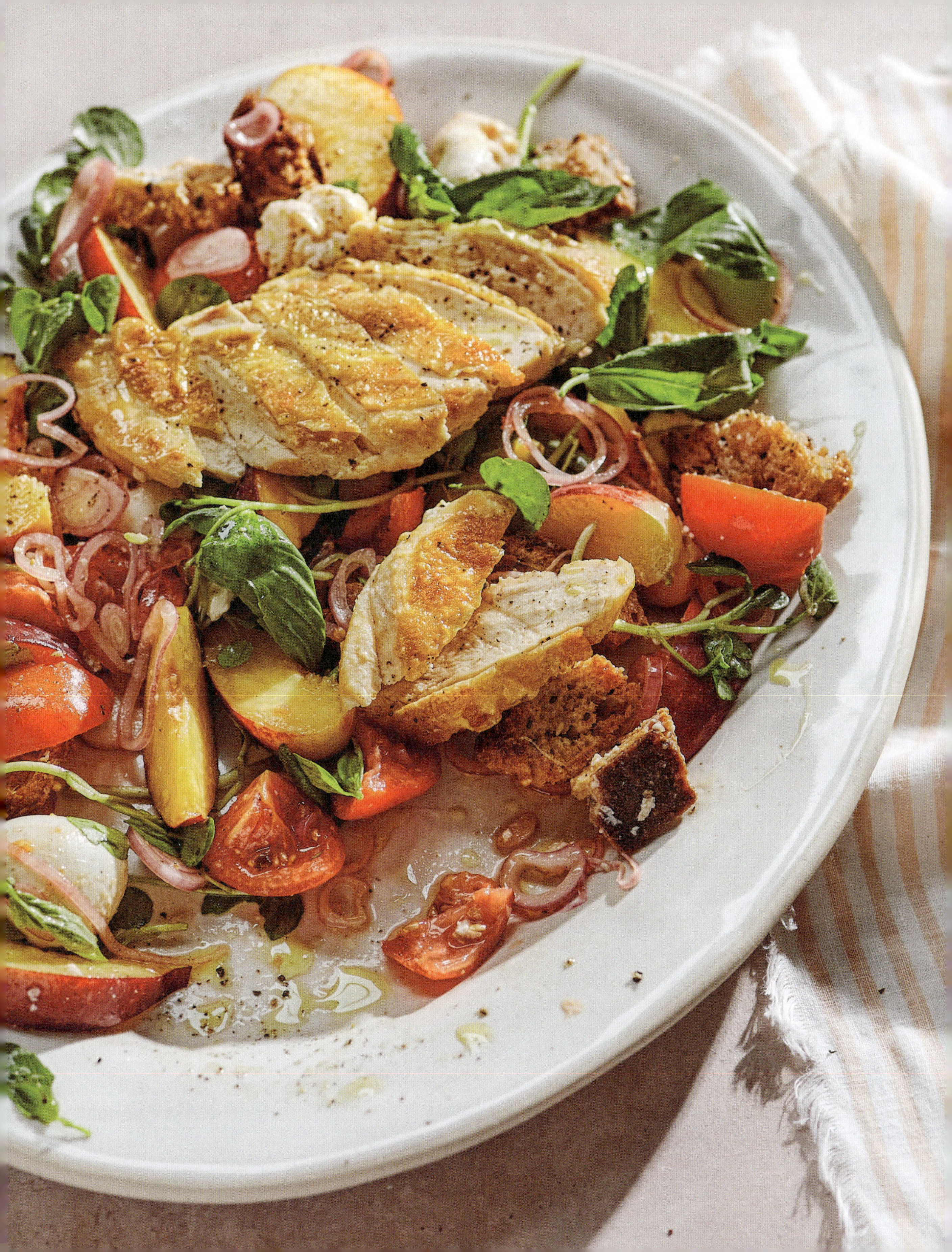

Marokkanisches Gemüse mit Zitronenjoghurt

PQ VF SK VK BG

Ein wunderbares Gemüsegericht, das sich gut vorbereiten lässt.

Für 4 Personen | Zeitaufwand: 40 Minuten

1 rote Zwiebel, in Spalten geschnitten

1 Blumenkohl, in Röschen geteilt, zarte Blätter aufbewahrt

½ Spitzkohl, in schmale Spalten geschnitten

2 Paprika (beliebige Farbe), entkernt und grob gehackt

1 Glas (570 g) Kichererbsen, abgetropft

4 EL Tajine-Würzpaste

2 Beutel vorgegarte Quinoa (à 250 g)

1 kleines Bund Petersilie, fein gehackt

Sumach

ZITRONENJOGHURT

120 g griechischer Joghurt

1 Knoblauchzehe, gerieben

2 eingelegte Zitronen

Meersalzflocken

Den Backofen auf 200 °C vorheizen.

Zwiebelspalten, Blumenkohlröschen und -blätter, Spitzkohl, Paprika und Kichererbsen auf ein Backblech geben, die Tajine-Würzpaste hinzufügen und alles gleichmäßig mischen.

Das Blech in den Ofen schieben und das Gemüse 30 Minuten backen, bis es gar und schön gebräunt ist.

In der Zwischenzeit den Joghurt mit ein paar Esslöffeln Wasser verdünnen und den Knoblauch hinzufügen. Die eingelegten Zitronen vierteln, das Fruchtfleisch herausschneiden und wegwerfen. Die Schale fein hacken und mit 1 großzügigen Prise Salz zum Joghurt geben.

Die Quinoa nach Packungsangabe erhitzen. Das Gemüse auf einem Bett aus Quinoa anrichten und mit dem Joghurt beträufeln. Mit Petersilie und 1 Prise Sumach garnieren.

Protein | 28 g pro Portion
Kohlenhydrate | 87 g pro Portion
Ballaststoffe | 23 g pro Portion

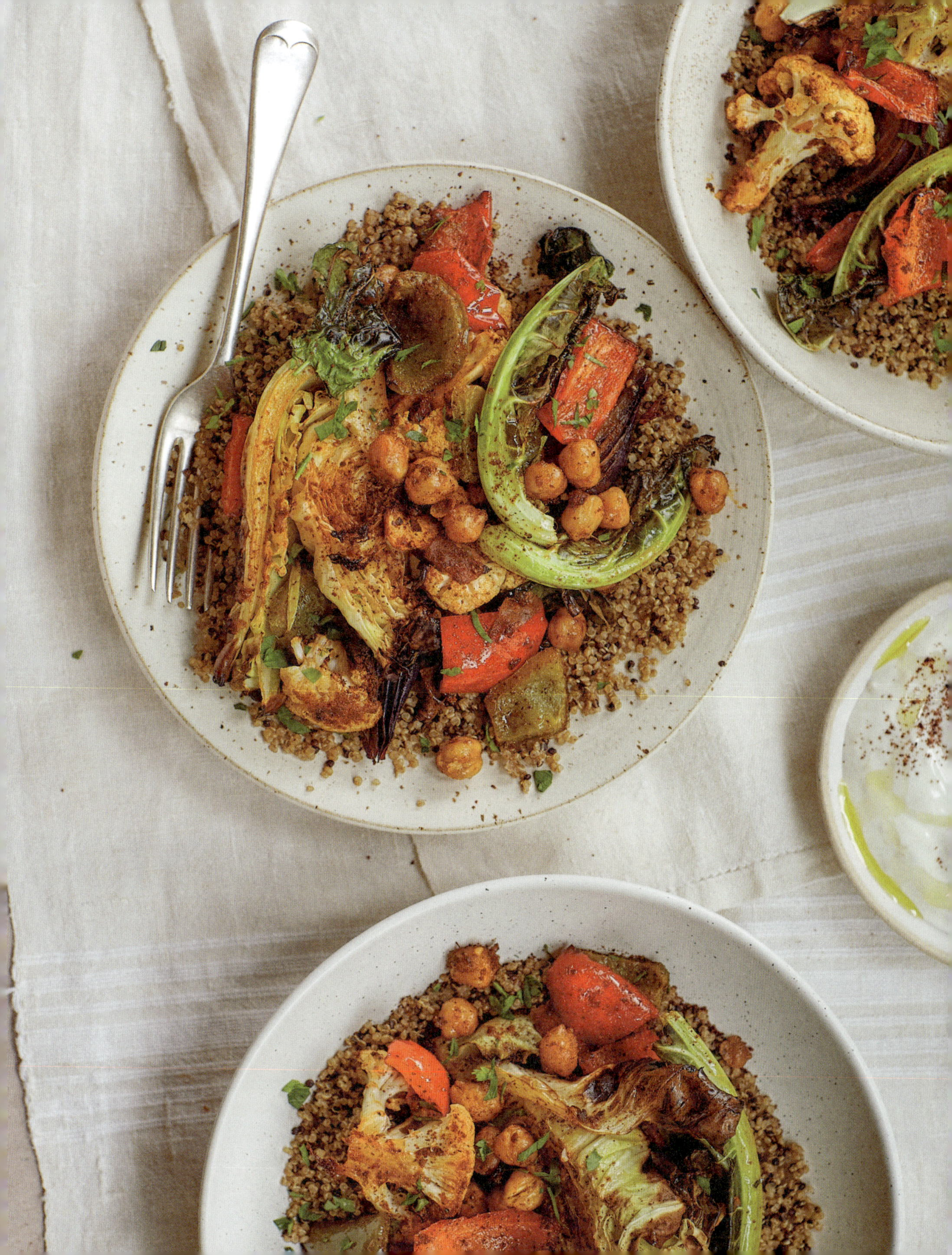

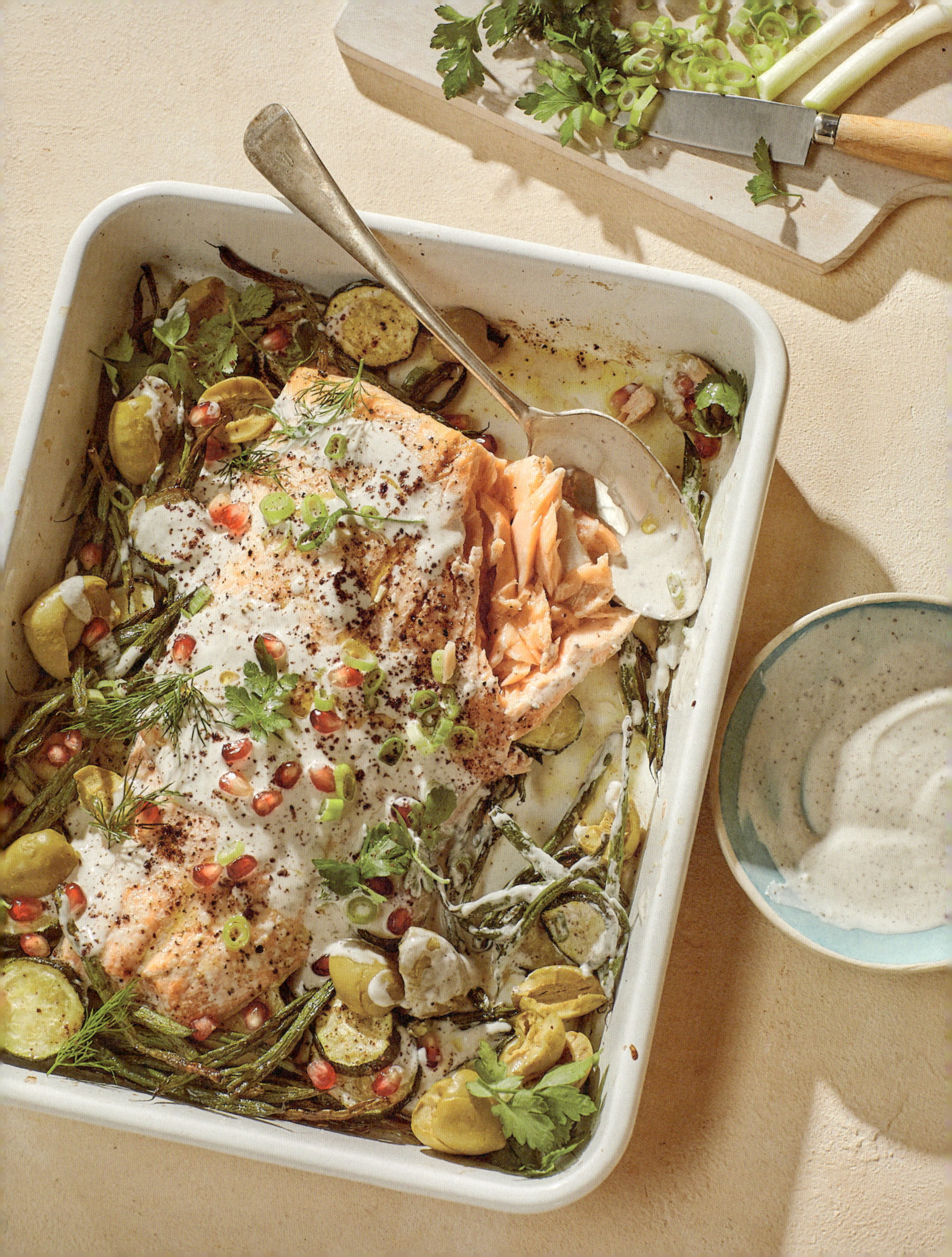

Lachs mit Gemüse und Tahin

PQ VF SK O3

Ein schnelles Ofengericht, das nicht nur optisch etwas hermacht. Und dabei ist es ganz einfach zuzubereiten. Wer Gäste erwartet, kann eine ganze Lachsseite verwenden.

Für 2 Personen | Zeitaufwand: 35 Minuten

200 g grüne Bohnen, geputzt

1 Zucchini, in Scheiben geschnitten

¼ TL Chiliflocken (nach Belieben)

1½ EL natives Olivenöl extra

2 Lachsfilets

100 g grüne Oliven, entsteint und halbiert

1 Zitrone

150 g griechischer Joghurt

2 EL Tahin

1 Knoblauchzehe, gehackt

1 TL Sumach

1 Frühlingszwiebel, in dünne Ringe geschnitten

1 große Handvoll Granatapfelkerne

1 große Handvoll Kräuter (z. B. Petersilie, Koriander oder Dill)

Salz und frisch gemahlener schwarzer Pfeffer

Den Backofen auf 200 °C vorheizen. Grüne Bohnen und Zucchinischeiben in einer großen ofenfesten Form verteilen, mit Chiliflocken (falls verwendet) bestreuen und mit ½ EL Öl beträufeln.

20 Minuten garen, bis die Bohnen schrumplig werden und stellenweise gebräunt sind. Die Form aus dem Ofen nehmen. Lachs und Oliven darin verteilen. Mit dem Saft einer Zitronenhälfte und dem restlichen 1 EL Öl beträufeln.

Die Form für weitere 10–12 Minuten in den Ofen schieben, bis der Lachs rosig und gar ist.

In der Zwischenzeit Joghurt, Tahin, Knoblauch und Sumach mit 1 großzügigen Prise Salz und Pfeffer verquirlen. Mit etwa 50 ml (3 ½ EL) kaltem Wasser verdünnen.

Die Form aus dem Ofen nehmen. Den Lachs mit der Sauce beträufeln und mit Frühlingszwiebel, Granatapfelkernen und Kräutern garnieren.

Protein | 53 g pro Portion
Kohlenhydrate | 11 g pro Portion
Ballaststoffe | 9,6 g pro Portion

Hähnchen-Pie mit Pilzen

PQ
VF
BG

Für einen gemütlichen Abend zu Hause gibt es nichts Besseres als eine knusprige Pie. Wer Reste von einem Brathähnchen hat, ist hier fein raus. Ich serviere dazu gern Blattgemüse und Kartoffelpüree.

Für 4 Personen | Zeitaufwand: 1 Stunde

1 EL natives Olivenöl extra

1 Lauchstange, in dünne Ringe geschnitten

1 Karotte, fein gewürfelt

2 Selleriestangen, fein gewürfelt

1 Zwiebel, fein gewürfelt

3 Knoblauchzehen, fein gehackt

350 g braune Champignons, in Scheiben geschnitten

2 ½ EL Dijonsenf

1 EL Mehl

500 ml Milch (1,5 % Fett)

1 Brühwürfel (Huhn)

1 EL Apfelessig

25 g Estragon, fein gehackt

4 Thymianzweige, Blätter fein gehackt

500 g gegartes Hähnchenfleisch, in kleine Stücke geschnitten

1 Rolle Blätterteig (aus dem Kühlregal; ca. 320 g)

1 Ei, verquirlt (nach Belieben)

Salz und frisch gemahlener schwarzer Pfeffer

Den Backofen auf 200 °C vorheizen.

Öl, Lauch, Karotte, Sellerie und Zwiebel in einen flachen ofenfesten Topf geben. Eine große Prise Salz hinzufügen und das Gemüse bei mittlerer Hitze 10–15 Minuten dünsten, bis es weich und sein Volumen deutlich reduziert ist.

Den Knoblauch hinzufügen und 2 Minuten mitgaren, bis er duftet. Die Pilze zugeben und 5–10 Minuten mitdünsten, bis sie gar sind.

Senf und Mehl unterrühren, dann nach und nach die Milch dazugießen und zwischendurch gut umrühren, bis eine schöne dicke Sauce entstanden ist.

Brühwürfel, Essig, Kräuter und Hähnchenfleisch in den Topf geben. Mit Salz und Pfeffer würzen.

Wer eine Pie-Form hat, kann die Mischung jetzt hineinfüllen, sonst bleibt sie in dem ofenfesten Topf. Mit dem Blätterteig abdecken und den Rand mit einer Gabel andrücken. Den Teig in der Mitte einschneiden, damit Dampf entweichen kann.

Nach Belieben den Teig mit dem verquirlten Ei einpinseln. Die Pie 30 Minuten backen, bis der Teig goldgelb und aufgegangen ist. Mit Gemüse und Kartoffelpüree servieren.

Protein | 54 g pro Portion
Kohlenhydrate | 47 g pro Portion
Ballaststoffe | 4,7 g pro Portion

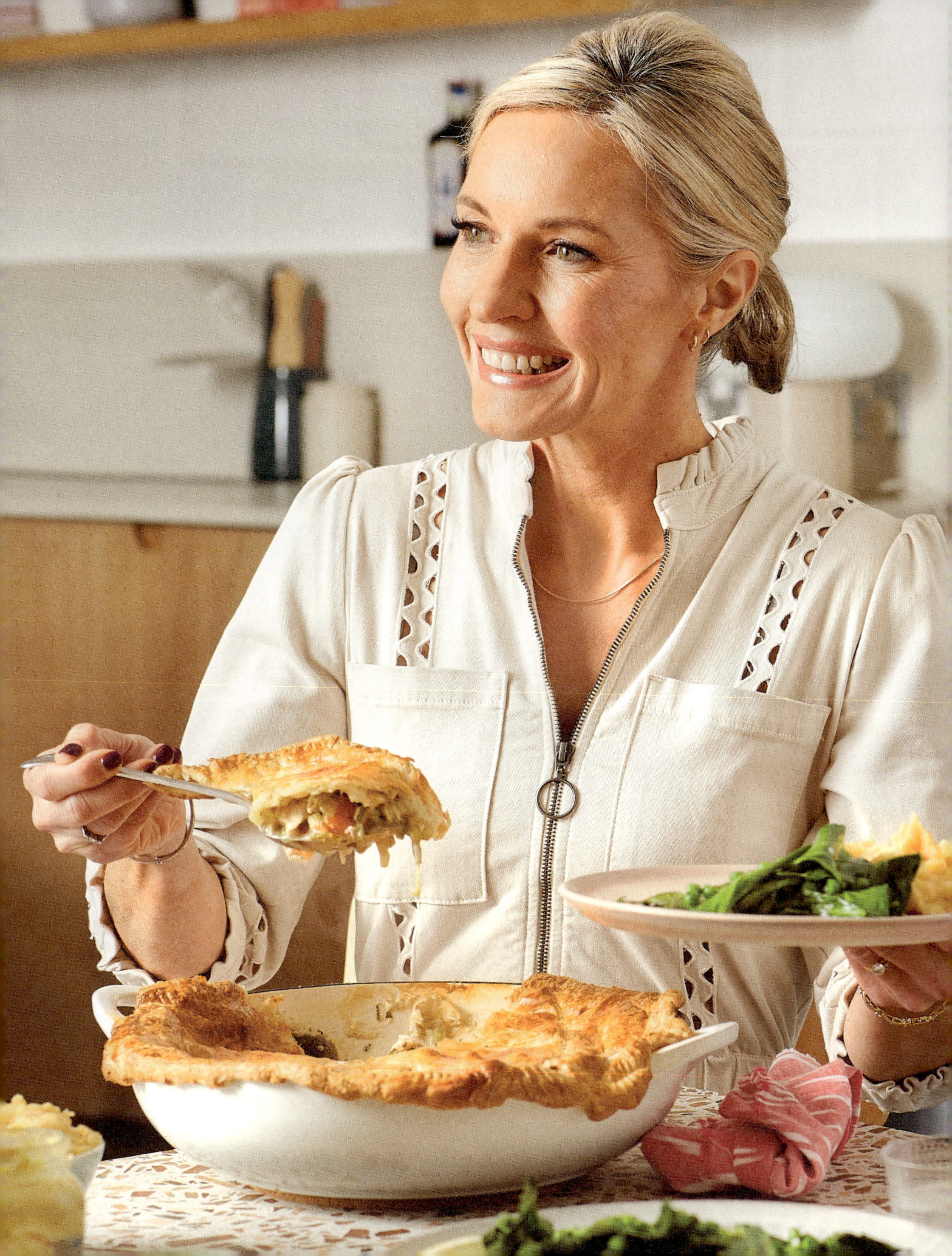

Rindfleisch-Wok mit Brokkoli

PQ
VF
SK
BG

Wokgerichte kommen immer gut an. Sie helfen uns dabei, sogar mehr als fünf Portionen Gemüse am Tag zu essen.

Für 4 Personen | Zeitaufwand: 20 Minuten

2 EL Sesamöl

350 g Rindersteak (z. B. Lende oder Hüfte), in Streifen geschnitten

250 g Soba-Nudeln

440 g Pfannengemüse (TK, eine Mischung mit Brokkoli)

2 Frühlingszwiebeln, grüner und weißer Teil getrennt, in dünne Ringe geschnitten

2 Knoblauchzehen, gerieben

1 daumengroßes Stück Ingwer, gerieben

2 EL Teriyaki-Sauce

2 EL Austernsauce

1 EL helle Sojasauce

Saft von 1 Limette

1 rote Chili, in dünne Ringe geschnitten

Sesam zum Bestreuen

Das Sesamöl in einem Wok erhitzen. Die Rindfleischstreifen darin bei mittlerer bis starker Hitze 8–10 Minuten unter Rühren braten, bis sie gut gebräunt sind.

In der Zwischenzeit die Nudeln nach Packungsangabe kochen. Zur Seite stellen.

Die Gemüsemischung, den weißen Teil der Frühlingszwiebeln, Knoblauch und Ingwer in den Wok geben und 2–3 Minuten mitbraten.

Teriyaki-Sauce, Austern- und Sojasauce zugeben und alles weitere 3 Minuten unter Rühren braten.

Die gekochten Nudeln in den Wok geben und vorsichtig untermischen. Den Limettensaft hinzufügen.

Vor dem Servieren mit Frühlingszwiebelgrün, Chiliringen und Sesam garnieren.

Protein | 33 g pro Portion
Kohlenhydrate | 55 g pro Portion
Ballaststoffe | 8,7 g pro Portion

Spitzkohl mit Linsen, Feta und Tahin

PQ VF SK VK BG

Ein tolles Hauptgericht mit ganz viel Gemüse: Spitzkohlspalten auf einem Bett aus Linsen und braunem Reis – mit einem Topping voller herrlich mediterraner Aromen.

Für 4 Personen | Zeitaufwand: 30 Minuten

1 Spitzkohl, in Spalten geschnitten

1 EL natives Olivenöl extra

1 TL gemahlener Kreuzkümmel

1 Beutel (250 g) vorgegarter Naturreis

2 Beutel (à 250 g) vorgegarte Puy-Linsen

2 Frühlingszwiebeln, gehackt

¼ Rotkohl, fein gehobelt

Saft von 1 Zitrone

50 g Tahin

60 g Feta

Salz

ZUM SERVIEREN

30 g Pistazienkerne, gehackt

Granatapfelkerne

Sumach

1 kleines Bund Dill (oder Minze)

Protein | 28 g pro Portion
Kohlenhydrate | 77 g pro Portion
Ballaststoffe | 16 g pro Portion

Den Backofen auf 180 °C vorheizen.

Die Spitzkohlspalten auf ein Backblech verteilen. Mit Öl einpinseln und mit Kreuzkümmel bestreuen. 20–25 Minuten rösten, bis das Gemüse kräftig gebräunt ist.

In der Zwischenzeit den Reis nach Packungsangabe erhitzen. Reis, Linsen, Frühlingszwiebeln und Rotkohl in eine große Schüssel geben. Die Hälfte des Zitronensafts hinzufügen und das Ganze mit Salz abschmecken.

Das Tahin mit dem restlichen Zitronensaft verrühren und mit etwas Wasser verdünnen. Mit Salz abschmecken.

Die Linsenmischung auf eine große Platte geben und mit den gerösteten Spitzkohlspalten belegen. Mit der Tahin-Sauce beträufeln und mit zerkrümeltem Feta bestreuen.

Mit gehackten Pistazien, Granatapfelkernen, Sumach und Dill (oder Minze) garnieren.

Spaghetti mit Zucchini und pikanter Wurst

PQ

VK

Wer möchte, kann für dieses Gericht auch Geflügelbratwurst oder vegetarische Würstchen verwenden. Köstlich schmeckt es so oder so.

Für 4 Personen | **Zeitaufwand: 30 Minuten**

1 EL Olivenöl

400 g magere grobe Bratwurst

320 g Vollkornspaghetti

3 Zucchini (ca. 500 g), grob geraspelt

1–2 rote Chilis, fein gehackt (nach Belieben)

3 Knoblauchzehen, in dünne Scheiben geschnitten

Schale von 1 Bio-Zitrone und Saft von ½ Zitrone

60 g Parmesan, gerieben

Salz

Das Öl in einer großen Pfanne erhitzen. Für die Nudeln Salzwasser in einem großen Topf zum Kochen bringen.

Das Wurstbrät aus der Hülle drücken, in die Pfanne geben und mit einem Kochlöffel zerkleinern. Bei mittlerer Hitze 8–10 Minuten braten, bis es schön gebräunt und knusprig ist.

Die Nudeln in das kochende Wasser geben und nach Packungsangabe bissfest garen.

In der Zwischenzeit das knusprige Brät mit einer Schaumkelle aus der Pfanne nehmen. Zur Seite stellen.

Die geraspelte Zucchini in die Pfanne geben und unter regelmäßigem Rühren in 5 Minuten weich dünsten. Chili und Knoblauch zufügen und 2 Minuten mitgaren. Das Brät wieder in die Pfanne geben. Die Zitronenschale zufügen.

Die Nudeln abgießen, dabei einen Becher Kochwasser auffangen.

Die Nudeln mit einem guten Schuss Kochwasser in die Pfanne geben und gut umrühren. Zwei Drittel des Parmesans und den Zitronensaft dazugeben. Die Pasta auf Teller verteilen und mit dem restlichen Parmesan bestreuen.

Protein | 33 g pro Portion
Kohlenhydrate | 61 g pro Portion
Ballaststoffe | 13 g pro Portion

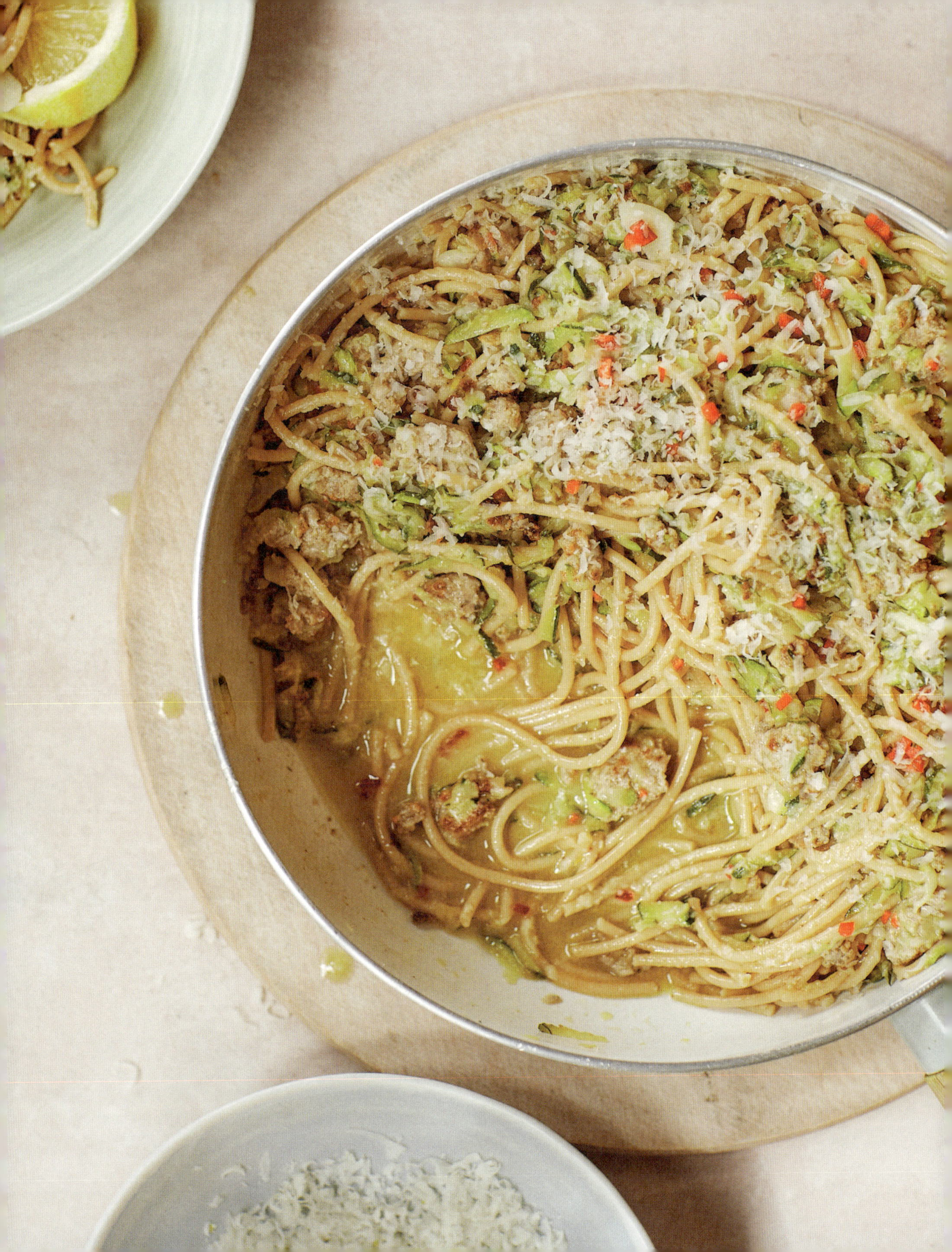

Thai-Garnelen mit Reis

PQ VF VK BG

Dieses Gericht ist köstlich und wirklich einfach zuzubereiten. Wenn kein Thai-Basilikum aufzutreiben ist, tut es auch normales!

Für 2 Personen | Zeitaufwand: 15 Minuten

2 EL Austernsauce

2 EL helle Sojasauce

1 EL Fischsauce

Saft von 1 Limette

200 g Choy Sum (oder Spinat)

½ EL Sonnenblumenöl

2 Knoblauchzehen, zerdrückt

1 daumengroßes Stück Ingwer, fein gerieben

1 rote Chili, fein gehackt, plus mehr zum Servieren

1 Frühlingszwiebel, in dünne Ringe geschnitten

150 g rohe, geschälte Riesengarnelen

1 Beutel (250 g) vorgegarter Naturreis

20 g Thai-Basilikum-Blätter

Limettenspalten zum Servieren (nach Belieben)

Zunächst Austernsauce, Sojasauce, Fischsauce und Limettensaft miteinander verrühren. Beiseitestellen.

Die Stängel des Choy Sum in feine Scheiben schneiden, die Blätter ganz lassen. Beiseitestellen.

Das Öl in einen großen Wok oder eine Pfanne geben. Choy-Sum-Stängel, Knoblauch, Ingwer, Chili und Frühlingszwiebel bei starker Hitze 1 Minute anbraten, bis sie duften.

Garnelen und Choy-Sum-Blätter dazugeben und unter Rühren 2–3 Minuten braten, bis die Garnelen rosa und durchgebraten sind.

Den Reis nach Packungsangabe in der Mikrowelle oder in einer Pfanne erwärmen.

Die Sauce und den größten Teil des Basilikums zu den Garnelen geben und durchwärmen, bis die Blätter zusammenfallen. Vom Herd nehmen. Mit dem restlichen Basilikum, gehackter Chili und Limettenspalten (falls gewünscht) zum Reis servieren.

Protein | 27 g pro Portion
Kohlenhydrate | 99 g pro Portion
Ballaststoffe | 6,8 g pro Portion

Pasta Puttanesca mit Thunfisch

PQ VF SK BG

Ich liebe Pasta Puttanesca. Nudeln aus Erbsenmehl und Thunfisch in der Sauce sorgen hier für viel Protein.

Für 2 Personen | Zeitaufwand: 20 Minuten

1 EL Olivenöl

2 Knoblauchzehen, in Scheiben geschnitten

2 Sardellenfilets

1 Dose (400g) gehackte Tomaten

1 EL Kapern

40g Kalamata-Oliven, entsteint

200g glutenfreie Nudeln (z. B. Erbsennudeln)

200g Thunfisch im eigenen Saft aus der Dose (Abtropfgewicht)

Saft von 1 Zitrone, nach Belieben mehr zum Servieren

100g Babyspinat

15g Basilikumblätter, in Stücke gezupft

2 EL geriebener Parmesan

Salz und frisch gemahlener schwarzer Pfeffer

Das Öl in eine große Pfanne geben. Knoblauch und Sardellen bei mittlerer Hitze 2 Minuten braten, bis sie duften, dabei die Sardellen mit dem Rücken des Kochlöffels zerdrücken.

Die Tomaten zugeben, 200 ml Wasser hinzufügen und alles 10 Minuten köcheln lassen, bis die Flüssigkeit reduziert ist. Kapern und Oliven hinzufügen.

Salzwasser in einem großen Topf zum Kochen bringen und die Nudeln nach Packungsangabe bissfest garen.

Den Thunfisch in die Pfanne geben und unterrühren, mit dem Zitronensaft beträufeln und den Spinat hinzufügen. Sobald der Spinat zusammengefallen ist, das Basilikum unterheben und die Sauce mit Salz und Pfeffer abschmecken. Mit einem Schaumlöffel die Nudeln direkt aus dem Wasser in die Sauce geben und gut durchschwenken. Dabei gegebenenfalls etwas Nudelwasser hinzufügen, um die Sauce zu verdünnen und ihr einen schönen Glanz zu geben.

Die Pasta nach Belieben mit Zitronensaft beträufeln und mit Parmesan bestreuen.

Protein | 45g pro Portion
Kohlenhydrate | 35g pro Portion
Ballaststoffe | 9,8g pro Portion

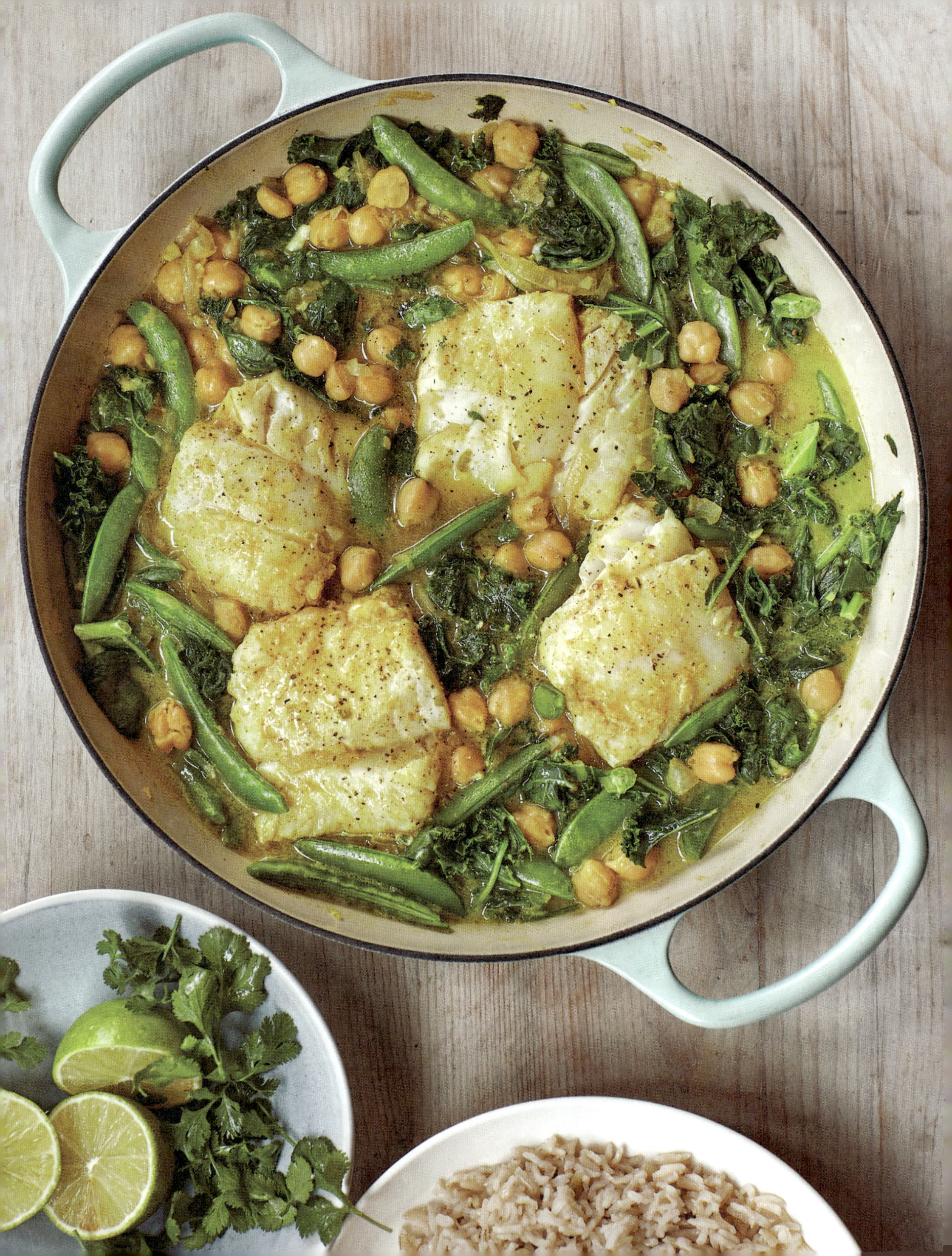

Duftendes Kokos-Curry mit Kabeljau

PQ
VF
SK
VK
BG

Dieses fein gewürzte Curry koche ich gern unter der Woche. Es ist würzig, aber nicht zu scharf und hat einen tollen Duft. Auch mit Lachs schmeckt es hervorragend.

Für 4 Personen | Zeitaufwand: 35 Minuten

1 EL Kokosöl

1 Zwiebel, in dünne Ringe geschnitten

50 g Ingwer, fein gerieben

4 Knoblauchzehen, gehackt

1 grüne Chili, fein gehackt

1 EL gemahlene Kurkuma

1 EL mittelscharfes Currypulver

400 ml Kokosmilch

200 ml Gemüsebrühe

1 Dose (400 g) Kichererbsen, abgetropft und abgespült

4 Kabeljaufilets ohne Haut

200 g Zuckerschoten

100 g Grünkohl, harte Stängel entfernt, Blätter grob gehackt

100 g Spinat

Salz

ZUM SERVIEREN

2 Limetten, halbiert

15 g Koriander

gegarter Naturreis

Das Kokosöl in einer großen Pfanne mit hohem Rand erhitzen und die Zwiebel sowie 1 Prise Salz hinzufügen. Bei mittlerer Hitze 10–15 Minuten braten, bis die Zwiebel weich ist.

Ingwer, Knoblauch und Chili hinzufügen und 2 Minuten mitbraten, dann Kurkuma und Currypulver hinzufügen und 1 weitere Minute braten.

Mit Kokosmilch und Gemüsebrühe aufgießen und die Sauce 5 Minuten köcheln lassen.

Die Kichererbsen hinzufügen und die Kabeljaufilets hineinlegen. Bei schwacher Hitze noch 8 Minuten köcheln lassen.

Zuckerschoten, Grünkohl und Spinat in die Pfanne geben und vorsichtig in die Sauce einrühren. 3–4 Minuten mitgaren, bis die Blätter zusammenfallen und der Fisch gar ist.

Das Curry mit den Limettenhälften zum Auspressen und Korianderblättern servieren. Dazu schmeckt Naturreis.

Protein | 35 g pro Portion
Kohlenhydrate | 30 g pro Portion
Ballaststoffe | 12 g pro Portion

Socca-Pizza

PQ
VF
SK

In Südfrankreich und Norditalien isst man Socca – Pfannkuchen aus Kichererbsenmehl. Hier habe ich sie wie eine Pizza belegt: eine tolle, proteinreiche Alternative zum Hefeteig, ganz schnell gemacht und obendrein glutenfrei!

Für 4 Personen | Zeitaufwand: 40 Minuten

320 g Kichererbsenmehl

1 TL Salz

2 EL Olivenöl

1 Dose (400 g) gehackte Tomaten

1 TL getrockneter Oregano

1 Knoblauchzehe, gerieben

250 g Ricotta

280 g getrocknete Tomaten in Öl, abgetropft und abgetupft

1 Handvoll grüne Oliven ohne Stein, halbiert

40 g Rucola

Balsamico-Creme (oder Pesto nach Wahl zum Servieren; nach Belieben)

Meersalzflocken

Das Kichererbsenmehl mit dem Salz in eine Schüssel geben, dann 500 ml Wasser hinzufügen. Alles zu einem glatten Teig verrühren.

In einer ofenfesten Pfanne ½ EL Öl erhitzen. Sobald die Pfanne heiß ist, ein Viertel des Teigs in die Pfanne geben und bei mittlerer bis starker Hitze 3–4 Minuten braten, dann mit einem Pfannenwender umdrehen und weitere 1–2 Minuten braten. In der Zwischenzeit den Backofengrill einschalten.

Die gehackten Tomaten mit Oregano, Knoblauch und 1 großzügigen Prise Salz verrühren. Ein Viertel dieser Mischung auf den Socca-Boden geben, dann ein Viertel des Ricottas darauf verteilen. Ein Viertel der sonnengetrockneten Tomaten und Oliven darüberstreuen.

Die Socca-Pizza unter dem Backofengrill 2 Minuten überbacken.

Aus dem Ofen nehmen und mit etwas Rucola belegen. Nach Belieben mit Balsamico-Creme oder Pesto beträufeln. Aus dem restlichen Teig drei weitere Socca-Pizzen herstellen. Für jeden Pfannkuchen ½ EL Öl in die Pfanne geben.

Protein | 43 g pro Portion
Kohlenhydrate | 68 g pro Portion
Ballaststoffe | 17 g pro Portion

Rosenkohlauflauf mit Bratwurst

PQ
VF
BG

Genau das Richtige für einen kühlen Herbsttag. Eine Menge gesundes Gemüse und dazu noch Sauerkrautsalat – eine wahre Wohltat für die Darmflora.

Für 4 Personen | Zeitaufwand: 40 Minuten

8 kleine grobe Bratwürste
250 g Kirschtomaten
200 g Rosenkohl, halbiert
1 Dose (400 g) weiße Bohnen, abgetropft
1 rote Zwiebel, in Spalten geschnitten
2 Zweige Rosmarin
1 EL natives Olivenöl extra

SAUERKRAUTSALAT
200 g Sauerkraut
1 EL körniger Senf
1 EL Apfelessig
1 TL Ahornsirup
2 EL natives Olivenöl extra

Den Backofen auf 190 °C vorheizen.

Bratwurst, Kirschtomaten, Rosenkohl, Bohnen und Zwiebelspalten in einer großen ofenfesten Form verteilen. Mit den abgezupften Rosmarinnadeln bestreuen und mit dem Öl beträufeln.

Im Ofen 25–30 Minuten backen, bis alles schön gebräunt ist.

In der Zwischenzeit das Sauerkraut in eine kleine Schüssel geben und mit Senf, Apfelessig, Ahornsirup und Öl vermengen.

Den Auflauf zusammen mit dem Salat servieren.

Protein | 25 g pro Portion
Kohlenhydrate | 36 g pro Portion
Ballaststoffe | 15 g pro Portion

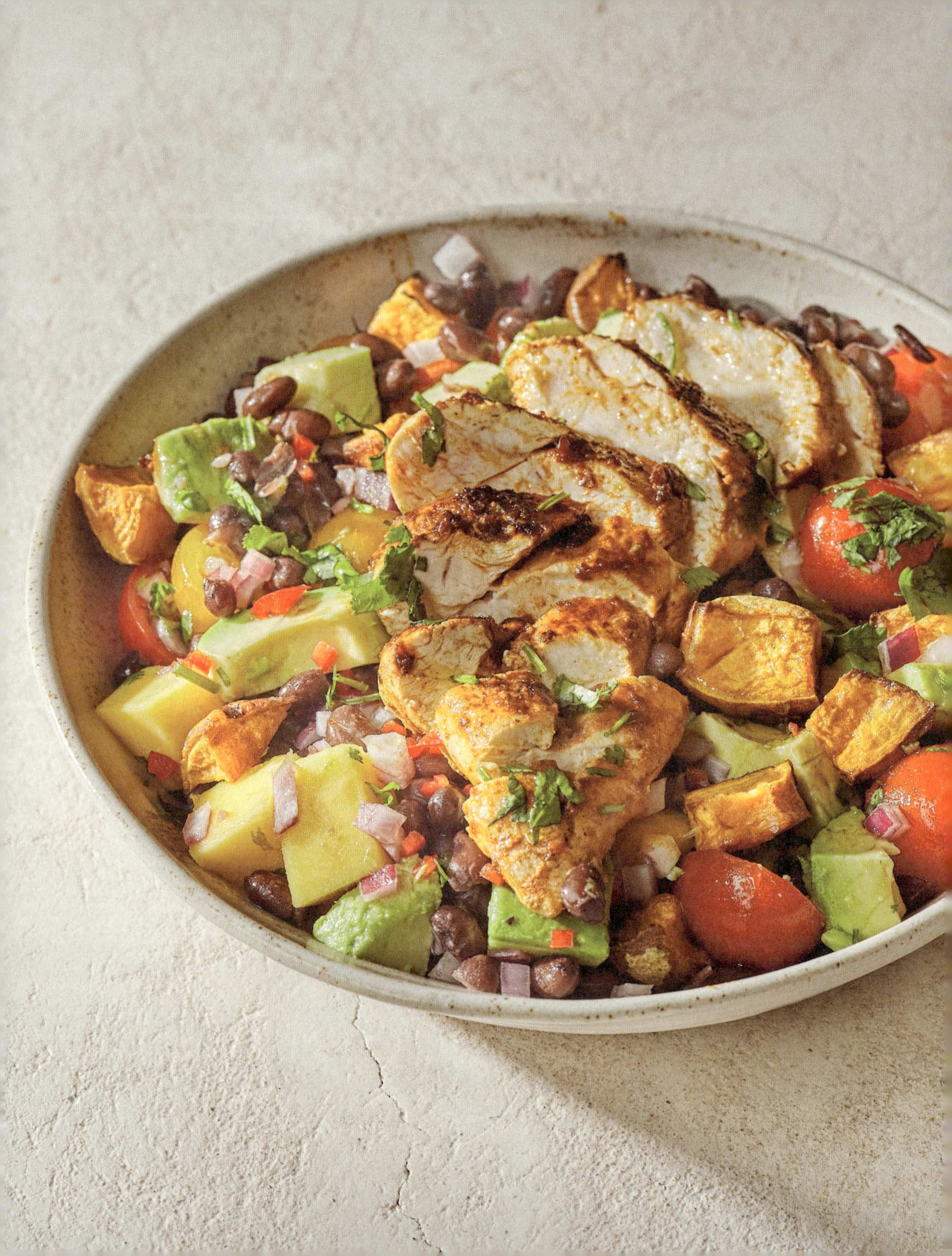

Hähnchen-Bowl mit Chili

PQ
VF
SK

Diese deftige Bowl mit viel Geschmack und Protein hält lange satt und zufrieden.

Für 2 Personen | Zeitaufwand: 35 Minuten

1 Süßkartoffel, gewürfelt
1 EL Olivenöl
1 TL gemahlener Kreuzkümmel
½ rote Zwiebel, fein gewürfelt
Schale und Saft von 2 Bio-Limetten
2 Hähnchenbrustfilets
1 EL Chipotle-Paste
1 Dose (400 g) schwarze Bohnen, abgetropft und abgespült
250 g Mango, gewürfelt
1 Avocado, gewürfelt oder in Streifen geschnitten
200 g Kirschtomaten, halbiert
1 große Handvoll Koriander, fein gehackt
½ rote Chili, fein gehackt (nach Belieben)
Salz und frisch gemahlener schwarzer Pfeffer

Die Süßkartoffelwürfel mit ½ EL Öl und dem Kreuzkümmel vermischen. Bei 180 °C in der Heißluftfritteuse 12–15 Minuten (oder im Backofen 15–20 Minuten) garen, bis sie weich und goldbraun sind.

In der Zwischenzeit die Zwiebelwürfel mit der Schale und dem Saft der beiden Limetten in eine große Schüssel geben. Zum Durchziehen zur Seite stellen.

Die Hähnchenbrustfilets mit Salz und Pfeffer würzen und mit der Chipotle-Paste einreiben. Den restlichen ½ EL Öl in einer Pfanne erhitzen und das Fleisch auf jeder Seite 2–3 Minuten braten, bis es durchgegart und außen gut gebräunt ist. Auf einem Schneidebrett ruhen lassen.

Schwarze Bohnen, Mango, Avocado, Tomaten und Süßkartoffel in die große Schüssel mit den Zwiebeln geben. Alles miteinander vermengen.

Den Salat auf Teller verteilen. Die Hähnchenbrustfilets aufschneiden und dazugeben. Mit Koriander und Chili garnieren.

Protein | 52 g pro Portion
Kohlenhydrate | 75 g pro Portion
Ballaststoffe | 24 g pro Portion

Tofu-Wok mit Ananas

PQ
VF
SK
BG

Ein schnelles veganes Gericht mit süßen und herzhaften Noten, das interessante Konsistenzen vereint.

Für 2 Personen | Zeitaufwand: 20 Minuten

2 EL Sesamöl

300 g fester Tofu, trocken getupft und in Würfel geschnitten

1 Stängel Zitronengras, vom harten Ende befreit, in dünne Ringe geschnitten

2 Knoblauchzehen, fein gehackt

1 rote Chili, fein gehackt

400 g Wok-Gemüse (TK)

300 g Ananas, gewürfelt

2 EL helle Sojasauce

2 EL zuckerreduzierte süße Chilisauce

2 Nester Instant-Reisnudeln

Saft von 1 Limette

1 kleine Handvoll Koriander, grob gehackt

ZUM SERVIEREN (nach Belieben)

1 Limette, halbiert

½ rote Chili, fein gehackt

In einem Wok 1 EL Sesamöl erhitzen. Den Tofu hineingeben und bei mittlerer bis starker Hitze 2–3 Minuten von allen Seiten goldbraun braten. Aus dem Wok nehmen und zur Seite stellen.

Den restlichen 1 EL Sesamöl in den Wok geben, dann Zitronengras, Knoblauch und Chili hineingeben. 2 Minuten braten.

Gemüse und Ananas, Sojasauce und süße Chilisauce in den Wok geben. 5 Minuten erhitzen.

In der Zwischenzeit die Nudeln nach Packungsangabe garen. Die gekochten Nudeln in den Wok geben und gut umrühren. Den Limettensaft hinzugeben.

Die Nudeln mit dem Gemüse auf zwei Servierschalen verteilen, den Tofu darauf anrichten und mit dem gehackten Koriander bestreuen. Nach Belieben mit Limettenhälften zum Auspressen und Chili zum Nachschärfen servieren.

Protein | 38 g pro Portion
Kohlenhydrate | 75 g pro Portion
Ballaststoffe | 13 g pro Portion

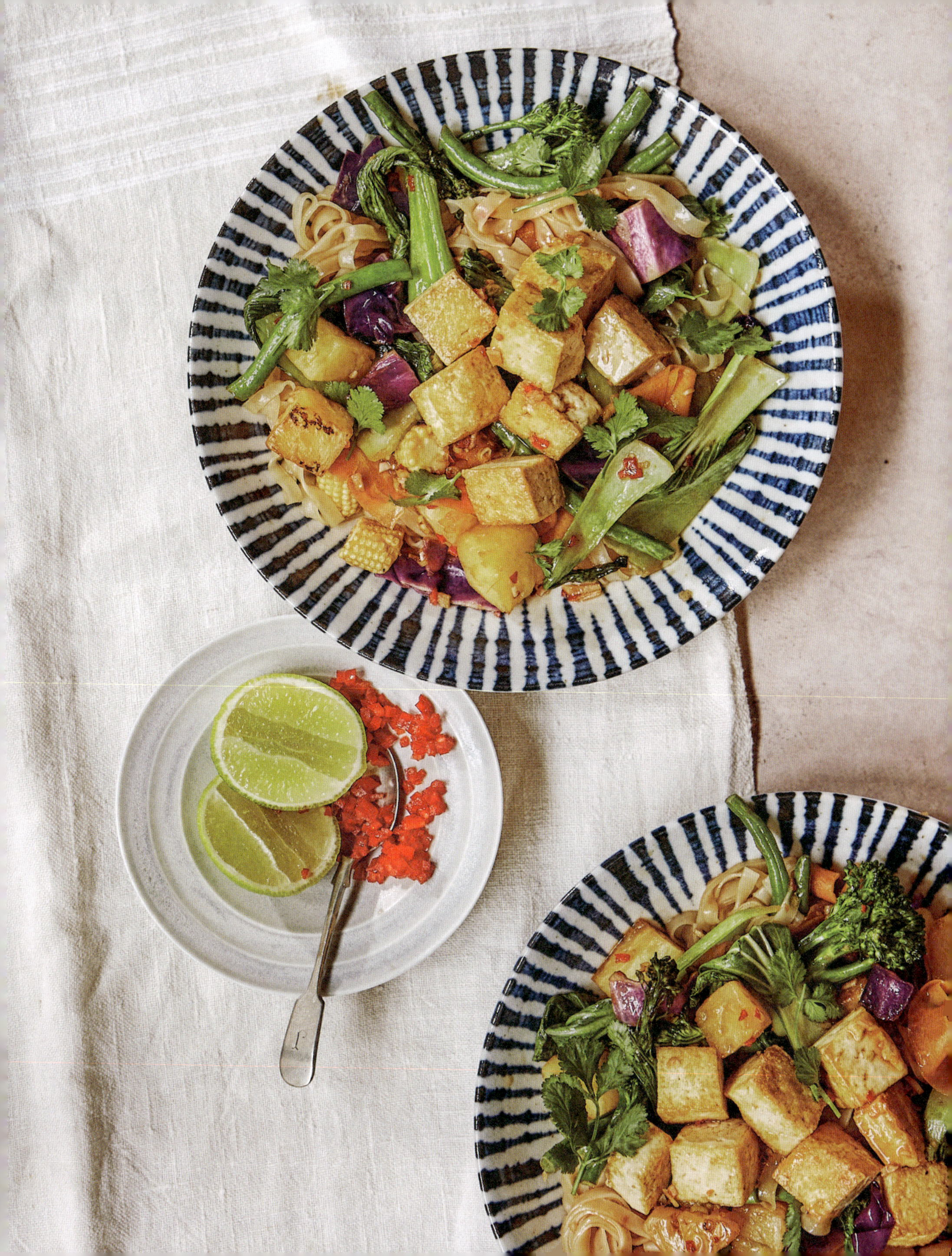

Auberginen-Erdnuss-Curry

PQ VF SK VK BG

Dieses Curry mit Kokosmilch ist herrlich cremig. Damit es noch proteinreicher wird, habe ich Seidentofu in die Sauce geschmuggelt. Man kann ihn nicht schmecken, aber er verleiht dem Gericht mehr Fülle und Tiefe.

Für 4 Personen | Zeitaufwand: 40 Minuten

1 EL Kokosöl

400 g Baby-Auberginen, ganz, mit Stiel

300 g Seidentofu

400 ml Kokosmilch

80 g Erdnussmus (aus gerösteten Erdnüssen)

2 EL vegane Fischsauce

1 EL helle Sojasauce

Saft von 2 Limetten

4 Knoblauchzehen, gerieben

1 daumengroßes Stück Ingwer, fein gerieben

1 rote Chili, fein gehackt

4 Kaffirlimettenblätter, in Stücke gezupft

200 ml Gemüsebrühe

200 g grüne Bohnen, geputzt und halbiert

175 g Babymaiskolben, der Länge nach halbiert

2 Pak Choi, geviertelt

ZUM SERVIEREN

50 g gesalzene geröstete Erdnusskerne, grob gehackt

1 kleines Bund Koriander, grob gehackt

gegarter Naturreis

Das Kokosöl in einer großen Pfanne erhitzen. Die Auberginen darin bei mittlerer bis starker Hitze 8–10 Minuten braten, bis sie rundherum schön gebräunt sind.

In der Zwischenzeit für die Satay-Sauce den Tofu mit Kokosmilch, Erdnussmus, Fischsauce, Sojasauce und Limettensaft in einen Mixer geben und pürieren.

Knoblauch, Ingwer, Chili und Kaffirlimettenblätter zu den Auberginen geben und 2 Minuten mitgaren.

Satay-Sauce und Gemüsebrühe zugießen und das Curry noch 25 Minuten leicht köcheln lassen, bis die Auberginen fast gar sind.

Jetzt grüne Bohnen, Mais und Pak Choi hinzugeben und 4 Minuten mitgaren.

Das Curry vor dem Servieren mit Erdnüssen und gehacktem Koriander bestreuen. Dazu passt Naturreis.

Protein | 18 g pro Portion
Kohlenhydrate | 18 g pro Portion
Ballaststoffe | 8,9 g pro Portion

Ofen-Hähnchen mit Chorizo

PQ
VF
VK

Hier habe ich mich von der spanischen Küche inspirieren lassen. Manchego ist einfach ein toller Käse, der zu vielen Gerichten passt. Wenn Zucchini und Spargel keine Saison haben, kann man anderes grünes Gemüse verwenden. Herzhaftes Roggenbrot sorgt für ein knuspriges Topping.

Für 4 Personen | Zeitaufwand: 45 Minuten

800 g kleine Kartoffeln, halbiert

1 EL natives Olivenöl extra

1 Scheibe Roggenbrot, in kleine Stücke gezupft

75 g Chorizo, grob gewürfelt

1 Knoblauchzehe

1 Handvoll glatte Petersilie, grob gehackt, plus ein paar Blätter zum Garnieren

4 Hähnchenbrustfilets

1 Zucchini, in Scheiben geschnitten

150 g grüner Spargel, in Stücke geschnitten

2 geröstete rote Paprika aus dem Glas, in schmale Streifen geschnitten

15 g Manchego, gerieben

Salz und frisch gemahlener schwarzer Pfeffer

Den Backofen auf 190 °C vorheizen.

Die Kartoffeln in eine große ofenfeste Form geben, mit dem Öl beträufeln und im Ofen 25 Minuten garen.

In der Zwischenzeit Roggenbrot, Chorizo, Knoblauch und Petersilie in einen Mixer geben und zerkleinern, bis eine duftende Bröselmischung entsteht.

Nach 25 Minuten Fleisch, Zucchini und Spargel in die Form zu den Kartoffeln geben. Gut würzen. Die Chorizo-Brösel über das Fleisch streuen und die Form für weitere 15–20 Minuten in den Ofen schieben, bis das Fleisch durchgebraten ist.

Aus dem Ofen nehmen. Mit Paprikastreifen, geriebenem Manchego und der restlichen Petersilie bestreut servieren.

Protein | 43 g pro Portion
Kohlenhydrate | 41 g pro Portion
Ballaststoffe | 5,6 g pro Portion

Lasagne mit Linsen

PQ VF SK VK

Ich versuche oft, mehr Gemüse in meine Lieblingsgerichte zu schmuggeln, und mit dieser Ragù-Sauce, die zur Hälfte aus Gemüse und zur Hälfte aus Fleisch besteht, lässt sich das ganz einfach erreichen. Sie schmeckt auch ohne Lasagne gut zu Reis, Nudeln oder Süßkartoffeln.

Für 6–8 Personen | Zeitaufwand: 1¾ Stunden

1 EL natives Olivenöl extra

2 große Karotten, fein gewürfelt

2 Selleriestangen, fein gehackt

1 Zwiebel, fein gehackt

½ Fenchelknolle, fein gehackt

100 g Shiitakepilze, fein gehackt

einige Zweige Thymian, Blätter fein gehackt

einige Zweige Rosmarin, Nadeln fein gehackt

einige Stängel Oregano, Blätter fein gehackt

4 Knoblauchzehen, fein gerieben oder zerdrückt

500 g Rinderhackfleisch (5 % Fett)

200 g Linsen aus der Dose

2 Dosen (à 400 g) gehackte Tomaten

2 EL Rotweinessig

1 EL Marmite (oder Hefeextrakt)

1 Brühwürfel (Rind)

300 g Vollkorn-Lasagneplatten

Salz und frisch gemahlener schwarzer Pfeffer

Basilikumblätter zum Servieren

WEISSE SAUCE

500 g Ricotta

150 ml Milch

1 Ei

1½ TL Dijonsenf

60 g Parmesan, fein gerieben, plus mehr zum Servieren

Das Öl in einen großen, hohen Topf geben. Karotten, Sellerie, Zwiebel, Fenchel und Pilze darin bei mittlerer Hitze in 10–15 Minuten weich dünsten. Kräuter und Knoblauch hinzufügen und 2 Minuten erhitzen, bis sie duften.

Das Hackfleisch hinzugeben und mit dem Rücken eines Kochlöffels zerkleinern, bis es eine krümelige Konsistenz hat, dann die Linsen zufügen. Die Tomaten und eine Dose Wasser zugeben.

Essig, Marmite und Brühwürfel hinzufügen und die Sauce mit 1 Prise Salz und Pfeffer würzen. Zugedeckt mindestens 45 Minuten köcheln lassen, bis das Gemüse ganz weich ist – das kann auch bis zu 2 Stunden dauern.

In der Zwischenzeit Ricotta, Milch, Ei, Senf und Parmesan verrühren und würzen. Beiseitestellen.

Den Backofen auf 180 °C vorheizen.

Eine dünne Schicht der Fleischsauce auf dem Boden einer großen ofenfesten Form verteilen. Darauf eine Schicht Lasagneblätter legen (falls nötig, zerbrechen, damit sie passen). Weiter schichten bis etwa 1,5 cm unter den Formrand, mit einer Schicht Lasagneplatten enden. Die gesamte weiße Sauce darübergeben, mit Parmesan bestreuen. Die Lasagne im Ofen 40 Minuten backen. Mit Basilikum garnieren und servieren.

Protein | 53 g pro Portion
Kohlenhydrate | 41 g pro Portion
Ballaststoffe | 8,6 g pro Portion

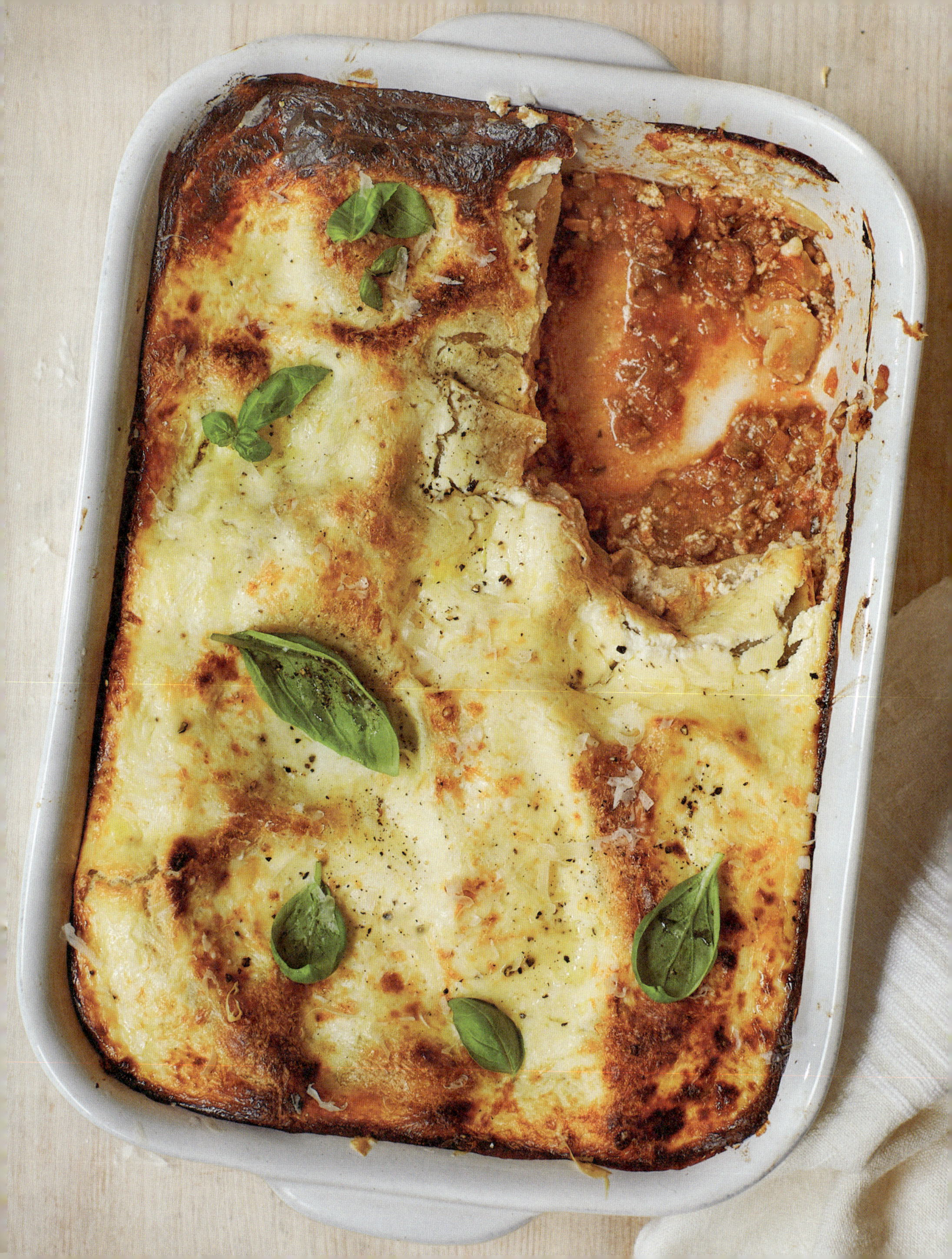

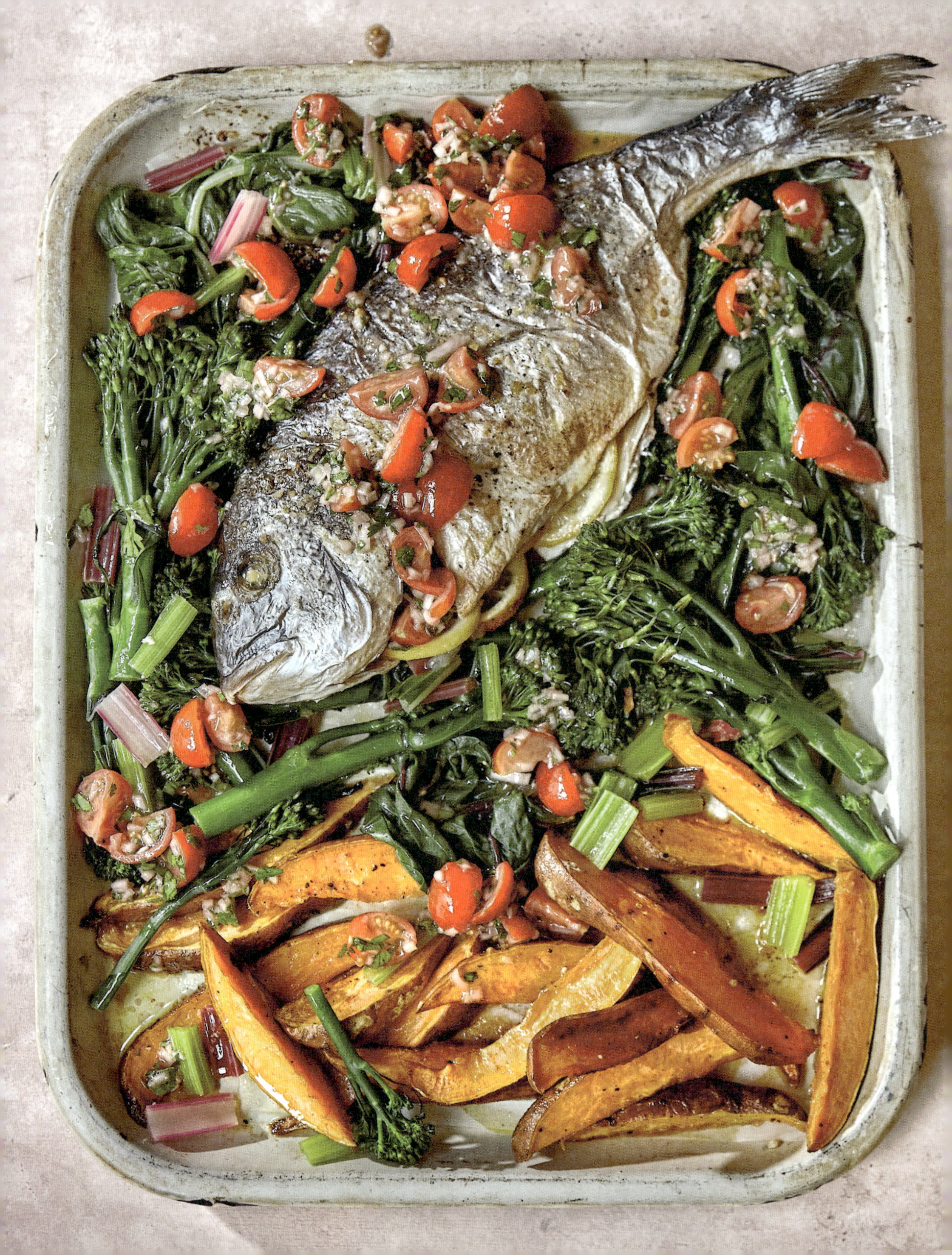

Fisch aus dem Ofen mit Gemüse und Tomaten-Salsa

PQ VF SK BG

HAUPTGERICHTE

Ein ganzer Fisch macht Eindruck auf dem Tisch. Ich habe hier Dorade genommen, Wolfsbarsch eignet sich ebenfalls sehr gut. Und die frische Tomaten-Salsa passt auch zu vielen anderen Gerichten. Es lohnt sich also, gleich die doppelte Menge zu machen.

Für 2 Personen | Zeitaufwand: 40 Minuten

2 Süßkartoffeln, in Spalten geschnitten

1 ½ EL natives Olivenöl extra

200 g Mangold (oder Grünkohl), Stiele grob gehackt, Blätter ganz gelassen

200 g Brokkolini

1 große oder 2 kleinere Doraden, küchenfertig

½ Bio-Zitrone, in Scheiben geschnitten

Salz und frisch gemahlener schwarzer Pfeffer

FÜR DIE SALSA

1 Schalotte, fein gewürfelt

3 EL Rotweinessig

1 TL Dijonsenf

1 EL natives Olivenöl extra

1 TL Ahornsirup

200 g Kirschtomaten, geviertelt

1 große Handvoll glatte Petersilie, fein gehackt

Den Backofen auf 180 °C vorheizen.

Die Süßkartoffeln in eine große ofenfeste Form legen, mit ½ EL Öl beträufeln und mit Salz und Pfeffer würzen. 15 Minuten rösten.

In der Zwischenzeit für die Salsa Schalotte und Essig in eine kleine Schüssel geben und beiseitestellen.

Nach 15 Minuten Mangold und Brokkolini in die Form geben. Die Zitronenscheiben zwischen die Bauchlappen des Fischs stecken, dann den Fisch auf das Gemüse legen. Nochmals mit Salz und Pfeffer würzen und mit dem restlichen 1 EL Öl beträufeln. 12–15 Minuten garen, bis das Fischfleisch weiß ist und sich von den Gräten löst.

Während der Fisch gart, Senf, Öl, Ahornsirup, Kirschtomaten und Petersilie in die Schüssel mit den Schalotten geben und alles gut vermischen.

Den Fisch aus dem Ofen nehmen und mit der Salsa servieren.

Protein | 31 g pro Portion
Kohlenhydrate | 60 g pro Portion
Ballaststoffe | 15 g pro Portion

Zweierlei Smoothies

Der leuchtend violette Smoothie ist einer meiner Favoriten – erdig, süß und belebend. Aber auch grüne Smoothies mag ich gern. Ich habe einen leistungsstarken Mixer, in den ich die Kiwis mit der Schale gebe, denn sie liefert wertvolle Ballaststoffe. Wer die Konsistenz nicht mag, schält die Früchte besser.

Ergibt 1 großes Glas (jede Sorte) | Zeitaufwand: 5 Minuten

Rote Bete & Brombeere

150 g Brombeeren

250 g Rote Bete

2 EL gemahlene Leinsamen

1 daumengroßes Stück Ingwer

2 getrocknete Datteln, entsteint

250 ml Sojadrink

Alle Zutaten in einen Mixer geben und glatt pürieren.

In ein Glas gießen und servieren.

Protein | 14 g pro Portion
Kohlenhydrate | 46 g pro Portion
Ballaststoffe | 19 g pro Portion

PQ VF SK O3

Grün

1 Avocado

2 Kiwis

Saft von 1 Zitrone

1 großes Stück Ingwer

250 ml Mandel- oder Cashewdrink

40 g Spinat

1 EL Proteinpulver nach Wahl (außer Schokolade)

Alle Zutaten in einen Mixer geben und glatt pürieren. Wenn nötig, mit bis zu 100 ml Wasser verdünnen.

In ein Glas gießen und servieren.

Protein | 31 g pro Portion
Kohlenhydrate | 16 g pro Portion
Ballaststoffe | 8,6 g pro Portion

PQ VF SK BG

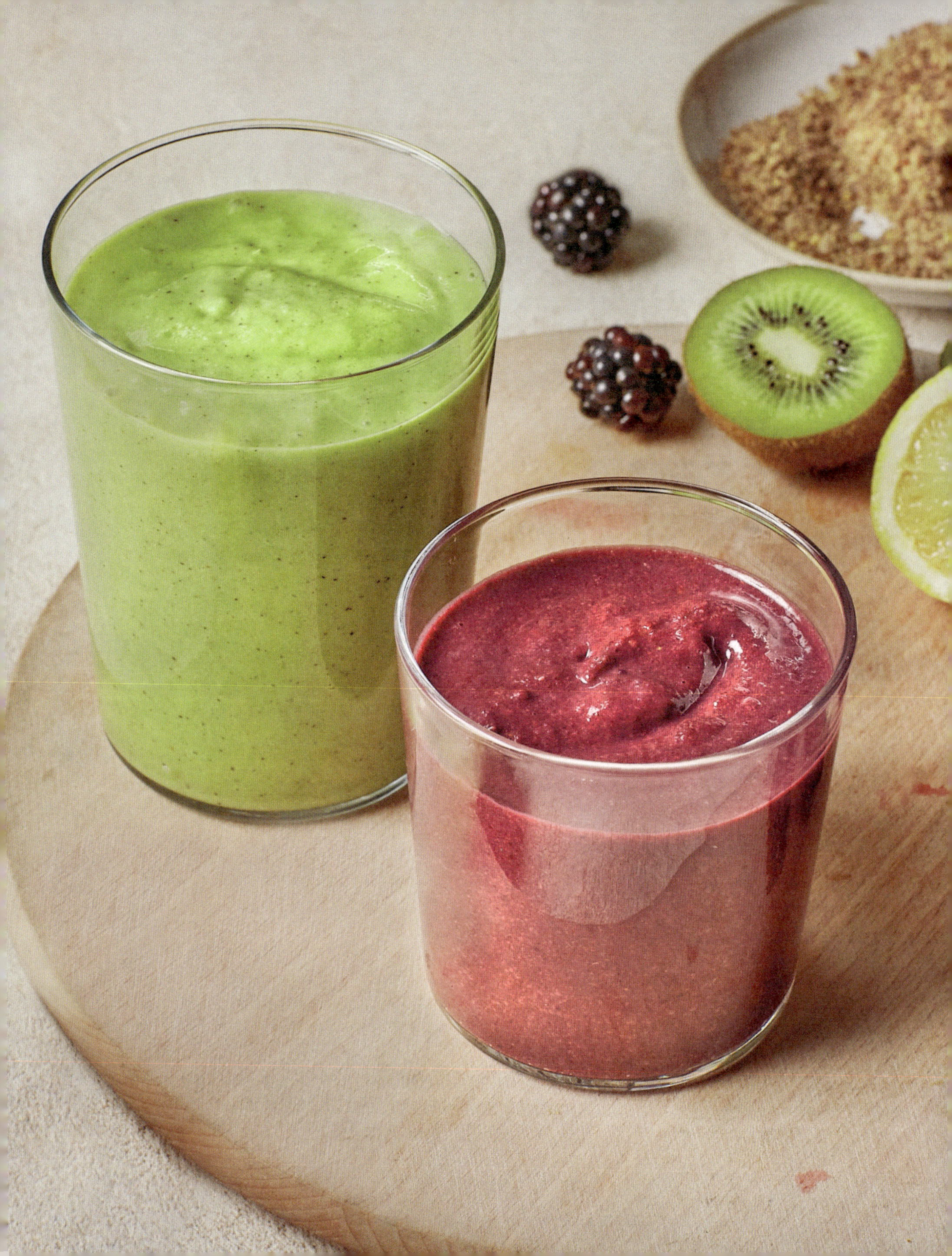

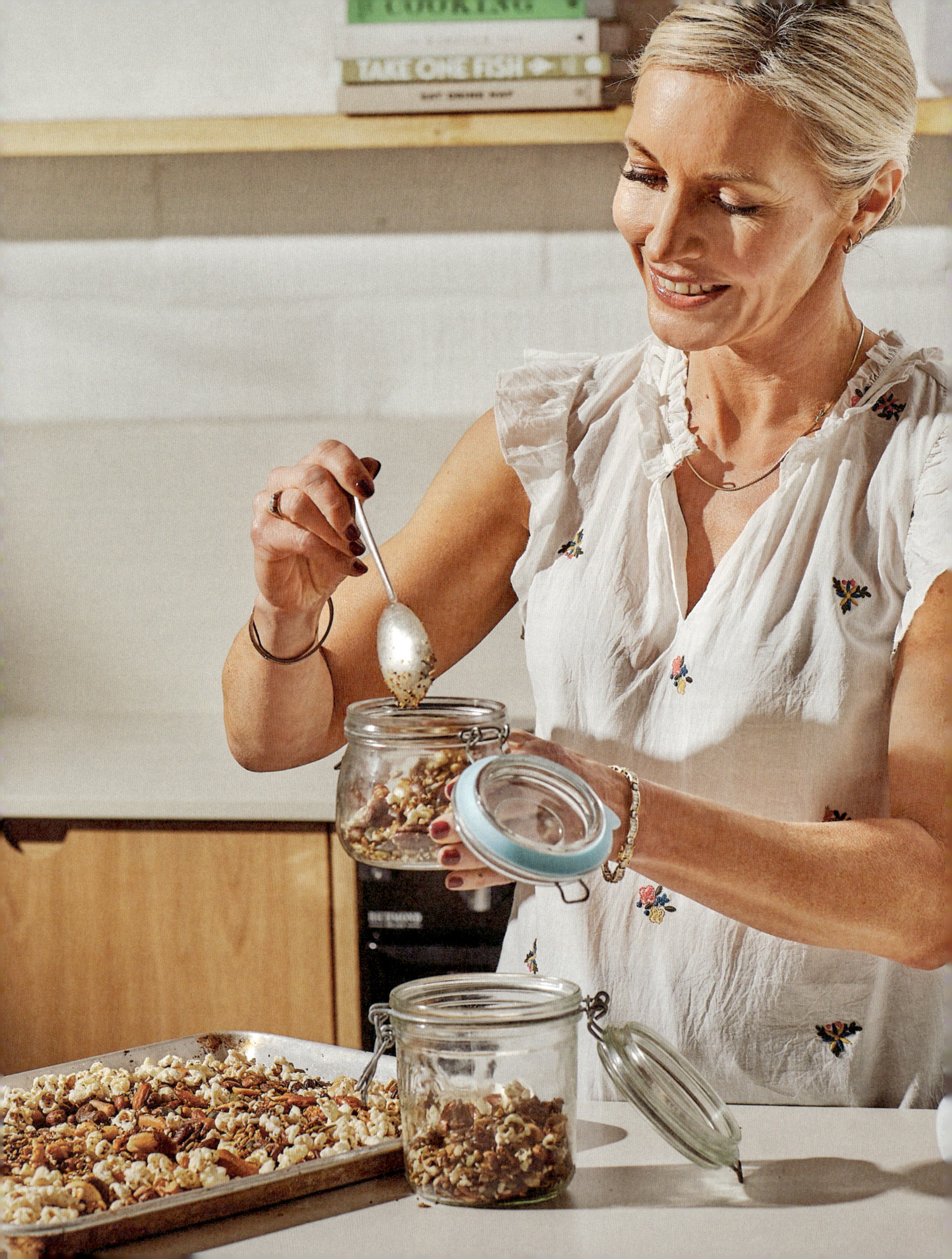
TAKE ONE FISH

Protein-Knabbermischung

PQ
VF
SK
O3
VK

Diese knackige Mischung ist der perfekte Snack für zwischendurch, denn Nährhefe enthält viele Vitamine, Mineralstoffe und Proteine. Außerdem gibt sie der Mischung einen tollen Geschmack. Alle anderen Zutaten können gegen etwas ausgetauscht werden, das verbraucht werden möchte – Cracker, geröstete Kichererbsen oder sogar Trockenfrüchte.

Ergibt 8 Portionen | **Zeitaufwand: 30 Minuten**

30 g gesalzenes Popcorn

300 g gemischte Nüsse (z. B. Mandeln, Cashewkerne und Walnusskerne)

5 EL gemischte Kerne (z. B. Sonnenblumenkerne, Kürbiskerne, Sesam und Leinsamen)

2 EL Chiasamen

3 EL Nährhefe

1 TL Knoblauchpulver

¼ TL Salz

1 ½ EL natives Olivenöl extra

Den Backofen auf 180 °C vorheizen.

Alle Zutaten in eine große Schüssel geben und gut vermischen, um sie mit dem Öl zu überziehen. Auf einem großen Backblech ausbreiten.

Im Ofen 25 Minuten rösten, bis die Mischung leicht gebräunt ist und duftet. Vollständig abkühlen lassen, dann in einen luftdichten Behälter füllen. Dort hält sich Knabbermischung etwa 2 Wochen.

Protein | 19 g pro Portion
Kohlenhydrate | 10 g pro Portion
Ballaststoffe | 8,6 g pro Portion

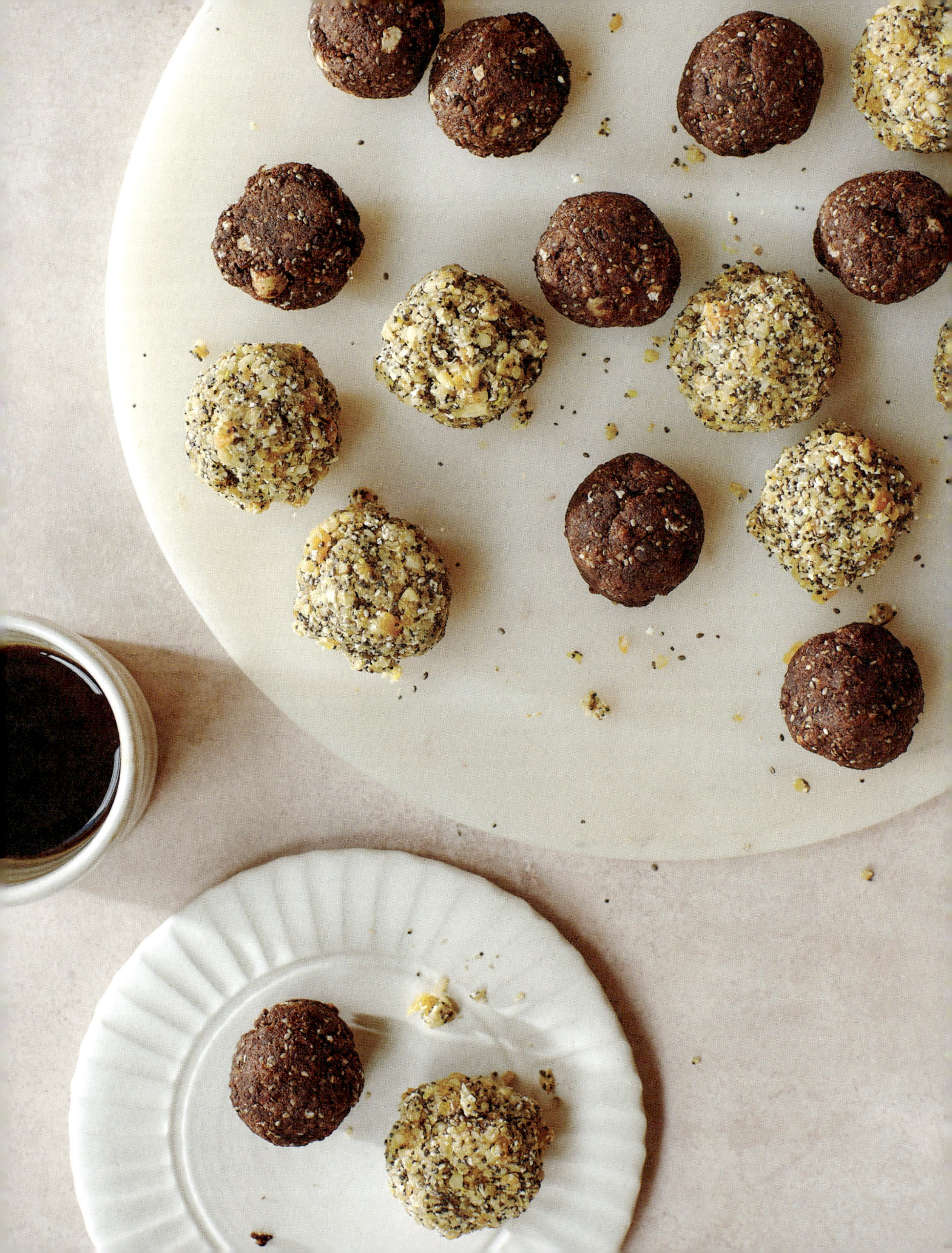

Zweierlei Energy Balls

Es ist immer gut, wenn man ein paar Energiekugeln dabei hat. Damit kannst du die Lücke zwischen zwei Mahlzeiten auf supergesunde Weise überbrücken.

Ergibt jeweils 12 Stück | **Zeitaufwand: 10 Minuten**

Mokka & Haselnuss

150 g entkernte Medjool-Datteln

100 g Haferflocken

2 EL Chiasamen

2 EL Kakaopulver

100 g Haselnusskerne

1 EL Instant-Kaffeepulver

Alle Zutaten in einen Mixer geben und pürieren, bis sie sich verbinden. Wenn die Datteln nicht feucht genug sind, ein paar Esslöffel Wasser zugeben, damit die Mischung zusammenhält. Mit 2 EL beginnen und die Menge langsam steigern. Die Masse soll sich wie feuchter Sand anfühlen und beim Zusammendrücken zusammenhalten.

Aus der Masse zwölf Kugeln formen und im Kühlschrank aufbewahren. Dort halten sich die Energy Balls bis zu 1 Woche.

PQ VF SK VK O3

Protein | 3,1 g pro Stück
Kohlenhydrate | 15 g pro Stück
Ballaststoffe | 2,8 g pro Stück

Zitrone & Mohn

100 g Haferflocken

150 g getrocknete Aprikosen

2 EL Chiasamen

2 EL Mohnsamen

abgeriebene Schale und Saft von 2 kleinen Bio-Zitronen

100 g Cashewkerne

Alle Zutaten in einen Mixer geben und pürieren, bis sie sich verbinden. Wenn die Aprikosen nicht feucht genug sind, ein paar Esslöffel Wasser zugeben, damit die Mischung zusammenhält. Mit 2 EL beginnen und die Menge langsam steigern. Die Masse soll sich wie feuchter Sand anfühlen und beim Zusammendrücken zusammenhalten.

Aus der Masse zwölf Kugeln formen und im Kühlschrank aufbewahren. Dort halten sich die Energy Balls bis zu 1 Woche.

PQ VF SK VK O3

Protein | 3,9 g pro Stück
Kohlenhydrate | 13 g pro Stück
Ballaststoffe | 2,9 g pro Stück

Snack-Riegel

PQ VF SK O3

Selbst gemachte Proteinriegel sind viel gesünder als gekaufte, und der Aufwand dafür ist minimal. Ich habe immer einige im Gefrierfach, um bei Bedarf zuzugreifen. Wenn man sie im Kühlschrank aufbewahrt, sind die Riegel etwas weicher.

Ergibt 14 Stück | Zeitaufwand: 1 Stunde plus Gefrieren

25 g Kokosöl
150 g Erdnussmus
170 g Honig
100 g gepuffter Vollkornreis
100 g ungesalzene Erdnusskerne
25 g Sonnenblumenkerne
25 g Kürbiskerne
20 g Chiasamen
20 g Leinsamen
1 Prise Salz

ZUM VERZIEREN (nach Belieben)
60 g dunkle Schokolade (70 %)
1 EL Kokosöl

Eine quadratische Backform (20 cm) mit Backpapier auslegen. Kokosöl, Erdnussmus und Honig in einem kleinen Topf schmelzen. Alternativ in einer hitzebeständigen Schüssel in der Mikrowelle in 20-Sekunden-Intervallen schmelzen, zwischendurch umrühren.

Alle übrigen Zutaten in eine große Schüssel geben, mit der flüssigen Erdnussmusmischung übergießen und gut verrühren.

Die Masse in die vorbereitete Form drücken und für 30 Minuten bis 2 Stunden in den Kühlschrank stellen, bis sie sich fest anfühlt.

Für den Überzug, falls gewünscht, Schokolade und Kokosöl in eine kleine hitzebeständige Schüssel geben und auf ein Wasserbad setzen oder in der Mikrowelle in 20-Sekunden-Intervallen schmelzen, zwischendurch umrühren.

Die feste Masse auf ein Schneidebrett stürzen und in 14 Riegel schneiden. Die Riegel mit der Unterseite in die Schokolade tauchen, dann mit etwas Abstand auf ein mit Backpapier ausgelegtes Backblech legen. Einfrieren, bis sie fest sind. Dann können die Riegel in Gefrierbeutel umgefüllt und bis zu 2 Monate im Tiefkühlfach aufbewahrt werden. Im Kühlschrank halten sie sich 2 Wochen.

Protein | 6,4 g pro Portion
Kohlenhydrate | 19 g pro Portion
Ballaststoffe | 3,2 g pro Portion

Protein-Guacamole

PQ
VF
SK

Ich war begeistert, als ich entdeckte, dass man Seidentofu in eine Guacamole rühren kann, ohne dass es auffällt. Eine tolle Möglichkeit, um den Nährstoffgehalt dieses Partyklassikers zu erhöhen!

Für 4 Personen | Zeitaufwand: 15 Minuten

2 Avocados

150 g Seidentofu, abgetropft

Saft von 1–2 Limetten, nach Belieben

1 kleine rote Zwiebel, sehr fein gewürfelt

50 g Kirschtomaten, geviertelt

1 rote Chili, fein gewürfelt

1 kleines Bund Koriander, fein gehackt, plus ein paar Blätter zum Garnieren

Meersalzflocken

Die Avocados halbieren und entsteinen. Das Fruchtfleisch einer Avocadohälfte, den Tofu und den Saft einer halben Limette in einen Mixer geben und glatt pürieren. In eine Schüssel umfüllen.

Das Fruchtfleisch der restlichen Avocados grob zerdrücken, sodass es recht stückig bleibt. Mit dem größten Teil der Zwiebelwürfel und der Kirschtomaten sowie Chili und fein gehacktem Koriander zu der Tofu-Avocado-Mischung geben.

Mit Limettensaft und Salz abschmecken.

Mit den restlichen Zwiebelwürfeln, Tomaten und dem gehackten Koriander bestreuen. Mit Tortilla-Chips servieren, um die Guacamole zu »löffeln«.

Protein | 3,6 g pro Portion
Kohlenhydrate | 4,9 g pro Portion
Ballaststoffe | 2,7 g pro Portion

Mezze mit Rote-Bete-Hummus

PQ VF SK

Ein schöner Mezze-Teller darf in diesem Buch nicht fehlen. Bei der Gemüseauswahl ist alles willkommen, was Farbe auf den Teller bringt. Für Ballaststoffe sorgen Vollkorn-Grissini, Roggenknäckebrot mit Körnern oder Hafercracker. Das Rezept ergibt mehr Hummus, als hier gebraucht wird. Was übrig bleibt, kann in einem Schraubglas eine Woche im Kühlschrank aufbewahrt werden.

Für 2 Personen | Zeitaufwand: 15 Minuten

HUMMUS

200 g Hummus (siehe Tipp)

250 g gekochte Rote Bete, in Stücke geschnitten

Saft von ½ Zitrone

75 g Sonnenblumenkerne

1 TL Za'atar-Gewürzmischung (oder Dukkah)

1 TL natives Olivenöl extra

Salz und frisch gemahlener schwarzer Pfeffer

ZUM DIPPEN (VORSCHLÄGE)

Snackgurken, Babymais, Karotten, Paprika, Zuckerschoten, Chicorée, Radieschen, Kirschtomaten, Stangensellerie, Oliven, Falafel

Hummus, Rote Bete, Zitronensaft und Sonnenblumenkerne (einige zum Garnieren zurückbehalten) in einen Hochleistungsmixer geben und so lange pürieren, bis die Masse leuchtend rosa ist.

Mit Salz und Pfeffer abschmecken und in eine kleine Schüssel füllen. Mit Za'atar (oder Dukkah) und den restlichen Sonnenblumenkernen bestreuen und mit dem Öl beträufeln.

Das Gemüse in handliche Stücke schneiden, auf einer Platte anrichten und den Dip in die Mitte stellen.

Mein Tipp

Hummus enthält viele wertvolle Nährstoffe. Beim Einkauf auf den Fettgehalt achten. Noch besser ist es, Hummus selbst zu machen.

Protein | 18 g pro Portion (ohne Gemüse)
Kohlenhydrate | 29 g pro Portion (ohne Gemüse)
Ballaststoffe | 11 g pro Portion (ohne Gemüse)

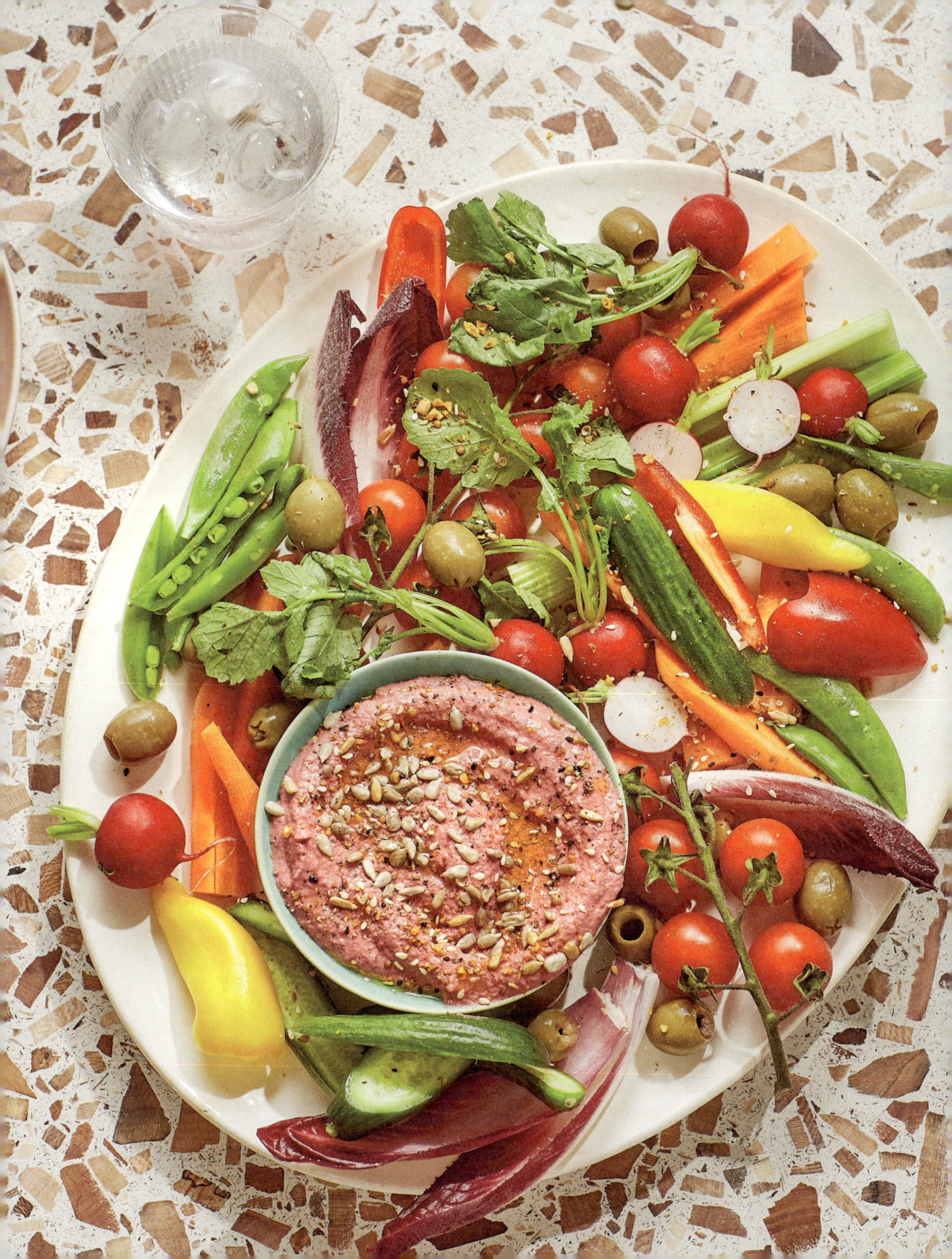

Fetacreme mit Räucherlachs

PQ
SK
O3

Als ich entdeckte, dass man Hüttenkäse aufschlagen kann, war ich sofort Feuer und Flamme – er wird wunderbar cremig. Hier habe ich ihn mit Feta und Zitronenschale zu einem köstlichen Brotaufstrich aufgeschlagen. Er lässt sich einige Zeit im Kühlschrank aufbewahren und auf Toast oder Cracker streichen. Auch zu geräuchertem Lachs und Gurke passt er hervorragend.

Ergibt 8 Knäckebrote | **Zeitaufwand: 15 Minuten**

FETACREME

250 g fettarmer Hüttenkäse

75 g Feta

abgeriebene Schale von 1 Bio-Zitrone, plus Zitronenspalten zum Servieren

frisch gemahlener schwarzer Pfeffer

KNÄCKEBROTE

8 Scheiben Mehrkorn-Knäckebrot

⅛ Gurke, in sehr dünne Scheiben geschnitten

160 g Räucherlachs

einige Schnittlauchröllchen (oder ein paar Stängel Dill)

1 Spritzer natives Olivenöl extra

Hüttenkäse, Feta und Zitronenschale in einen Mixer geben und glatt pürieren.

Jeweils 2 EL der Fetacreme auf ein Knäckebrot streichen und mit Gurkenscheiben und Räucherlachs belegen. Mit Schnittlauch und schwarzem Pfeffer bestreuen und mit Öl beträufeln. Die Brote mit einer Zitronenspalte zum Auspressen servieren. Reste der Fetacreme halten sich in einem luftdichten Behälter im Kühlschrank bis zu 1 Woche.

Protein | 10 g pro Portion
Kohlenhydrate | 6,8 g pro Portion
Ballaststoffe | 0,5 g pro Portion

Mein Tipp

Wer Hüttenkäse nicht mag, kann ihn ganz oder zur Hälfte durch griechischen Joghurt ersetzen.

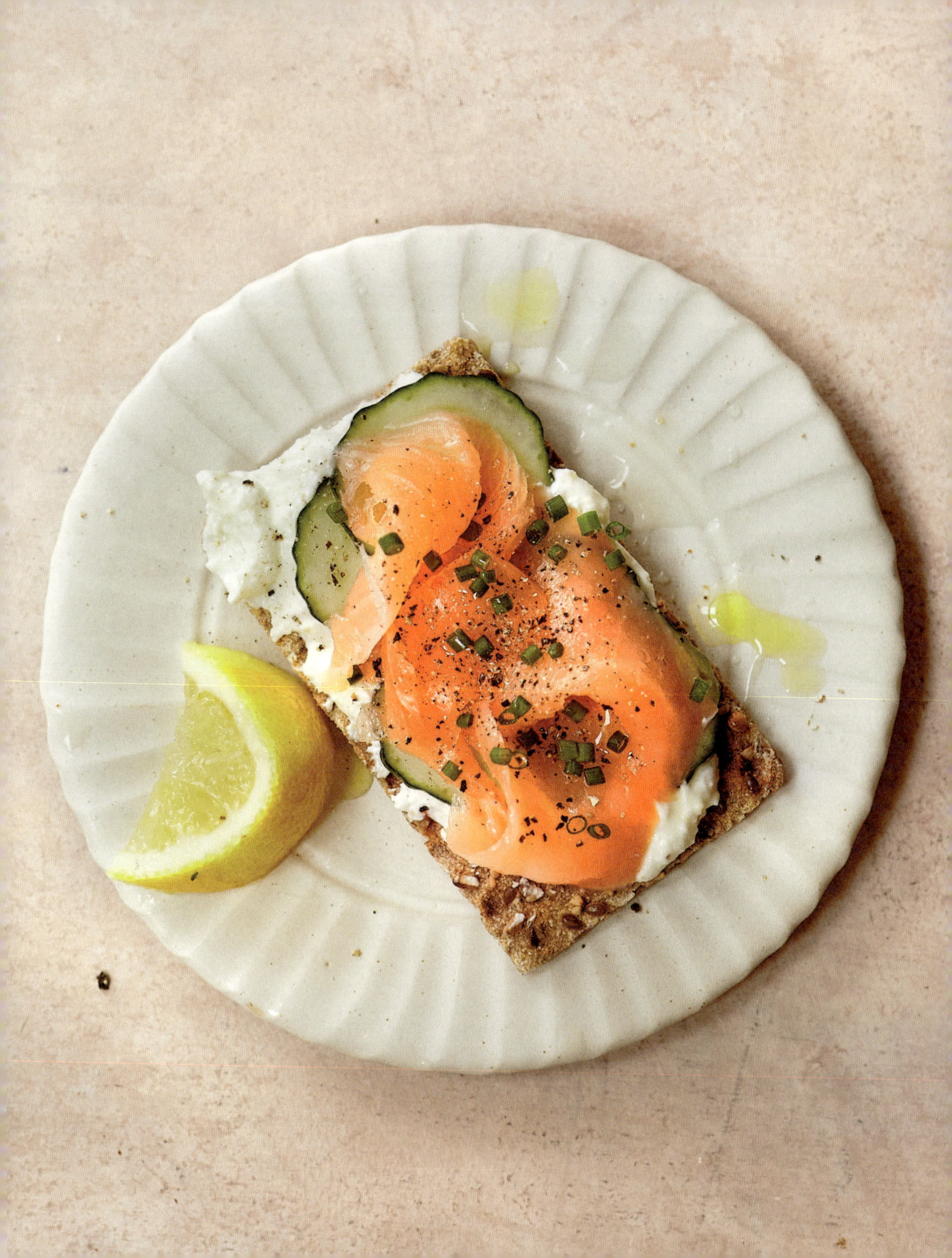

Temaki mit Thunfisch

PQ
VF
SK
O3

Wie Sushi, nur viel einfacher: eine Dose Fisch aus dem Vorratsschrank und ein paar Nori-Blätter – viel mehr braucht man nicht.

Ergibt 6 Temaki | Zeitaufwand: 5 Minuten

1 Dose (145 g) Thunfisch (oder Lachs), abgetropft

2 EL griechischer Joghurt

1 EL Sriracha-Chilisauce

3 Nori-Blätter, halbiert

⅛ Gurke, in dünne Stifte geschnitten

1 Frühlingszwiebel, in dünne Ringe geschnitten

1 EL Sesam

Den abgetropften Fisch mit Joghurt und Chilisauce vermischen.

Ein halbiertes Nori-Blatt mit der glänzenden Seite nach unten auf die Arbeitsfläche legen. Einige Esslöffel der Fischmasse links von der Mitte daraufsetzen. Darauf einige Gurkenstifte und Frühlingszwiebelringe geben.

Die untere linke Ecke des Nori-Blatts nach oben und über die Füllung klappen, sodass eine kleine spitze Tüte entsteht. Mit einem leicht angefeuchteten Finger verschließen.

Mit Sesam bestreuen. Die restlichen Nori-Blätter ebenso füllen.

Protein | 7,7 g pro Portion
Kohlenhydrate | 1,3 g pro Portion
Ballaststoffe | 1,4 g pro Portion

Antipasto-Röllchen

PQ
VF
SK

Diese kleinen Röllchen sind genau das Richtige, wenn man vor dem Kühlschrank steht und einen gesunden kleinen Snack braucht. Schnell, einfach, köstlich.

Ergibt 4 Röllchen | **Zeitaufwand: 5 Minuten**

4 Blätter von einem Romanasalatherz

2 TL Dijonsenf

2 Scheiben Käse nach Wahl

4 Scheiben Schinken

8 entsteinte grüne Oliven

4 große Basilikumblätter

Auf jedes Salatblatt etwas Senf geben. Mit einer halben Scheibe Käse, einer Scheibe Schinken, zwei zerpflückten Oliven und einem Basilikumblatt belegen. Aufrollen und sofort genießen.

Protein | 8,8 g pro Röllchen
Kohlenhydrate | 4,6 g pro Röllchen
Ballaststoffe | 5,4 g pro Röllchen

Himbeer-Protein-Dip

PQ
VF
SK

Manchmal hat man einfach keinen Appetit auf einen herzhaften Dip. Hier kommt eine fruchtige Alternative.

Für 2 Personen | Zeitaufwand: 10 Minuten

200 g griechischer Joghurt

100 g Himbeeren

1 Messlöffel Proteinpulver nach Wahl

1 TL gemahlener Kardamom

3 EL Tahin

400 g Obst nach Wahl (z. B. Melone, Ananas, Beeren, Weintrauben, Nektarine)

Joghurt, Himbeeren, Proteinpulver, Kardamom und Tahin in einen Mixer geben und zu einer glatten Masse verarbeiten. In eine Schüssel umfüllen.

Das Obst in Stücke schneiden, falls nötig, und losdippen!

Protein | 28 g pro Portion
Kohlenhydrate | 27 g pro Portion
Ballaststoffe | 7,8 g pro Portion

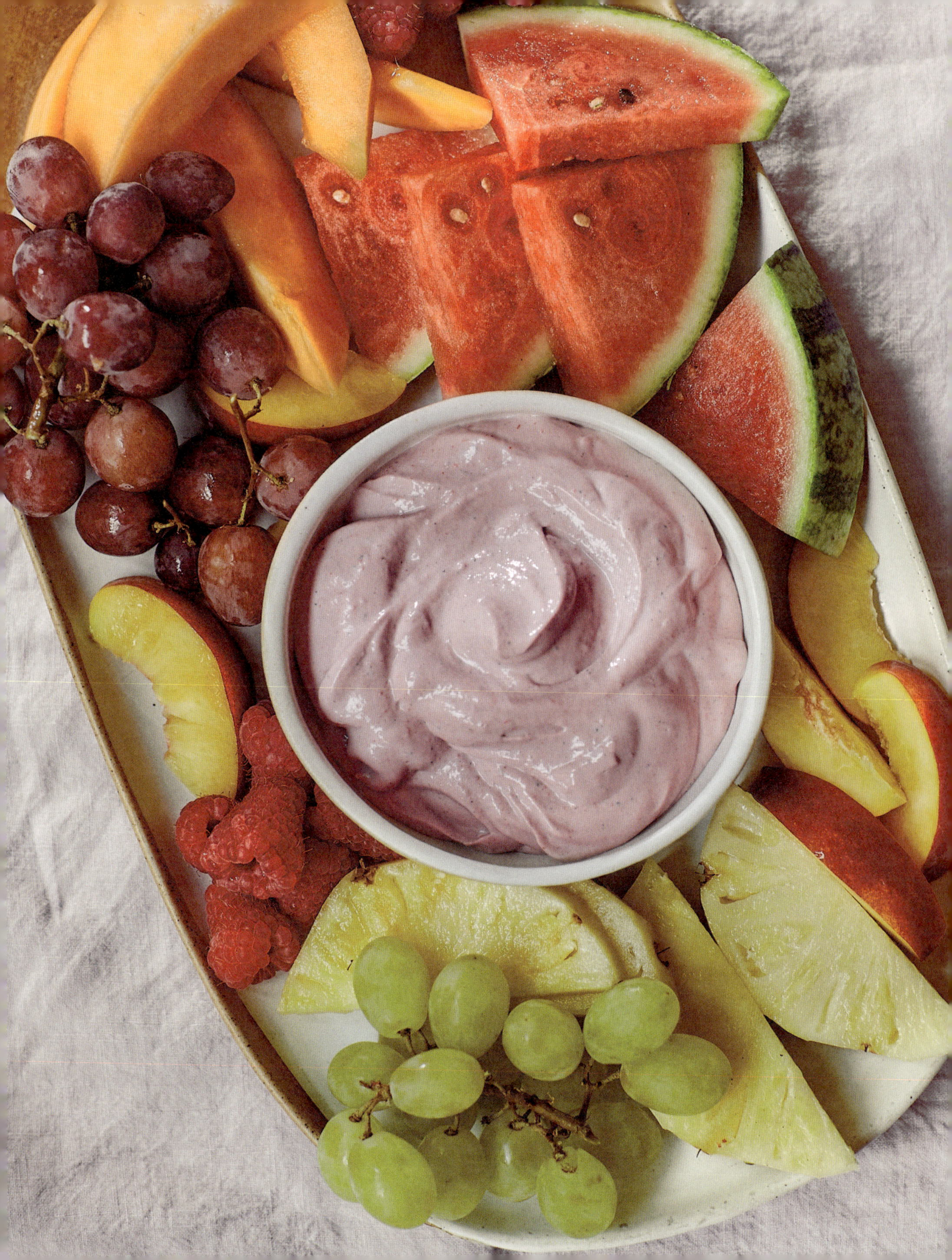

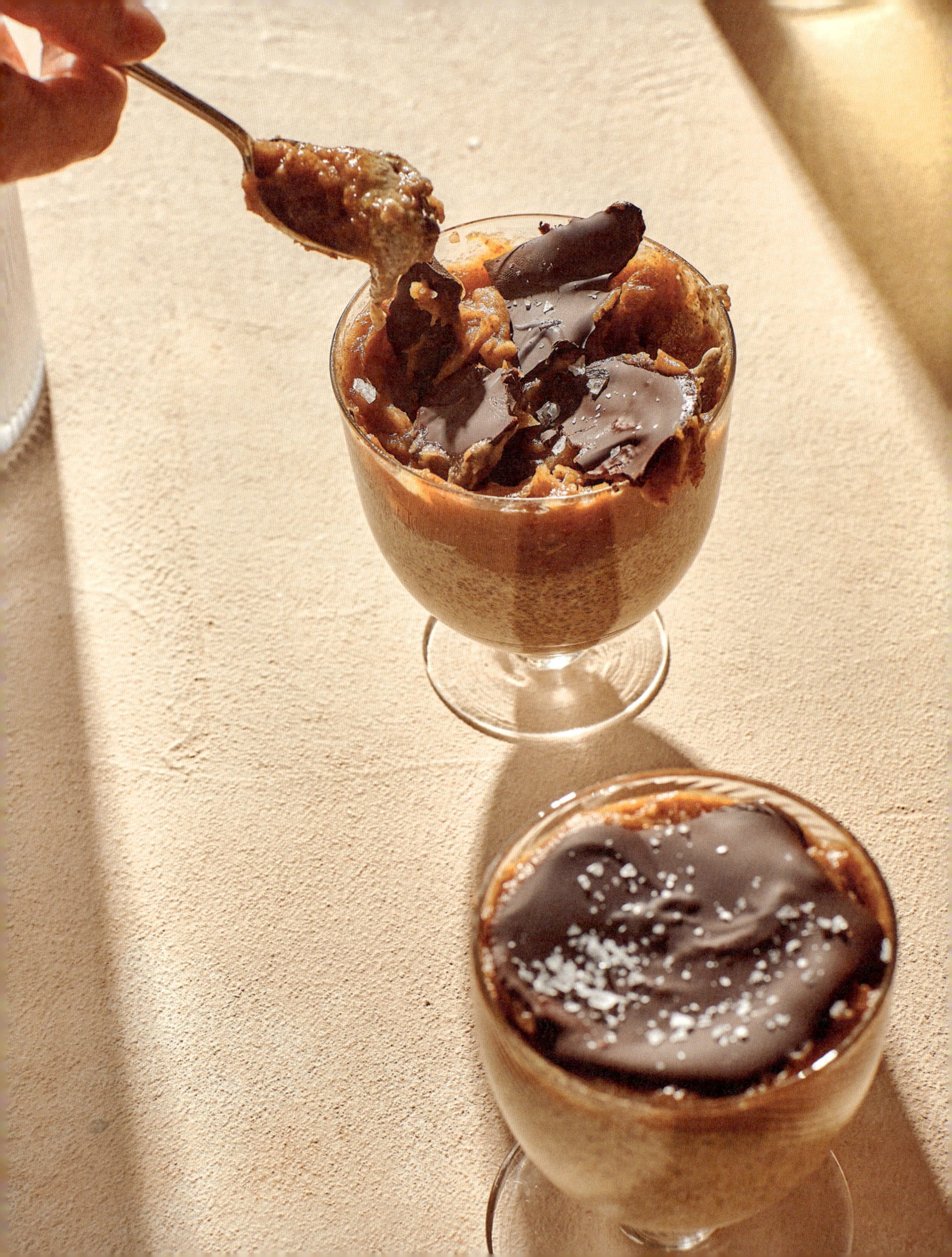

Chiapudding mit Dattelkaramell

PQ

VF

SK

Von diesem Dattelkaramell am besten gleich eine GROSSE Menge zubereiten, weil es so großartig schmeckt. Für Desserts püriere ich Chiasamen gern, damit die Konsistenz weniger körnig ist.

Für 4 Personen | Zeitaufwand: 20 Minuten, plus Kühlen

150 g Medjool-Datteln ohne Stein

2 EL Ahornsirup

250 ml Haferdrink (oder Pflanzendrink nach Wahl)

50 g Erdnussmus

40 g Chiasamen

150 g griechischer Joghurt (nach Belieben)

4 EL Kokosmilch

¼ TL gemahlener Zimt

½ TL Vanilleextrakt

75 g dunkle Schokolade

Meersalzflocken

Die Datteln mit kochendem Wasser bedecken und zum Quellen beiseitestellen.

Ahornsirup, Pflanzendrink, Erdnussmus, Chiasamen und 1 Prise Meersalzflocken in einen Mixer geben. Alles zu einer cremigen Masse verarbeiten. In vier Gläser füllen und nach Belieben mit ein paar Klecksen griechischem Joghurt garnieren. Den Joghurt mit der Rückseite eines Teelöffels glatt streichen und das Dessert zum Festwerden in den Kühlschrank stellen.

Den Mixer kurz ausspülen. Die Datteln abtropfen lassen und mit Kokosmilch, Zimt und Vanilleextrakt in den Mixer geben. Glatt pürieren. Die Dessertgläser mit diesem Dattelkaramell auffüllen.

Die Schokolade in eine hitzebeständige Schüssel geben und in der Mikrowelle in 30-Sekunden-Intervallen schmelzen, dabei regelmäßig umrühren (alternativ die Schokolade auf einem Wasserbad schmelzen). Die geschmolzene Schokolade auf den Karamell träufeln. Mit 1 Prise Meersalzflocken bestreuen und bis zum Servieren im Kühlschrank aufbewahren.

Mein Tipp

Im Kühlschrank hält sich das Dessert 3 Tage, man kann es also gut im Voraus zubereiten.

Protein | 9,8 g pro Portion
Kohlenhydrate | 44 g pro Portion
Ballaststoffe | 8,9 g pro Portion

DESSERTS

Himbeer-Semifreddo

SK

Geheimtipp: Wodka senkt den Gefrierpunkt, sodass dieses Semifreddo nicht zu hart wird. Am besten serviert man es ein paar Stunden nach der Zubereitung – wenn es zu lange im Tiefkühlfach bleibt, braucht es mehr Zeit, um etwas weicher zu werden. Anstelle von Sahne habe ich hier Joghurt verwendet, der die Knochengesundheit unterstützt.

Für 8 Personen | Zeitaufwand: 30 Minuten, plus Gefrieren

250 g Himbeeren, plus mehr zum Servieren

1 EL Ahornsirup

1 Becher (400 g) fettarmer Vanillepudding

250 g griechischer Joghurt

40 ml (2 ½ EL) Wodka

Eine Kastenform (900 g) mit Frischhaltefolie auslegen.

Die Himbeeren mit dem Ahornsirup in einem Topf bei schwacher Hitze 15–20 Minuten köcheln lassen, bis ein Großteil der Flüssigkeit verdampft ist und die Mischung eindickt. Vom Herd nehmen und abkühlen lassen.

In der Zwischenzeit den Pudding mit Joghurt und Wodka verrühren. Sobald die Himbeermischung abgekühlt ist, ein Viertel der Fruchtmischung unter die Puddingmischung rühren.

Dann eine Schicht von dieser Mischung in die ausgekleidete Kastenform füllen und mit einem Löffel etwas von der restlichen Himbeermischung dazugeben und nur locker untermischen. Schichtweise fortfahren, bis Puddingmischung und Himbeermischung verbraucht sind.

Die Form für 1½ bis 4 Stunden ins Gefrierfach stellen, bis das Semifreddo durchgefroren ist. Das Semifreddo in Scheiben schneiden und, mit Himbeeren garniert, servieren.

Protein | 4,5 g pro Portion
Kohlenhydrate | 11 g pro Portion
Ballaststoffe | 1,4 g pro Portion

Grapefruit-Zitronen-Kuchen

PQ
VF
SK

DESSERTS

Eine köstliche und gesunde Variante des klassischen Zitronenkuchens. Sie wird mit Olivenöl gebacken und enthält darum wenig gesättigte Fette.

Ergibt 12 Stücke | Zeitaufwand: 1 Stunde

90 ml natives Olivenöl extra

250 g griechischer Joghurt

150 g Ahornsirup

2 Eier

abgeriebene Schale und Saft von 1 Bio-Grapefruit (ca. 80 ml/5 EL)

abgeriebene Schale von 1 Bio-Zitrone

150 g gemahlene Mandeln

150 g Mehl

3 EL gemahlene Leinsamen

2 TL Backpulver

2 TL Natron

1 Prise Salz

GLASUR

Saft von ½ Zitrone

2 EL Ahornsirup

Den Backofen auf 150 °C vorheizen. Eine Kastenform (900 g) mit Backpapier auslegen.

Öl, Joghurt, Ahornsirup und Eier mit der abgeriebenen Schale und dem Saft der Grapefruit sowie der Zitronenschale in einer großen Schüssel verrühren.

Mandeln, Mehl, Leinsamen, Backpulver, Natron und Salz hinzufügen. Gut umrühren.

Den Teig in die vorbereitete Kastenform füllen und 45–50 Minuten backen, bis der Kuchen aufgegangen und goldgelb ist und an einem mittig eingestochenen Stäbchen beim Herausziehen nur wenige feuchte Krümel haften.

Den Kuchen etwas abkühlen lassen, dann aus der Form nehmen und auf ein Gitter setzen. Zitronensaft und Ahornsirup verrühren und die Oberseite des Kuchens damit bestreichen. Vor dem Servieren in Scheiben schneiden.

Reste halten sich in einem luftdichten Behälter 2–3 Tage.

Protein | 5,7 g pro Portion
Kohlenhydrate | 11 g pro Portion
Ballaststoffe | 1,6 g pro Portion

DESSERTS

Gegrillte Tropenfrüchte

PQ VF SK

Durch das Grillen wird die natürliche Süße von Ananas und Mango verstärkt, und die Früchte bekommen einen interessanten rauchigen Geschmack. Hier werden sie auf einem Bett aus kühlem Limettenjoghurt serviert.

Für 4 Personen | Zeitaufwand: 20 Minuten

½ kleine Ananas

1 Mango

200 g griechischer Joghurt

1 TL Vanilleextrakt

1 Bio-Limette, Schale abgerieben, danach die Limette geviertelt

1 EL Ahornsirup

1 Handvoll Granatapfelkerne

1 Handvoll Minzeblätter

Die Ananas schälen und in dicke Scheiben schneiden. Die Mango schälen, das Fruchtfleisch vom Stein schneiden und in ähnlich große Stücke wie die Ananas teilen.

Eine Grillpfanne oder große Bratpfanne erhitzen und die Fruchtscheiben darin portionsweise 3–4 Minuten auf jeder Seite rösten, bis sie stark gebräunt sind.

In der Zwischenzeit den Joghurt mit Vanilleextrakt, Limettenschale und Ahornsirup verrühren. Die Mischung auf einer großen Platte verteilen. Die gerösteten Früchte darauf anrichten und mit Granatapfelkernen und Minzeblättern bestreuen. Mit Limettenspalten zum Beträufeln servieren.

Protein | 5,9 g pro Portion
Kohlenhydrate | 26 g pro Portion
Ballaststoffe | 2,3 g pro Portion

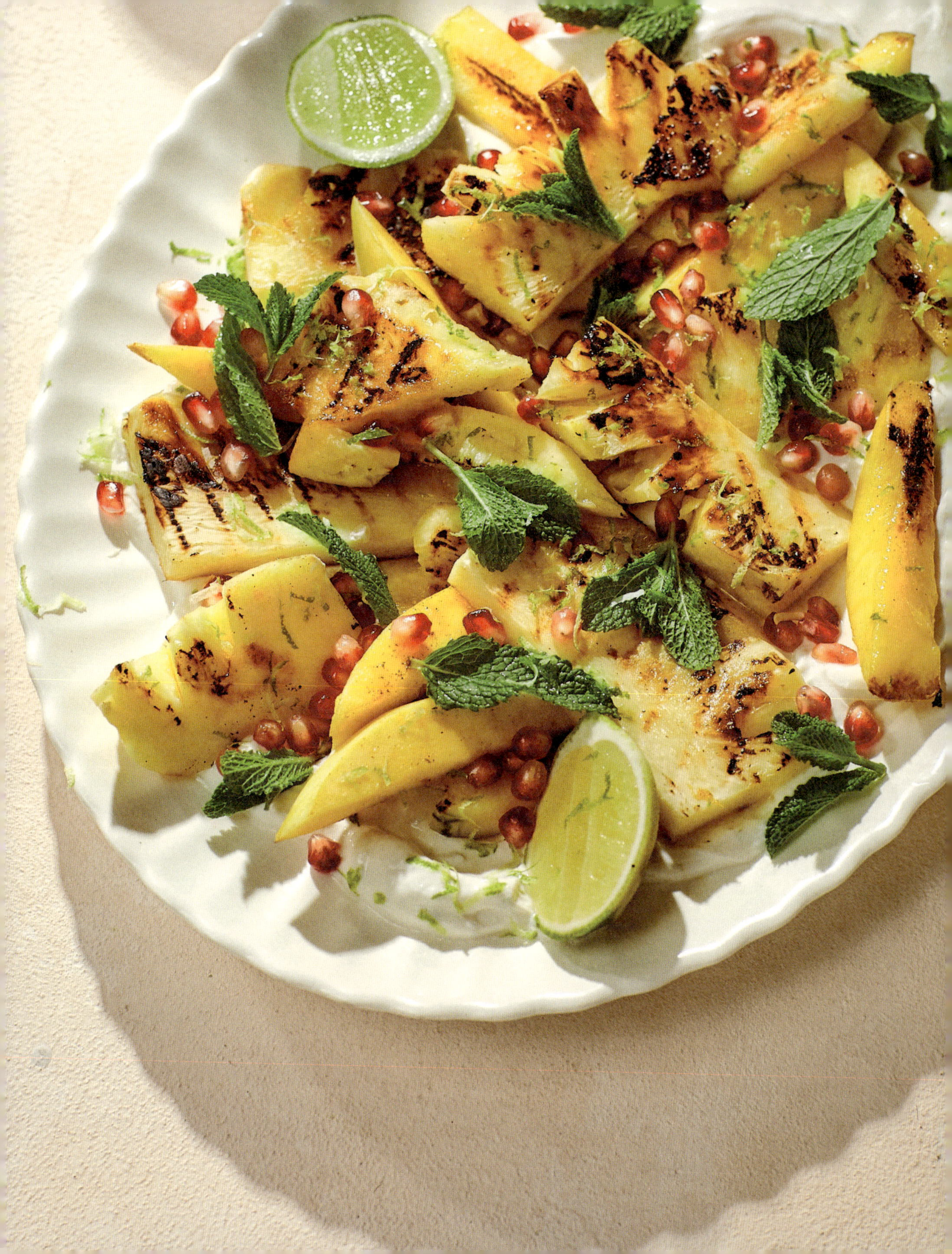

Hafer-Cranberry-Cookies

VF
SK
VK

Traditionelle Hafer-Cookies werden mit Rosinen gebacken. Diese bekommen durch Cranberrys eine schöne säuerliche Note.

Ergibt 12 Stück | Zeitaufwand: 20 Minuten

50 g Butter
120 g Haferflocken
100 g Mehl
75 g getrocknete Cranberrys
2 EL gemahlene Leinsamen
25 g Ingwer, fein gerieben
1 TL gemahlener Zimt
½ TL Backpulver
1 Ei
65 g Erdnussmus ohne Stückchen
50 ml (3 ½ EL) Ahornsirup
1 TL Vanilleextrakt
Meersalzflocken

Den Backofen auf 180 °C vorheizen. Ein Backblech mit Backpapier auslegen.

Die Butter in einem Topf schmelzen und zum Abkühlen beiseitestellen.

Haferflocken, Mehl, Cranberrys, Leinsamen, Ingwer, Zimt und Backpulver mit 1 großzügigen Prise Meersalzflocken in eine große Schüssel geben.

Ei, Erdnussmus, Ahornsirup und Vanilleextrakt zu der geschmolzenen Butter geben und verrühren.

Die feuchten Zutaten zu den trockenen gießen und vermengen.

Den Teig in zwölf Portionen teilen. Mit den Händen zu Kugeln formen und auf das vorbereitete Backblech legen. Vorsichtig etwas flacher drücken.

Die Cookies 12 Minuten backen, dann auf dem Blech abkühlen lassen. In einem luftdichten Behälter halten sie sich bis zu 4 Tage.

Protein | 4,8 g pro Portion
Kohlenhydrate | 20 g pro Portion
Ballaststoffe | 2,5 g pro Portion

Blondies mit weißen Bohnen

PQ
SK
VK

Bohnen im Kuchen? Klingt vielleicht seltsam, sind aber unbedingt einen Versuch wert. Sie machen den Teig wunderbar saftig, reich an Ballaststoffen sind sie außerdem. Clever!

Ergibt 12 Stück | Zeitaufwand: 40 Minuten

70 g Haferflocken

260 ml Ahornsirup

2 Dosen (à 400 g) weiße Bohnen, abgetropft

130 g Mandelmus

½ TL Natron

150 g dunkle Schokoladenchips

Den Backofen auf 180 °C vorheizen. Eine quadratische Backform (20 cm) mit Backpapier auslegen.

Die Haferflocken in einen Hochleistungsmixer geben und zu Hafermehl verarbeiten. Die restlichen Zutaten mit Ausnahme der Schokoladenchips zugeben und alles zu einem glatten Teig verarbeiten.

Den größten Teil der Schokoladenchips mit einem Löffel unterrühren.

Die Masse in die vorbereitete Backform geben und mit den restlichen Schokoladenchips bestreuen.

Im Ofen 20–25 Minuten backen, bis die Oberfläche glatt und knusprig ist.

Leicht abkühlen lassen, dann in Stücke schneiden und genießen. Der Kuchen kann bis zu 3 Tage im Kühlschrank aufbewahrt werden.

Protein | 8,6 g pro Portion
Kohlenhydrate | 37 g pro Portion
Ballaststoffe | 5,9 g pro Portion

Kirsch-Pistazien-Parfait

PQ VF SK O3

Kirschen sollte man immer im Gefrierfach haben. Sie sind nach dem Auftauen sehr saftig und ergeben ein tolles schnelles Kompott. Köstlich zu dem Müsli von Seite 153 oder einem hochwertigen gekauften Müsli.

Für 2 Personen | Zeitaufwand: 20 Minuten

300 g Kirschen (TK)

1 TL Vanilleextrakt

300 g vegane Joghurtalternative aus Soja

30 g zuckerarmes Müsli (siehe Seite 153)

2 EL gemischte Kerne (z. B. Sonnenblumenkerne, Kürbiskerne, Leinsamen und Sesam)

2 EL fein gehackte Pistazien

Kirschen, Vanilleextrakt und 50 ml Wasser in einen kleinen Topf geben und bei schwacher Hitze 5–10 Minuten köcheln lassen, bis die Kirschen ihren Saft abgegeben haben und zu zerfallen beginnen.

Kirschkompott und Joghurt abwechselnd in zwei Gläser schichten. Jeweils die Hälfte des Müslis, der Samen und der Pistazien darübergeben.

Protein | 16 g pro Portion
Kohlenhydrate | 35 g pro Portion
Ballaststoffe | 8,5 g pro Portion

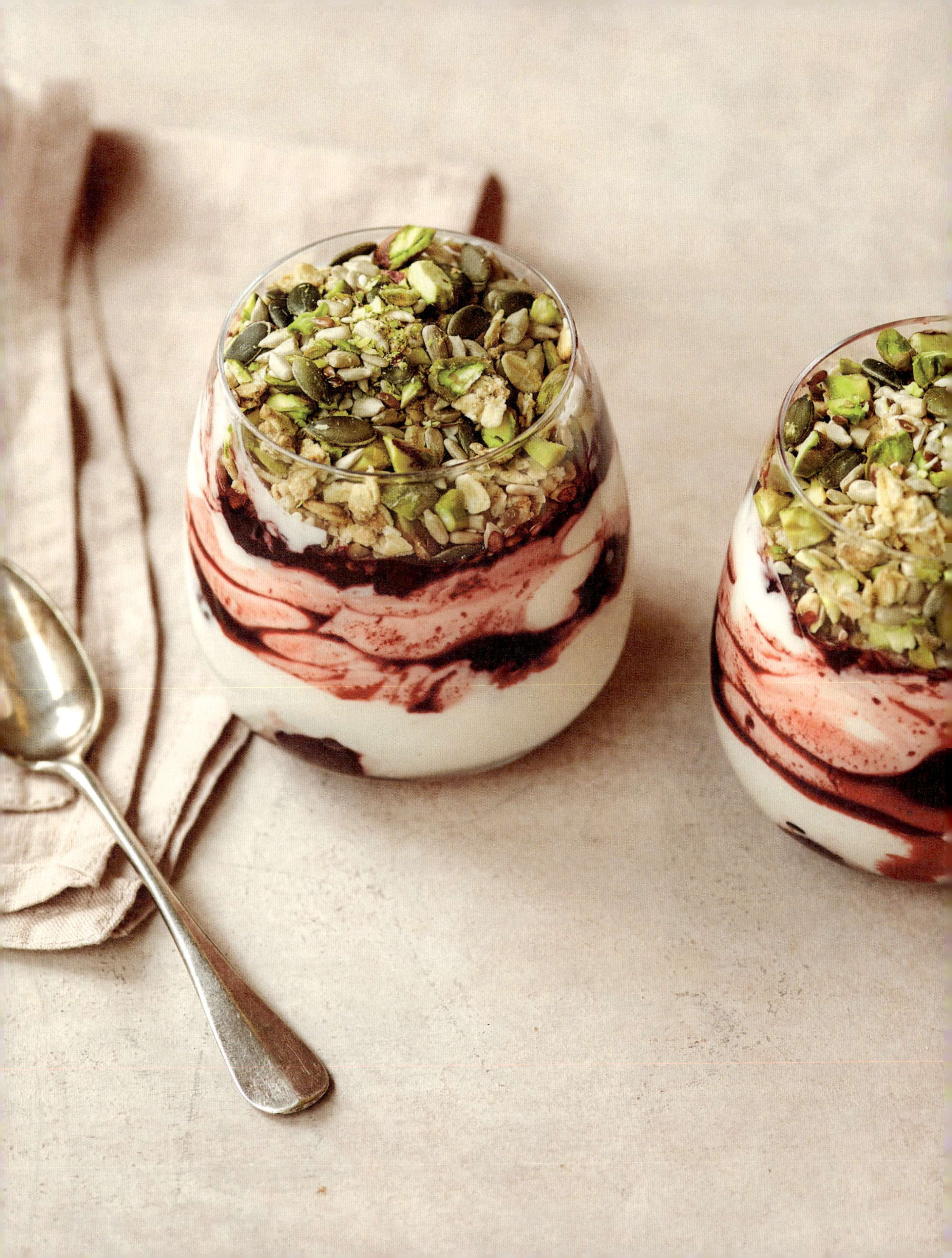

WIE GEHT **ES WEITER?**

Mein Sechs-Wochen-Programm durchzuhalten ist eine Herausforderung. Du hast es geschafft, und darauf kannst du stolz sein. Wie geht es nun weiter?

Vom ersten bis zum letzten Training hast du Hingabe und Entschlossenheit gezeigt. Und du hast es geschafft, auch an Tagen durchzuhalten, an denen du dich nicht so leicht motivieren konntest. Ich hoffe, du hattest Spaß an meinem Programm und hast erkannt, wie einfach es sein kann, neue Gewohnheiten zu etablieren und Bewegung und gesunde Ernährung in dein tägliches Leben zu integrieren.

In meiner Praxis habe ich aus erster Hand erfahren, wie viel Freude Bewegung machen kann, vor allem in der Lebensmitte. Dieser Lebensabschnitt hat seine eigenen Herausforderungen, aber es ist auch eine Zeit, in der man die positive Wirkung regelmäßiger Bewegung noch stärker spürt. Beim Sport geht es nicht nur um die körperliche Veränderung, sondern auch um das Selbstvertrauen und das Wohlbefinden, das damit einhergeht.

In der Mitte des Lebens können solche Veränderungen dazu beitragen, das Energieniveau zu steigern, die Stimmung zu verbessern und Kraft und Mobilität zu erhalten. Ich habe so viele Menschen gesehen, die durch Fitness ein neues Lebensgefühl entdeckt haben. Sie haben Freude an der Bewegung gefunden, ihren Körper anders wahrgenommen und erkannt, dass das Alter nur eine Zahl ist. Es geht doch darum, die Realität anzunehmen und zu wissen, dass es nie zu spät ist, etwas Neues anzufangen, sich Ziele zu setzen und sie zu erreichen.

Bleib dran! Dies ist erst der Anfang. Nachdem du ein solides Fundament für eine gesündere Zukunft gelegt hast, solltest du dich immer wieder selbst herausfordern und dir neue Ziele setzen.

Der Schlüssel zu dauerhaftem Erfolg liegt in der Ausgewogenheit. Konzentriere dich weiterhin auf die vier Grundpfeiler: Bewegung, Ernährung, Schlaf und Lebenseinstellung.

DER NÄCHSTE SCHRITT

Wenn du Lust hast, dich einer Gemeinschaft anzuschließen, lade ich dich auf meine Plattform ein. Dort findest du jede Woche vier 30-minütige Live-Streams, die aufgezeichnet werden und auf Abruf zur Verfügung stehen, sodass du trainieren kannst, wann immer du Zeit hast. Ich biete eine breite Palette von Kursen für alle Fähigkeiten an. Mein Ziel ist es, dafür zu sorgen, dass Bewegung in unseren vollen Terminkalender passt.

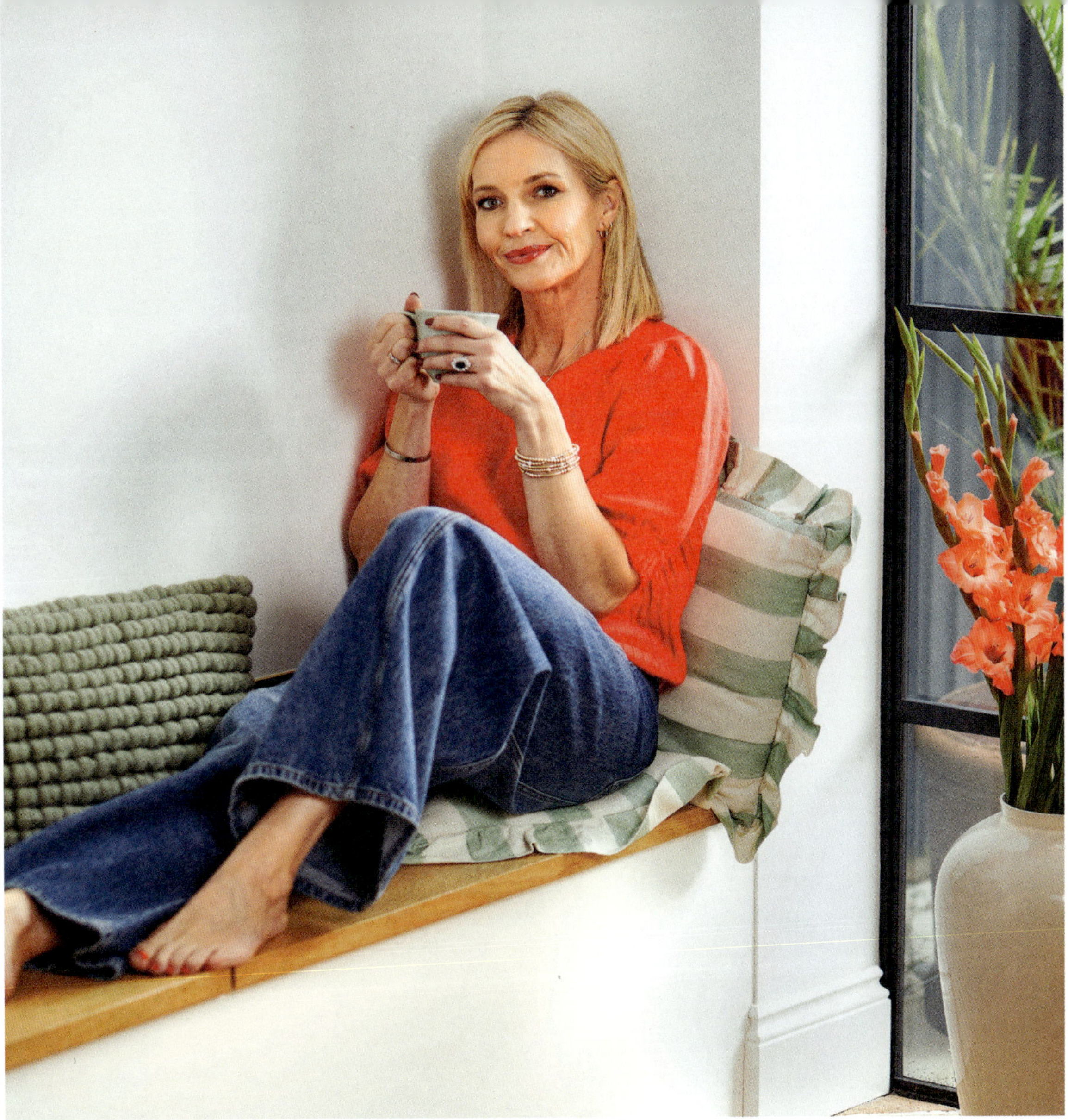

Zu guter Letzt möchte ich mich bei allen bedanken, die mit mir und diesem Buch den Schritt in ein stärkeres und gesünderes Leben gewagt haben. Gemeinsam können wir den eingeschlagenen Weg fortsetzen und langfristig viel Gutes für unsere Fitness und unser Wohlbefinden tun.

Scanne den QR-Code, um mehr über Caroline's Circuits und die weltweite Community zu erfahren (auf Englisch).

REGISTER

DANK

Als Lauren von Bell Lomax Moreton mich fragte: »Hast du jemals daran gedacht, ein Buch zu schreiben?«, war ich verblüfft. Ich liebe meinen Beruf, und die Möglichkeit, meine Begeisterung für Bewegung und vor allem Krafttraining mit einem größeren Publikum zu teilen, war eine unglaubliche Chance. Ich hatte vom ersten Tag an das Gefühl, dass ich bei Lauren und Callen in den besten Händen war, denn beide verstanden meine Marke, meine Vision und vor allem MICH!

Ich danke dem Verlagsteam von DK UK, das mich mit viel Professionalität, großem Fachwissen und echter Begeisterung bei diesem Projekt unterstützt hat. Vielen Dank an Cara, Izzy, Jordan und das gesamte DK-Team für diese aufregende Zeit. Vielen Dank auch an Vicky und Bess für die redaktionelle Arbeit und das Design, an Saskia und Lucy für die Rezeptentwicklung und das Food-Styling, an David, Lizzie und Andrew für die Fotografie und an Charlie und Sam, die sich um mein Haar und Make-up gekümmert haben. Ein großes Dankeschön an Laura Clark für ihr unschätzbares Ernährungswissen.

Dieses Buch wäre ohne meine großartige Familie nicht möglich gewesen. Ein riesiges Dankeschön für eure tägliche unerschütterliche Unterstützung (und Geduld) nicht nur während der Arbeit an diesem Buch, sondern in meinem ganzen Leben. Ihr setzt euch für jedes meiner Projekte ein und seht immer die Möglichkeiten, die sich mir bieten. Meinen wunderbaren Kindern, meinem Ehemann, meinen Eltern, Brüdern und meiner gesamten Familie danke ich dafür, dass ihr immer für mich da seid. Ein besonderer Dank gilt meiner Freundin Harriet für ihre hilfreichen Ratschläge und ihr immer offenes Ohr am Telefon.

Danken möchte ich auch meinem Team bei Caroline's Circuits, das mir den Raum gibt, dieses Buch zu schreiben, und währenddessen den Betrieb perfekt am Laufen hält. Vielen Dank Lucy und Jess, für alles, was ihr Woche für Woche tut.

Ich danke auch meinem Freund Flea für all seine Unterstützung. Er stand mir in der letzten Phase mit seinem Expertenblick zur Seite.

Ein Dankeschön geht auch an die Marken, die ich täglich nutze und empfehlen kann: The Turmeric Co., AG1, Ancient + Brave und Symprove.

Und nicht zuletzt danke ich meiner Community. Ohne die unglaublichen Mitglieder auf meinen Plattformen – sowohl in den sozialen Medien als auch auf der Fitnessplattform selbst – wäre das alles nicht möglich gewesen. Von den ersten Kunden, mit denen ich 2001 angefangen habe, bis hin zur heutigen internationalen Community mit Tausenden von Mitgliedern. Eure positive Energie und Unterstützung aus der ganzen Welt war von Anfang an unglaublich, und wir haben so viel zusammen gelernt. Ihr seid eine so positive und starke Community, und das ist erst der Anfang.

Die Autorin
Caroline Idiens ist 52 Jahre alt, Mutter von zwei Kindern und lebt in Berkshire. Die ausgebildete Personal Trainerin hat die Welt der Online-Fitness im Sturm erobert. Als junge Frau dachte Caroline, dass effektives Training zwangsläufig mit hochintensiven Cardio-Workouts und vielen Stunden im Fitnessstudio verbunden ist. Doch als sie sich mit 29 Jahren zur Personal Trainerin ausbilden ließ, waren die Stunden auf dem Laufband vorbei, und sie entdeckte das Krafttraining für sich. Während des Lockdowns beschloss Caroline, anderen Frauen die Vorteile des Krafttrainings in Online-Videos nahe zu bringen. Damit war die Caroline's Circuits Community geboren. Das internationale Angebot präsentiert 30-minütige Krafttrainings, die jede Frau bequem zu Hause absolvieren kann. Heute hat Caroline 2 Millionen Follower auf Instagram @carolinescircuits. Caroline und ihre Community wurden in Zeitschriften wie *Marie Claire, Women's Fitness, Women's Health, The Telegraph, HELLO!, The Sun, Good Housekeeping* und anderen vorgestellt. Mehr darüber auf carolinescircuits.com

Dank des Verlags
DK UK dankt Charlie Duffy und Samantha Cooper für Make-up und Haarstyling. Vielen Dank an Kathy Steer für das Korrektorat und Lisa Footitt für das Register, Martin Copeland und Aditya Katyal für die Bildrecherche. Dank gilt außerdem Saskia Sidey für die Entwicklung der Rezepte und Laura Clark für die Unterstützung bei ernährungswissenschaftlichen Fragen.

Mehr über die Autorin auf themenopausedietitian.co.uk sowie auf Instagram, menopause.dietitian.

Bildnachweis
Der Herausgeber dankt für die freundliche Genehmigung zur Verwendung von Fotos:
Shutterstock.com: Omeris 2, 9, 10, 13, 14, 35, 43, 45, 49, 147

DK | Penguin Random House

DK London
Lektorat Stephanie Jackson, Cara Armstrong, Izzy Holton, Vicky Orchard
Gestaltung und Bildredaktion Maxine Pedliham, Jordan Lambley, Hello Daly
Herstellung Tony Phipps, Luca Bazzoli, Heather Blagden

Fotos David Cummings, Lizzie Mayson, Andrew Burton
Food Styling Saskia Sidey, Lucy Turnbull
Prop Styling Hannah Wilkinson
Alle Food-Fotos von Lizzie Mayson, ausgenommen: Seite 5, 7, 10, 12, 21, 22, 25, 37, 40, 145 und 235 von Andrew Burton.
Alle Fitness-Fotos von David Cummings.

Für die deutsche Ausgabe:
Projektbetreuung Doreen Wolff
Herstellungskoordination Claudia Rode
Herstellung Julia Fink

Titel der englischen Originalausgabe: Fit at 50. Your guide to a stronger, fitter & happier (mid)life in just 6 weeks.

Übersetzung Wiebke Krabbe, Damlos
Lektorat Carmen Söntgerath

ISBN 978-3-8310-5104-5
5902-344793-23816-01

Druck und Bindung C&C Offset Printing, China

FSC www.fsc.org MIX Papier | Fördert gute Waldnutzung FSC® C018179

www.dk-verlag.de